ナースのための

やさしくわかる 糖尿病ケア

東京都立多摩総合医療センター内科部長
辻野　元祥 編著

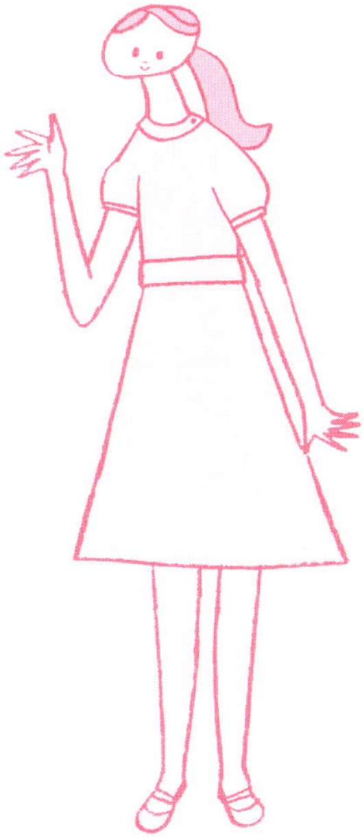

ナツメ社

やさしく学ぶ糖尿病療養指導へのいざない

現在、日本の糖尿病患者数は900万を突破していることは間違いないと考えられています。しかもその少なくとも4割以上は、まったく医療機関を受診していないという驚くべき現実があります。おびただしい数の糖尿病患者が存在することを考えると、医療の道を歩まれている皆さんがどのような分野に進まれようと、今後糖尿病患者さんに関わることなしにおられることはほとんどないのではないでしょうか。

2010年から糖尿病をとりまく情勢も大きく動き始めています。まず、糖尿病の診断基準が11年ぶりに改訂され、より早い段階から積極的に糖尿病の診断ができるようになりました。糖尿病の治療も、インクレチン関連薬という10年ぶりの新薬が登場し、今まで血糖コントロールに難渋していた例でも治療目標により近づけるようになってきました。糖尿病から失明する方が年間4,000人、透析導入となる方が年間16,000人におよぶ現実を前にして、国も自治体も本腰を入れて糖尿病対策に取り組もうと動き始めています。

そうした中、糖尿病療養指導の現場では、病院でもクリニックでもチーム医療という考え方が、ほかの分野と同等あるいはそれ以上に浸透してきています。看護師という立場は患者さんに最も近いポジションにあることから、おのずと糖尿病療養指導の中心的な役割を担う局面も多いのではないかと思います。

今回縁あって、看護師向けのわかりやすい糖尿病の本を、というお話がありました。せっかく機会をいただいたのだから、目でみて楽しく、読んで楽しく、しかも最も新しい糖尿病の考え方をわかりやすく学んでいただけるような、今までに類のないテキストブックを作ろうじゃないか！　ということになりました。2010年春に新装オープンとなった多摩総合医療センター（旧：東京都立府中病院）の糖尿病スタッフの若い力を結集し、現場の雰囲気をそのまま詰め込んだような臨場感あふれる本ができあがったのではないかと自負しております。まるで講義を受けているような平易でわかりやすい言葉を選びましたが、高度な新しい内容もふんだんに盛り込んだつもりです。

小児糖尿病の領域では豊富なご経験をお持ちの武居《たけすえ》小児医院院長、武居正郎先生に、また保険診療の部分は同じくこの分野にお詳しい伊藤内科小児科クリニック院長、伊藤眞一先生にご執筆をお願いしました。一方では荒削りな部分も多々あるかと思います。お目通しいただいた中でお気づきの点があれば、忌憚のないご意見をお寄せいただければ幸いです。

本書をお読みいただくことで、ひとりでも多くの現場の看護師や看護学生、保健士あるいは他職種のコメディカルの方々が、糖尿病療養指導を通して患者さんの人生に寄り添うことの大切さと、その尽きせぬ奥深さを感じていただければ、編者をはじめ執筆者みなの喜びとするところです。

2011年　眩しい新緑の季節を迎えて

辻野元祥

もくじ

1章

糖尿病の基礎知識

糖代謝のしくみ

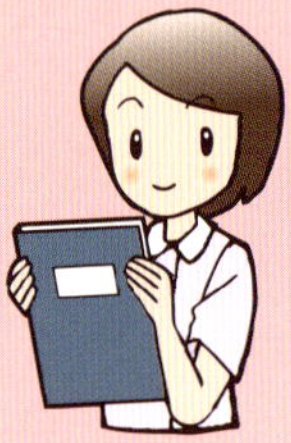

健常者では、血糖値（血液中のブドウ糖濃度）は空腹時であっても食後であっても、70 ～ 120㎎/dℓ という狭い範囲内に調整・維持されています。糖尿病が発症するしくみを知る前に、まずは血糖を正常に保つための巧妙なしくみについて考えていきましょう。

糖質の消化吸収

ブドウ糖（グルコース）は、生体内で最も重要なエネルギー源で、糖代謝の中心である

［三大栄養素］
人間に必要な栄養素のうち、とくに摂取量の多い炭水化物、脂質、蛋白質のことを「三大栄養素」といいます。

私たちは、日々、多くの種類の食物を摂取することで生命を維持しています。食物は炭水化物（または糖質）、脂質、蛋白《たんぱく》質の三大栄養素から構成され、それ以外にも、ビタミンやミネラルを含んでいます。食物は咀嚼《そしゃく》され、食道から胃へ、さらに胃から十二指腸に運ばれ、膵液《すいえき》や胆汁の働きで消化吸収が促進されます。

ここでは、炭水化物がどのようにして消化吸収されるかについて述べます。炭水化物と糖質は、ほとんど同義語として使われています。糖質には、下の表のような種類があります。

〈主な糖質の種類〉

多糖類	デンプン、セルロース、グリコーゲン
二糖類	ショ糖（スクロース）、麦芽糖（マルトース）、乳糖（ラクトース）
単糖類	ブドウ糖（グルコース）、果糖（フルクトース）、ガラクトース

炭水化物の消化は、口腔《こうくう》内から始まります。唾液《だえき》に含まれるβ《ベータ》-アミラーゼは、デンプンを麦芽《ばくが》糖に分解します。さらに膵液に含まれるα《アルファ》-アミラーゼも、多糖類から二糖類への分解を進めます。

〈糖の働き〉

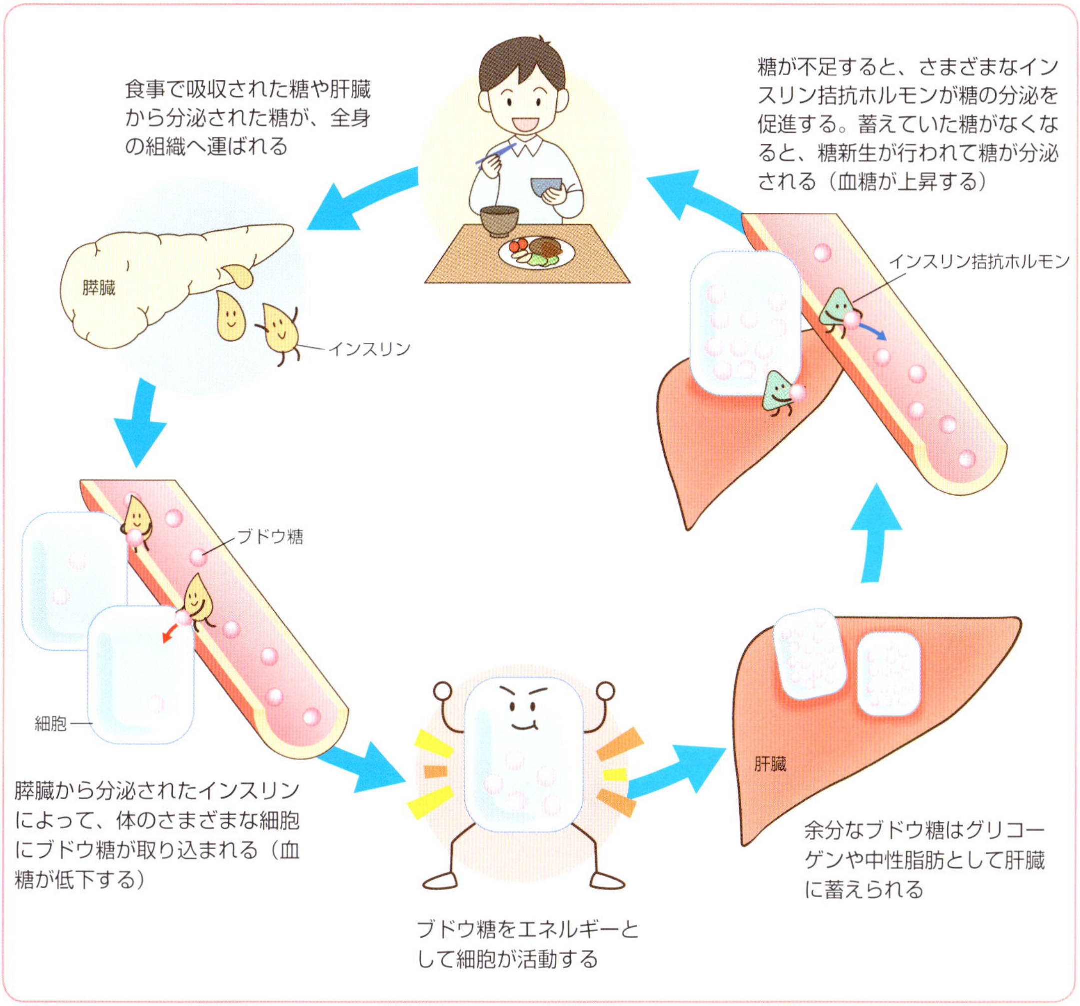

［インスリンの同化作用］
脂肪や蛋白質を合成する作用を同化作用と呼びます。同化の反意語は異化といいます。

［異化亢進］
例えば、糖尿病でインスリンの作用不足が深刻な状態で、体内の脂肪や蛋白質が分解されていく状態を指します。

しかし、ショ糖や麦芽糖などの二糖類は、小腸に到達してもそのままでは吸収されません。二糖類は、小腸粘膜にあるαグルコシダーゼによって初めて、ブドウ糖、果糖などの単糖類に分解され、小腸から吸収されていくのです。

単糖類の中でもブドウ糖（グルコース）は、生体内で最も重要なエネルギー源であり、「糖代謝という物語の主人公」ともいえる存在です。後に薬物治療の項で述べるαグルコシダーゼ阻害薬（⇨135ページ）は、単糖類への分解を邪魔することによって、ブドウ糖の吸収を遅らせることを目的とした薬剤です。

吸収された糖の流れ

単糖類はインスリンと一緒に肝臓に運ばれ、その多くがグリコーゲンとして肝臓に蓄えられる

〈糖の流れ〉

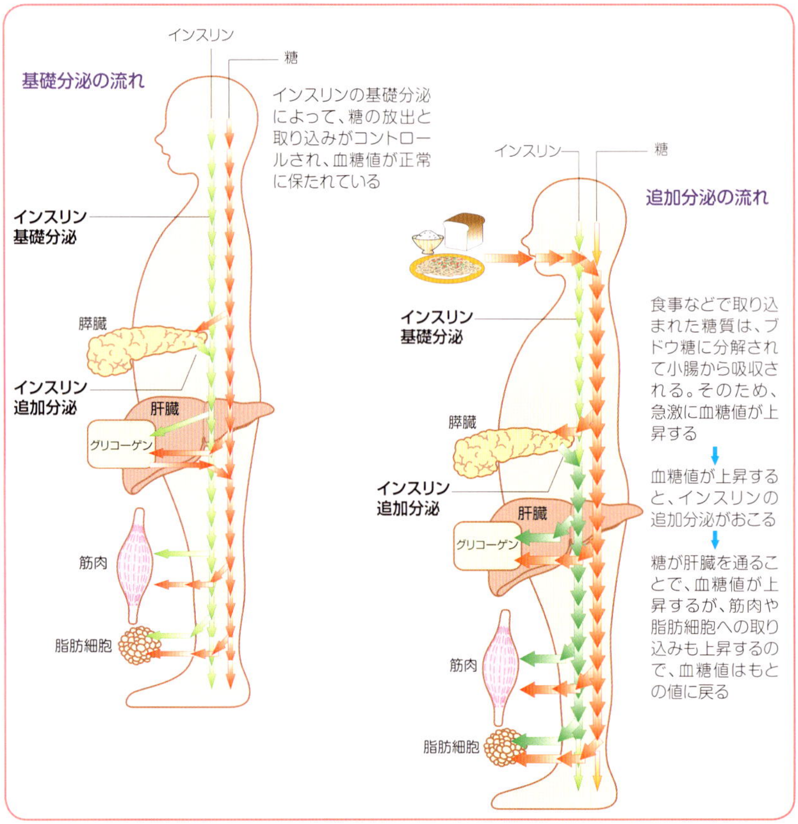

小腸から吸収されて、血液中に入った単糖類は、膵臓《すいぞう》から分泌されたインスリンと一緒に、門《もん》脈《みゃく》にのって肝臓に運ばれます。そして、その多くがグリコーゲンとして肝臓に蓄えられ、一部は脂肪に転換されます。

肝臓は、しばしば生体内の化学工場に例えられますが、実は最も重要な働きのひとつは、ブドウ糖の貯蔵庫であるということです。すなわち、**糖の銀行**といえるものです。ブドウ糖を貯蔵する際に、インスリンが重要な役割を果たしているのです。

肝臓の糖新生

肝臓に貯蔵されたグリコーゲンが分解され、ブドウ糖として放出されることで、低血糖になるのを防ぐ

食後は、門脈血中のインスリン濃度も急激に上昇するので、肝臓に取り込まれるブドウ糖が増加します。しかし、肝臓をくぐり抜けたブドウ糖の増加が、食後の血糖上昇として現れることになります。ブドウ糖は肝臓だけでなく、やはりインスリンの作用によって骨格筋や脂肪組織にも貯め込まれるため、食後３時間も経つと、血糖はほぼ食前のレベルまで復帰します。

長時間にわたる空腹時にも、血糖値がそこそこ保たれて低血糖に

［低血糖］
低血糖とは、血糖値が過剰に下がり、血液中のブドウ糖が少なすぎる状態です（⇨41 ページ）。

ならないのは、肝臓に貯蔵されたグリコーゲンが分解され、ブドウ糖として放出されるからです。このような働きを、**肝臓の糖新生**と呼びます。

ランゲルハンス島の役割

インスリンは、膵臓のランゲルハンス島から分泌される

インスリンは、膵臓の**ランゲルハンス島**に存在するβ《ベータ》細胞から分泌されます。ランゲルハンス島には、β細胞以外にも、グルカゴンを分泌するα《アルファ》細胞、インスリンやグルカゴンの分泌を抑制するソマトスタチンを分泌するδ《デルタ》細胞が存在します。

〈ランゲルハンス島のしくみ〉

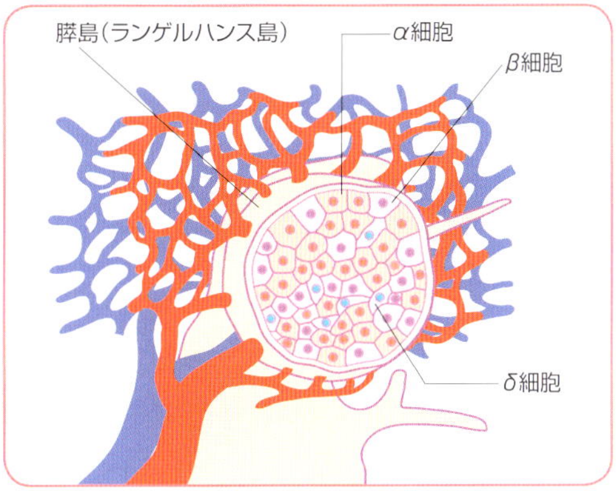

α細胞は、実はβ細胞の制御を受けている、ということもわかってきました。糖尿病の患者では、β細胞の働きが低下することによって、α細胞への抑えが効きにくくなり、その結果、血糖を上昇させるα細胞の働きが亢進していることが明らかになっています。

[グルカゴン]
glucagon
血糖値を上昇させるホルモン。

[ソマトスタチン]
somatostatin
インスリンやグルカゴンなどの分泌を制御します。

〈ランゲルハンス島を構成する細胞〉

細胞の種類	分泌するホルモン	作　用
α（アルファ）細胞	グルカゴン	血糖上昇
β（ベータ）細胞	インスリン	血糖下降
δ（デルタ）細胞	ソマトスタチン	インスリンやグルカゴンの分泌を抑制

血糖の調整にかかわるホルモン

血糖を下げるホルモンは、インスリンしかない

われわれの体内には、血糖を上昇させるホルモンはたくさんあるのに、血糖を下げるホルモンは**インスリン**しかありません。

[インスリン]
膵臓にあるランゲルハンス島から分泌されるホルモン。血糖値の維持に重要なホルモンで、糖尿病の治療にも用いられています。

〈血糖の調整にかかわるホルモン〉

血糖を上昇させるホルモン		血糖を下降させるホルモン	
ホルモン	**分泌する組織**	**ホルモン**	**分泌する組織**
グルカゴン	膵α細胞	インスリン	膵β細胞
カテコラミン	副腎髄質		
コルチゾール	副腎皮質		
成長ホルモン	下垂体		

インスリンは、食物を摂取できるときに糖を蓄えておく働きのホルモンといえます。ただし、生物の進化の過程では、食物に満ち足りた環境というのはごく短い時間であったに違いありません。飢えているときでも、血糖が低くならないよう正常に保ったり、あるいは逃走や闘いに備えて、血糖を上昇させたりするホルモンのほうが多く存在するのは、そう考えると理解できそうな気がしますね。

健常者の場合では、食後すぐにβ《ベータ》細胞からインスリンが放出されるため、食後の肝臓への糖の取り込みは速やかで、血糖も速やかに下降します。摂取する炭水化物量に応じて、インスリンの分泌量は変化しますが、そのしくみには、小腸から分泌される**インクレチン**という物質が深くかかわっています（⇨123ページ）。

〈ホルモンと血糖〉

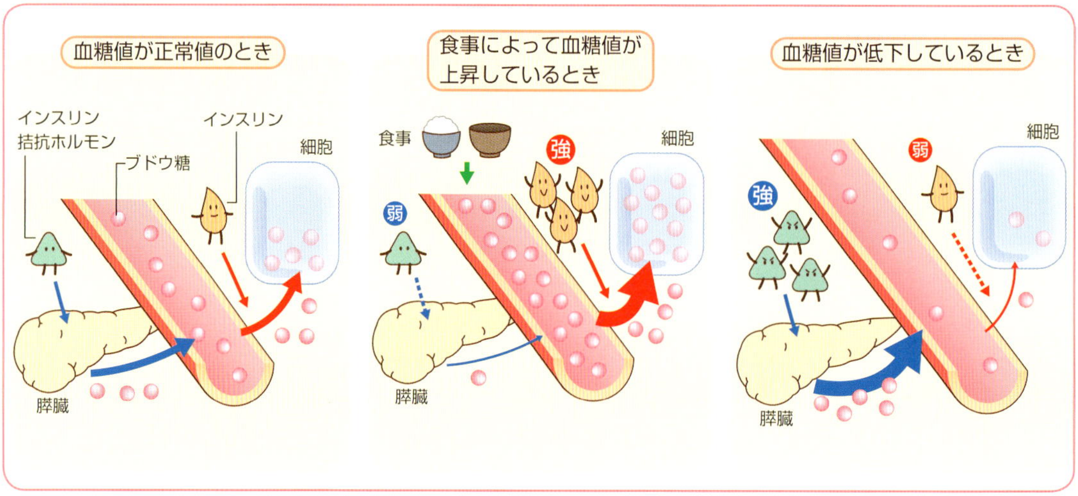

糖尿病はどのような疾患？

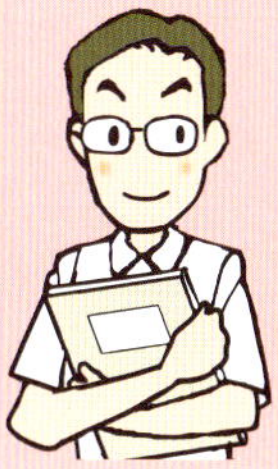

インスリン作用の不足でおこる糖尿病

インスリン作用の不足には、インスリン分泌低下とインスリン抵抗性の２つの要素がある

糖尿病は、「インスリン作用の不足により生じる、慢性の高血糖を主徴とする代謝疾患群である」と定義されています。では、「インスリン作用の不足」とは、どのようなものなのでしょうか？

▶インスリン分泌低下

インスリンの分泌が低下すると血糖値が高くなり、糖尿病になってしまいます。典型的な１型糖尿病では、インスリン分泌が非常に低下するので高血糖になりますし、2型糖尿病でもインスリン分泌は健常者の半分以下まで低下していることが明らかになっています。

［インスリン分泌低下］
膵臓からのインスリンの分泌が、どんどん少なくなることです。

▶インスリン抵抗性

膵臓《すいぞう》からある程度のインスリンが分泌されていたとしても、肝臓、骨格筋でのインスリンの効きが悪いために、糖の取り込みが悪くなると、血糖は上昇してしまいます。

［インスリン抵抗性］
インスリンの効きが悪い、という状態のことです。

このように「インスリン作用の不足」には、**インスリン分泌低下**と**インスリン抵抗性**のふたつの要素が含まれると考えられています。このふたつの要素によって、糖尿病の患者では、慢性的に高血糖が続くことになります。

糖尿病の合併症

三大合併症や動脈硬化は、慢性的に高血糖が続く結果である

糖尿病は、「合併症の病気である」とも定義されます。

慢性的に高血糖が続く結果、糖尿病に特有の合併症である、**神経障害**、**網膜症《もうまくしょう》**、**腎症**のいわゆる三大合併症が生じてきます。これらの合併症は、いずれも、ごく小さな血管を標的として生じてくることから**細小血管障害**とも呼ばれています。

［三大合併症］
神経障害、糖尿病網膜症、糖尿病腎症のことをいいます（⇨3章）。

さらに糖尿病では、高血糖が続くことにより、全身のより大きな動脈の硬化をもたらします（糖尿病で、動脈硬化が生じやすい理由については⇨52ページ）。動脈硬化により生じるのが、心筋梗塞《しんきんこうそく》、脳梗塞、および下肢《かし》動脈の閉塞《へいそく》性動脈硬化症といった疾患です。

こうしたことから、「糖尿病は血管の病気である」というとらえ方もできます。

増加する一方の糖尿病人口

国連総会でも全世界的脅威を認知された「糖尿病」。日本でも国をあげての対策が重要である

糖尿病の有病者数は、全世界で増加する一方です。このままでは、地球上の現在の糖尿病人口2億8460万人は、2030年には4億3840万人に増加すると推測されています。

こうしたことを受けて、2006年12月20日の国連総会で、糖尿病の全世界的脅威を認知する決議が採択され、11月14日を「世界糖尿病デー」と定め、啓発キャンペーンを行うことが採択されました。

[世界糖尿病デー]
11月14日に定められたのは、インスリンを発見したバンティング博士の誕生日にちなんだものです。

糖尿病が、ただ高血糖を示すというだけでなく、数多くの合併症につながっていくことを考えると、糖尿病の蔓延《まんえん》は、人類全体にとって大きな脅威であるといえます。

これは、特定の疾病としてはエイズ（AIDS）に次いで2番目となることから、国連がいかに糖尿病を重要視しているかがわかると思います。

[AIDS]
後天性免疫不全症候群。

日本でも2007年、厚生労働省の糖尿病実態調査で糖尿病が強く疑われる人は890万人、糖尿病の可能性を否定できない人は1320万人と推定されています。

それまでの統計結果を合わせると、糖尿病が強く疑われる人の増加率は年平均4％にもなります。糖尿病に関する医療費は、糖尿病周辺合併症を含めて、1兆1471億円（2007年）と推計されており、このことからも、日本でも国をあげた糖尿病対策が重要と考えられています。

糖尿病の症状

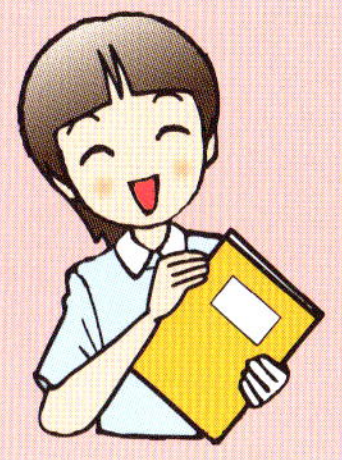

高血糖による症状

口渇《こうかつ》、多飲《たいん》、多尿、倦怠感《けんたいかん》、体重減少などがある

[浸透圧利尿]
血液の浸透圧が高くなることで尿量が増えること。
[多尿]
尿量が非常に増えること。
[口渇]
のどが渇きやすくなること。
[多飲]
水分を多く摂取するようになること。

糖尿病は、高血糖による症状と、糖尿病合併症による症状があります。

糖尿病患者では、ブドウ糖の利用効率がむしろ低下していることが多く、その結果、疲れやすくなり（倦怠感《けんたい》）、高血糖にもかかわらず、かえって糖分の多い清涼飲料を多飲し、高血糖に拍車をかけてしまうという悪循環もしばしば見受けられます。しかし、このような症状が出現するのは、相当な高血糖になってからのことで、少し血糖が高い程度だったり、糖尿病の進行がゆっくりである場合は、症状がはっきりしないことがほとんどです。

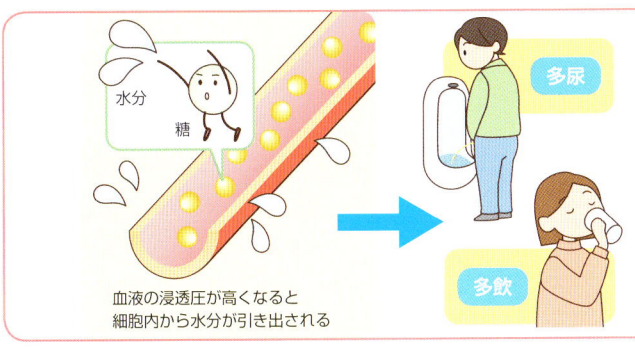

なめくじに塩をかけると水分を出しながら縮んでいくように、高血糖状態では、浸透圧利尿がおこる。高血糖では血液の浸透圧が高くなるため、細胞内から水分が引き出され、血液の循環量が増えることになるので多尿になる。
その結果、脱水状態に傾きやすく、口渇と多飲を引きおこす。

糖尿病合併症による症状

神経障害、増殖網膜症、腎症など

糖尿病合併症による症状は、神経障害（⇨42ページ）による足底のしびれ、立ちくらみなど、増殖網膜症《ぞうしょくもうまく》（⇨46ページ）による飛蚊症《ひぶんしょう》や視力低下、腎症（⇨48ページ）の進行による浮腫《ふしゅ》など多彩ですが、いずれもかなり進行するまで症状が現れません。つまり、糖尿病ほど自覚症状があてにならない疾病はないといってよいでしょう。後に述べるように、糖尿病は未然に防ぐためのしくみが、非常に大切なのです。

糖尿病の診断基準

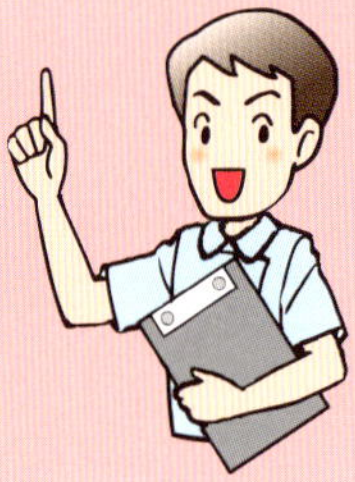

診断基準

「糖尿病型」という判定基準が下敷きになっている

前述のように、糖尿病は自覚症状があてにならない疾病なので、糖尿病と診断するための基準が重要になってきます。糖尿病の診断基準は、2010年の5月に、11年ぶりに改訂されました。

糖尿病の診断基準は、まず「糖尿病型」という判定基準が下敷きになっています。

〈糖尿病型と正常型の判定基準〉

糖尿病型	正常型
早朝空腹時血糖値 126 mg/dℓ 以上	早朝空腹時血糖値 110 mg/dℓ 未満
75 g 経口ブドウ糖負荷試験で 2 時間値 200 mg/dℓ 以上	75 g 経口ブドウ糖負荷試験で 2 時間値 140 mg/dℓ 未満
随時血糖値 200 mg/dℓ 以上	
HbA1c（JDS 値）が 6.1％以上	

［75g経口ブドウ糖負荷試験］
ブドウ糖75gの経口摂取後、空腹時血糖が即座に上昇し、2時間以内に正常に戻るかどうかの試験です。

上記で、「糖尿病型」にも「正常型」にも入らない場合は「境界型」と判定します。

75g 経口ブドウ糖負荷試験（OGTT）

食後やブドウ糖摂取後 2 時間経ったときの血糖値を測定する

糖尿病の診断基準で従来から重要視されているのが、**75g経口ブドウ糖負荷試験（OGTT《オージーティティ》）**での2時間血糖値です。

糖尿病の定義で、「インスリン作用の不足」という言葉が出てきました（⇨9ページ）。インスリン作用の不足が、最もはっきりした形で現れてくるのが、食後、 あるいはブドウ糖の飲料（トレラン G）を飲んだ後です。とくに、2時間経ったときにインスリンがその働きを十分に発揮でき、血液中のブドウ糖が肝臓や骨格筋、脂肪に貯め込まれ、血糖が十分低くなっていれば問題はありません。

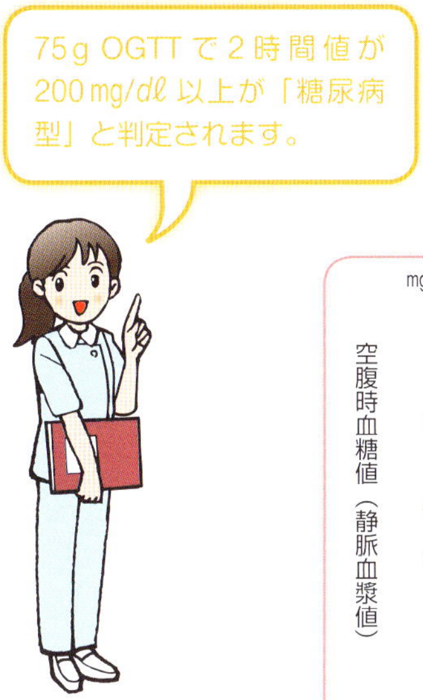

ところが、ブドウ糖を十分処理しきれずに、2時間経っても血糖が血液中にだぶついていれば、それは、糖尿病の状態であると判断して差し支えないと考えます。

〈空腹時血糖値および 75gOGTT による判定区分〉

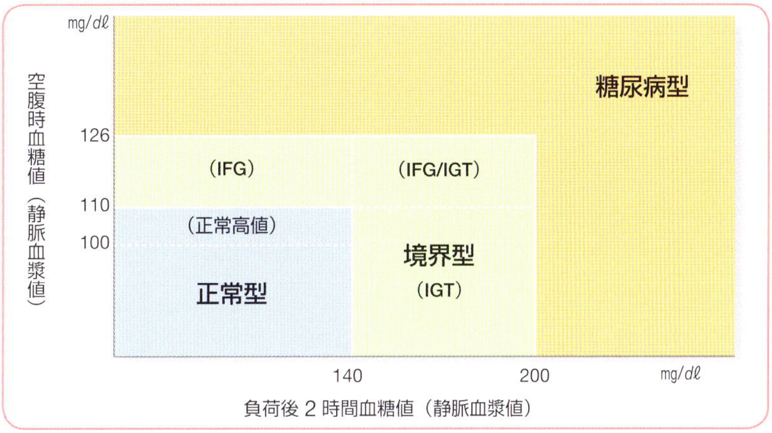

日本糖尿病学会編『糖尿病治療ガイド 2010』（日本糖尿病学会／文光堂 2010 年）22 ページより引用

早朝空腹時血糖値

75gOGTT より簡単な検査で、糖尿病の判定基準に採用されている

75gOGTT は少し手間のかかる検査なので、**早朝空腹時の血糖値**も判定基準に採用されています。

75g OGTT で 2 時間値に相当する早朝空腹時の血糖値は 126 mg/dℓ 前後であることから、早朝空腹時の血糖値 126 mg/dℓ 以上が「糖尿病型」と判定されます。

HbA1c（グリコヘモグロビン）

採血時の過去 1 ～ 2 か月間の血糖値を反映する指標で、慢性の高血糖状態を評価するのに適している

さらに手間のかからない判定基準として、随時血糖 200 mg/dℓ 以上、および **HbA1c（JDS 値）**が 6.1% 以上も「糖尿病型」と判定されます。HbA1c（グリコヘモグロビン）は、皆さんおなじみの糖尿病の指標ですね。後に解説があります (⇨27ページ) ので、ここでは詳しく触れませんが、採血時点の過去1～2か月間の血糖値を反映している指標と理解しておいてください。

糖尿病の特徴でもある「慢性の高血糖状態」を評価するのに適した指標であることから、今回の診断基準改定では、従来の補助的な評価から、血糖とともに主な評価基準のひとつに昇格しました。

「糖尿病型」の判定基準を理解したら、次に下図の糖尿病の臨床診断のフローチャートを見てください。

[随時血糖]
食事時間と関係なく、測定した血糖を随時血糖と呼びます。糖負荷後の状態は含まれません。

[HbA1c（JDS値）]
JDS値は「現在、通常に使われているHbA1cの基準を用います」ということを表しています。なぜ、わざわざこのような表記を使うのかというと、日本で用いられている現行のHbA1cの基準（JDS値）は、国際的に用いられているHbA1cよりおよそ0.4％低く、近い将来、国際基準に合わせる必要があるからです。ちなみに、HbA1c(JDS値)6.1％は、HbA1c(国際基準値)6.5％に相当します。

〈糖尿病の臨床診断〉

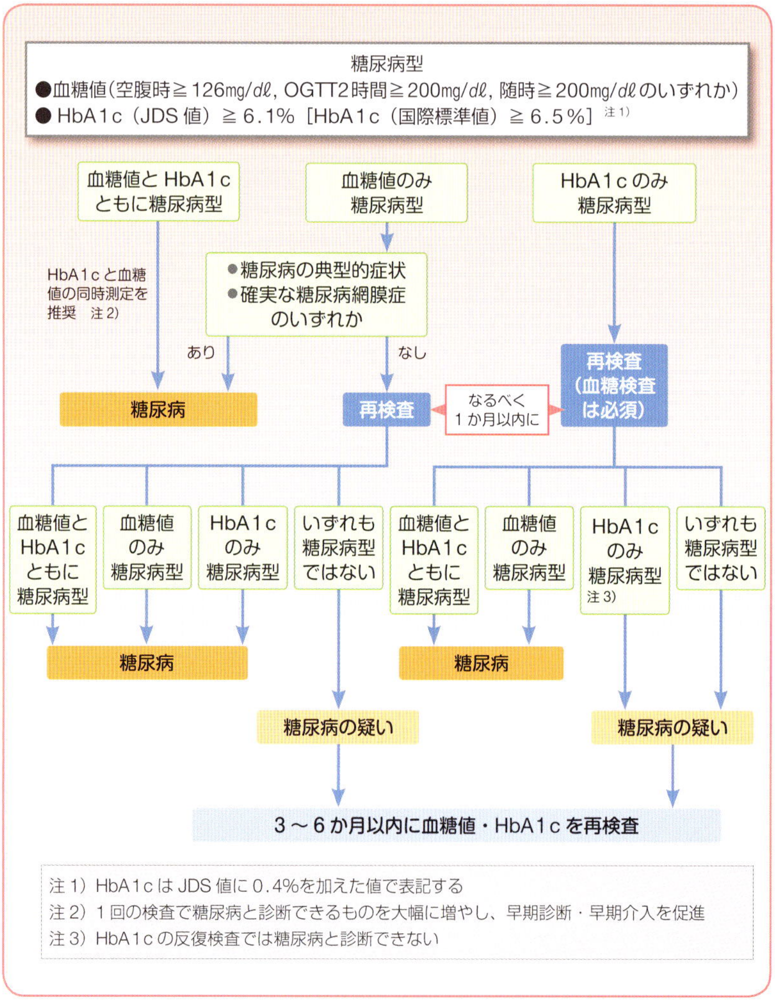

日本糖尿病学会編『糖尿病治療ガイド2010』（日本糖尿病学会／文光堂2010年）20ページより引用

糖尿病型の判定

HbA1c の結果だけでは糖尿病とは言い切れず、血糖値との組み合わせで判断される

初回の検査で、血糖値と HbA1c がともに「糖尿病型」ならば、糖尿病の診断が確定します。血糖値だけが「糖尿病型」の場合でも、付表の症状か網膜症《もうまくしょう》があれば、初回でも糖尿病の診断となります。

血糖値と HbA1c のどちらかしか糖尿病型の基準を満たしていない場合は、日を改めて、なるべく1か月以内に採血します。その結果、血糖値と HbA1c の組み合わせ、または血糖値と血糖値の組み合わせで「糖尿病型」と判明したら、糖尿病の診断となります。

HbA1c はよく使われる便利な指標ですが、下の表に示すように、条件によって高めに出たり、低めに出たりすることがあります。ですから、HbA1c だけで糖尿病を判定するのでなく、必ず血糖値での判定を重視しています。

重要なことは、「HbA1c のみが糖尿病型であっても、血糖値が糖尿病型でなければ、それは、糖尿病の疑いにとどまる」ということです。

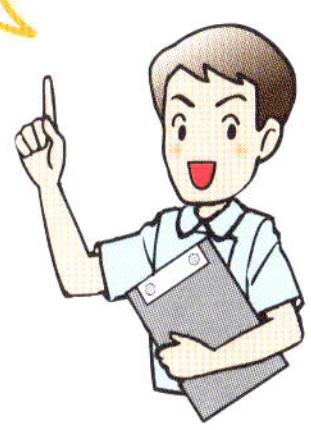

また、妊娠中に発見される糖代謝の異常は、診断基準がまったく異なるので、妊娠糖尿病 (⇨159ページ) の項で説明します。

〈HbA1c 値が高め、あるいは低めになる条件〉

HbA1c 値が高め	HbA1c 値が低め	どちらにもなりうる
● 急速に血糖値が改善した糖尿病 ● 鉄欠乏状態	● 急激に発症・悪化した糖尿病 ● 鉄欠乏性貧血の回復期 ● 溶血性貧血 ● 大量出血後 ● 輸血後 ● エリスロポエチンで治療中の腎性貧血 ● 肝硬変	● 異常ヘモグロビン症

日本糖尿病学会編『糖尿病治療ガイド 2010』(日本糖尿病学会/文光堂 2010 年) 9 ページより引用

[溶血性貧血]
赤血球が破壊されることでおこる貧血。

[異常ヘモグロビン症]
ヘモグロビンが異常な形に変形することでおこる病気。

境界型とメタボリックシンドローム

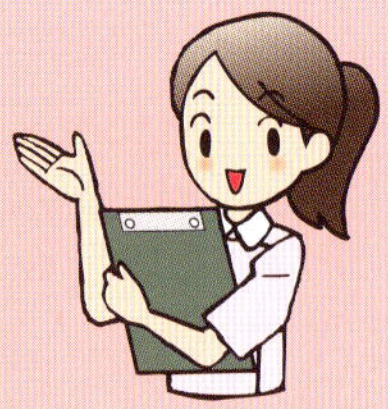

境界型

「糖尿病型」にも「正常型」にも入らない糖尿病予備群のことを、医学的には「境界型」という

「糖尿病予備群」という呼び方をよく耳にされると思いますが、医学用語では「**境界型**」と呼びます。15ページの「糖尿病型」にも「正常型」にも入らない場合を「境界型」と定義しています。

境界型には、空腹時血糖値のみから判定される「空腹時血糖異常」（IFG）と、75gOGTTの2時間血糖値から判定される「耐糖能異常」（IGT）の2つが含まれます。

下の図を見てください。空腹時血糖値の「正常型」の区分の中で、100mg/dℓ以上110mg/dℓ未満は、カッコ付きで（正常高値）と扱っている点に注目してください。ちなみに、米国糖尿病学会（ADA）では、空腹時血糖100mg/dℓ以上をIFGと定義しています。実際に日本人を対象とした研究でも、空腹時血糖100mg/dℓ以上から糖尿病への移行率が高くなることが明らかとなっており、「要注意」区分であるといえます。

さて、境界型には、糖尿病の前段階としての位置づけ以外にも、糖尿病から改善してきた状態も含まれると考えられます。いずれの場合でも、境界型で、かつインスリン抵抗性の増大がある病態として、いわゆる「メタボ」といわれる「メタボリックシンドローム」を理解しておく必要があります。（⇨64ページ）

〈空腹時血糖値および75gOGTTによる判定区分〉

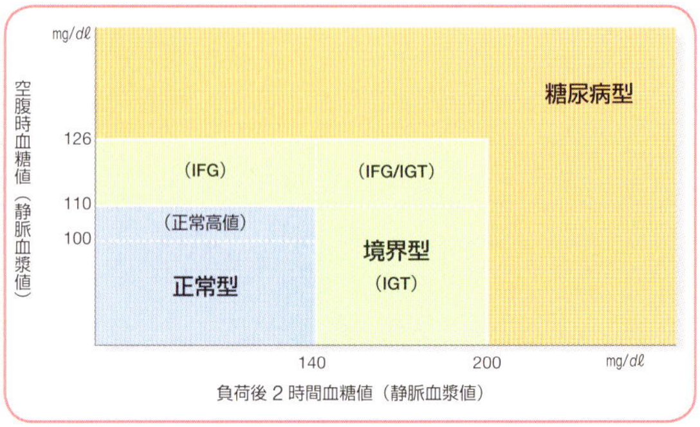

日本糖尿病学会編『糖尿病治療ガイド2010』（日本糖尿病学会／文光堂2010年）22ページより引用

［空腹時血糖異常］
IFG: impaired fasting glucose
血糖値が110mg/dℓ以上126mg/dℓ未満。

［耐糖能異常］
IGT: impaired glucose tolerance
血糖値が140mg/dℓ以上200mg/dℓ未満。

［境界型と診断された場合の取り扱い］
糖尿病に準じて、生活習慣の改善を目指した指導を進めていくことになります。

［メタボリックシンドローム］
内臓脂肪型肥満に加え、高血糖、高血圧、高脂血症のうち2つ以上を合併した状態をいいます。

糖尿病の分類

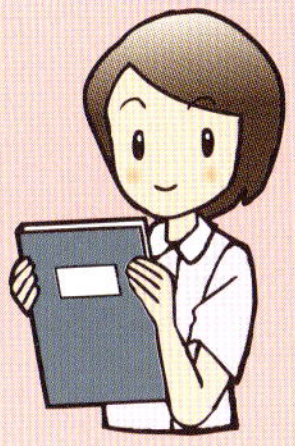

糖尿病では、成因、すなわち高血糖へと至った成り立ちの面からの分類が主に用いられています。

右の分類では、糖尿病特有の合併症をきたすのかどうかが確認されていないものも含まれています。また、いずれにも分類できないものは分類不能とします。

〈糖尿病と糖代謝異常の成因分類〉

Ⅰ　１型　膵β細胞の破壊、通常は絶対的インスリン欠乏に至る
- A. 自己免疫性
- B. 特発性

Ⅱ　２型　インスリン分泌低下を主体とするものと、インスリン抵抗性が主体で、それにインスリンの相対的不足を伴うものなどがある

Ⅲ　その他の特定の機序、疾患によるもの
- A. 遺伝子として遺伝子異常が同定されたもの
  - ①膵β細胞機能にかかわる遺伝子異常
  - ②インスリン作用の伝達機構にかかわる遺伝子異常
- B. 他の疾患、条件に伴うもの
  - ①膵外分泌疾患
  - ②内分泌疾患
  - ③肝疾患
  - ④薬剤や化学物質によるもの
  - ⑤感染症
  - ⑥免疫機序によるまれな病態
  - ⑦その他の遺伝的症候群で糖尿病を伴うことの多いもの

Ⅳ　妊娠糖尿病
（詳しくは、８章を参照）

日本糖尿病学会編『糖尿病治療ガイド2010』（日本糖尿病学会／文光堂 2010年）13ページより引用

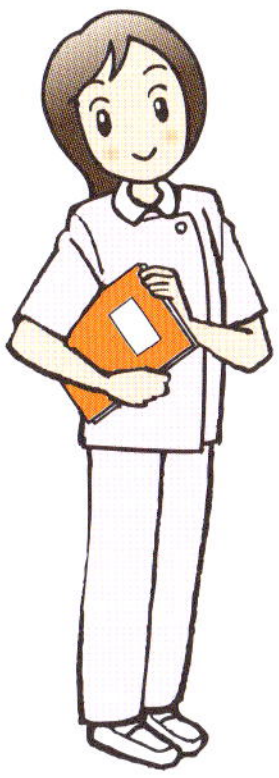

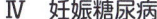

２型糖尿病の成因については次の項目で述べることにし、それ以外の糖尿病について、解説していきます。

1 型糖尿病

主に自己免疫によって膵β細胞が破壊されていく状態

1 型糖尿病は、主に自己免疫によって、膵《すい》β《ベータ》細胞が破壊されていく状態と理解されています。

後述する劇症 1 型糖尿病は、糖尿病関連自己抗体がほとんど陰性ですが、**ウイルス感染をきっかけとした自己免疫の暴走**による、という仮説が提唱されており、1 型糖尿病に分類されています。

通常の 2 型糖尿病では、遺伝の影響が大きいのですが、1 型糖尿病では、比較的家系内の発症が少ないのが特徴です。

1 型糖尿病の診断は、抗 GAD 抗体陽性によってなされることが多いのですが、抗 GAD 抗体陰性でも、IA-2 抗体（Insulinoma-associated antigen-2）陽性であれば、1 型糖尿病と診断されます。

ほかにも、インスリン自己抗体（IAA）や抗ランゲルハンス島抗体（ICA）が自己免疫の指標として用いられています。

インスリン治療を受けている糖尿病患者を 1 型糖尿病と分類したり、インスリン分泌が大きく低下している状態の患者を、1 型糖尿病と診断している例もあります。ただし、2 型糖尿病の患者でも、膵β細胞はどんどん減少していって、しまいにはインスリン依存状態になってしまうので、それだけでは 1 型糖尿病とはいえません。

［自己免疫］
免疫は本来、細菌やウイルス、あるいは腫瘍（しゅよう）などの異物に対して、それを見分けて攻撃するためのしくみです。それが、自分自身の正常な細胞や組織に対して作動してしまう状態のことを指します。

［抗 GAD 抗体］
GAD：glutamic acid decarboxylase

［インスリン自己抗体］
IAA：
insulin autoantibody

［抗ランゲルハンス島抗体］
ICA：islet cell antibody

緩徐進行 1 型糖尿病

膵β細胞がゆっくり破壊され、インスリン依存状態に至る

一方で、インスリン分泌が保たれているにもかかわらず、抗 GAD 抗体陽性であることから、実は 1 型糖尿病であったことが判明する場合も多く見受けられます。

このような状態を、**緩徐《かんじょ》進行 1 型糖尿病**（SPIDDM、または SPtype1DM）と呼び、数年かけてゆっくりと膵β細

［SPIDDM］
slowly-progressive
insulin-dependent DM
［SPtype1DM］
slowly-progressive
type1DM

治療をどのように選んでいくか、という根幹にかかわることでもあり、糖尿病と診断された症例では、1 回は抗 GAD 抗体を測定するべきでしょう。

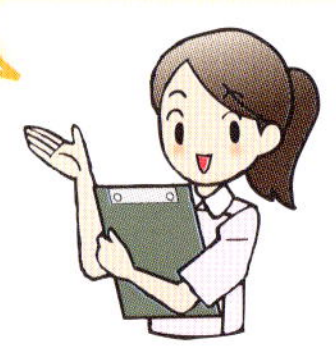

胞の破壊が進み、インスリン依存状態に至ると考えられています。つまり、鈍行列車の1型糖尿病といえます。

この場合は、インスリン分泌を促すような糖尿病治療薬、とくにスルホニル尿素薬（SU薬）を用いることで、かえって膵β細胞の破壊が進んでしまうリスクがあると考えられており、インスリン依存状態への移行を遅らせるために、インスリン治療が必須と考えられているのです。

劇症1型糖尿病

急激に膵β細胞の破壊が進み、発症1週間以内でケトアシドーシスが出現する

もうひとつの1型糖尿病のタイプである**劇症1型糖尿病**は、超特急の1型糖尿病といえます。その特徴は、20ページの上の表「劇症1型糖尿病の診断基準」に記されているとおりです。急激に膵β細胞の破壊が進むため、発症1週間以内に、インスリン分泌の枯渇を現すケトアシドーシスが出現します。血糖が高いにもかかわらず、1～2か月間の血糖値の平均を表すHbA1cは不釣り合いに低めの値を示します。

発症は急激で、膵β細胞の内因性インスリン分泌は、高度に破壊されてしまうのが特徴です。

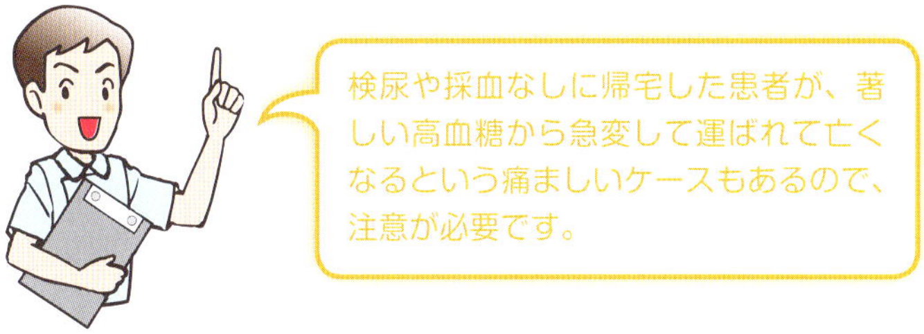
検尿や採血なしに帰宅した患者が、著しい高血糖から急変して運ばれて亡くなるという痛ましいケースもあるので、注意が必要です。

救急外来に来られた劇症1型糖尿病患者は、消化器症状（腹痛、嘔気《おうき》、嘔吐《おうと》など）を訴えることが少なくありません。

二次性糖尿病

ほかの疾患や条件に伴う糖尿病

遺伝子因子として遺伝子の異常が同定されたものには、ミトコンドリア異常から生じる糖尿病などもありますが、はっきりした遺伝子レベルの異常がもとで糖尿病になったとわかるものは、糖尿病全体の1～2%にすぎません。

ここでは、ほかの疾患に伴う糖尿病（**二次性糖尿病**）について、ざっと見ておきましょう。

〈劇症 1 型糖尿病の診断基準〉

次の 1 ～ 3 のすべてを満たすものを、劇症 1 型糖尿病と診断する

1	糖尿病症状発現後、1 週間前後以内でケトーシスあるいはケトアシドーシスに陥る（初診時、尿ケトン体陽性、血中ケトン体上昇のいずれかを認める）
2	初診時の随時血糖値が 288 mg/dℓ 以上かつ HbA1c（JDS 値）が 8.5％ 未満
3	発症時の尿中 C ペプチドが 10 μg/ 日未満、または空腹時血清 C ペプチドが 0.3 ng/mℓ 未満、かつグルカゴン負荷後（または食後 2 時間）で血清 C ペプチドが 0.5 ng/mℓ 未満

〈二次性糖尿病〉

［SLE］
systemic lupus erythematosus
全身性エリテマトーデス

1. 膵外分泌疾患

具体的には、慢性膵炎に伴うものがあり、「膵性糖尿病」と呼ばれています。慢性膵炎は、胆石《たんせき》やアルコール摂取などが原因となります。

2. 内分泌疾患に伴う糖尿病

先端巨大症（成長ホルモン産生下垂体腺腫《かすいたいせんしゅ》）、クッシング症候群（コルチゾール産生副腎腺腫《ふくじんせんしゅ》）、クッシング病（ACTH 産生下垂体腺腫）あるいは、甲状腺《こうじょうせん》機能亢進症などがあります。

3. 肝疾患

肝臓は「糖の銀行」の役割を果たしているため、例えば、脂肪肝や肝硬変などでは、ブドウ糖を貯め込む働きが不十分になり、とくに食後の血糖が高くなりやすく、糖尿病へと発展します。

4. 薬剤による糖尿病

代表的なものに、副腎皮質ステロイドがあります。気管支喘息《きかんしぜんそく》や SLE、関節リウマチなどの膠原病《こうげんびょう》で副腎皮質ステロイドを使用すると、高血糖になる例がしばしば認められます。がんに対する化学療法でも、副腎皮質ステロイドが用いられることが多く、血糖が上昇するケースがあります。

2型糖尿病の成因

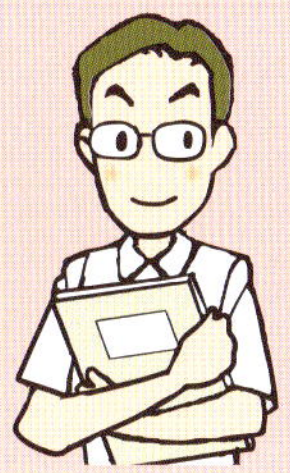

糖尿病患者の体型は肥満型か？

日本人糖尿病患者は、白人の糖尿病患者にくらべて肥満の割合が低い

糖尿病は、太った結果として生じてくる疾患なのでしょうか？みなさんは、糖尿病患者の体型は肥満ばかりではなく、中肉中背だったり、やせ型のタイプも少なくないことに気づいていると思います。

英国における臨床研究のUKPDS研究では、白人糖尿病患者の平均BMIは29.5と、肥満の割合が多かったのに対して、日本におけるJDCS研究の結果では、日本人糖尿病患者の平均BMIは23.1と、低かったことが報告されています。日本人の糖尿病に肥満が少ない理由は、日本人ではインスリン分泌が、白人に比べて少ないためと考えられています。

下の図に示すように、日本人では空腹時血糖が100 mg/dℓを超えるとインスリン分泌が頭打ちになります。しかし、米国白人では、空腹時血糖が120 mg/dℓまで保たれています。インスリン分泌能も、日本人では米国白人の半分くらいであることがわかります。つまり、日本人ではインスリン分泌能が少ないために、肥満するところまでいかないうちに糖尿病が発症してしまうパターンがあるのです。

［BMI指数］
肥満度を表す対格指数。一般人口の平均BMIは、白人が24.1、日本人が22.7。

［UKPDS］
United Kingdom Prospective Diabetes Study
イギリスにおいて1977～1991年に集められた、糖尿病患者についての大規模な調査。

［JDCS］
Japan Diabetes Complications Study
2型糖尿病患者を対象とした大規模な臨床介入試験。

〈糖尿病患者の体格〉

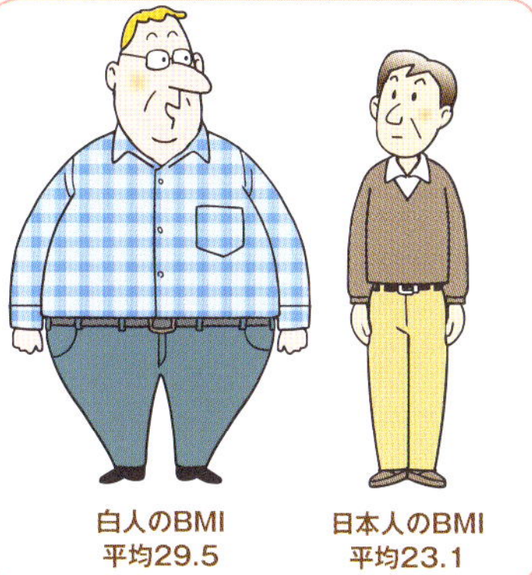
白人のBMI
平均29.5
日本人のBMI
平均23.1

〈米国白人と日本人のインスリン分泌の違い〉

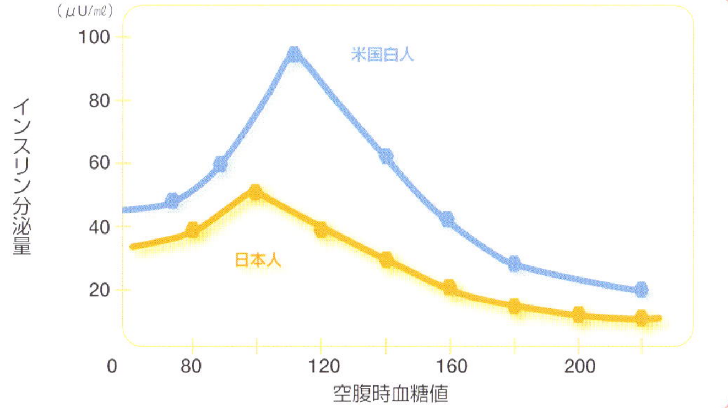
（μU/mℓ）
100
80
60
40
20
0
80
120
160
200
インスリン分泌量
空腹時血糖値
米国白人
日本人

糖尿病になりやすい人

先天的なインスリン初期分泌障害があると、生活習慣の乱れが引き金となって２型糖尿病を発症する

また、糖尿病になりやすい人では、下の図のように、食後のインスリン分泌の立ち上がりが悪い状態（インスリン初期分泌障害）があると考えられています。

そうした生まれながらの体質に加えて、過食、高脂肪食、運動不足などの生活習慣の乱れが重なると、２型糖尿病が発症してきます。

［メタボリックシンドローム］
metabolic syndrome
「代謝症候群」のこと（⇨64ページ）。

とくに、生活習慣によって内臓脂肪が蓄積する（メタボリックシンドロームのような状態）とインスリン抵抗性が高まり、インスリンの相対的な不足が生じることで、ますます２型糖尿病が発症しやすくなるのです。

「インスリン分泌不全」という言葉には、もともとのインスリン初期分泌障害と、高血糖により膵臓が障害を受けてインスリン分泌が低下してくる状態の、ふたつの意味が含まれています。

「インスリン抵抗性」という言葉には、内臓脂肪蓄積によってインスリンが効きにくくなる状態と、高血糖そのものによってインスリンが効きにくくなる状態の２つの意味が含まれています。

２型糖尿病は、インスリン分泌不全とインスリン抵抗性のふたつの要因が合わさって発症してくる疾病と理解されます。

〈2 型糖尿病での食事の直後におけるインスリン分泌の立ち上がりの障害〉

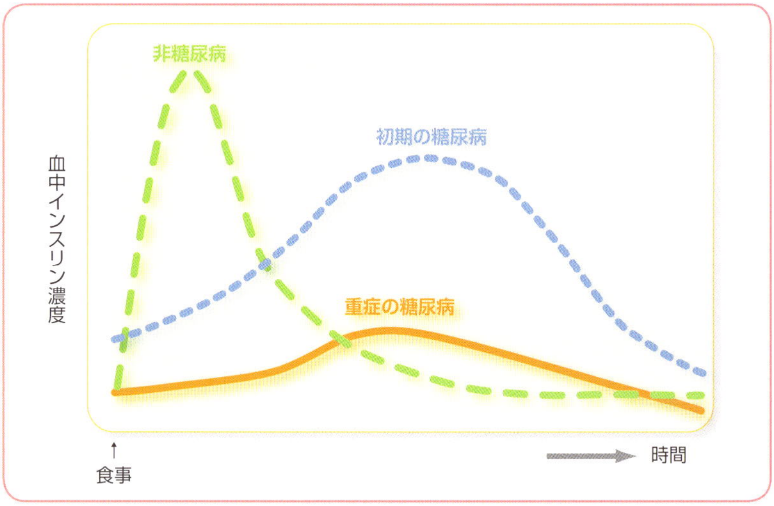

2章

糖尿病患者に行われる検査

血糖日内変動

Point! 覚えておこう

- とくにインスリン治療中における血糖コントロールの指標として使用される。
- 血糖日内変動は1日の血糖値の変動を把握するもので、「M値」をはじめとするいくつかの指標がある。

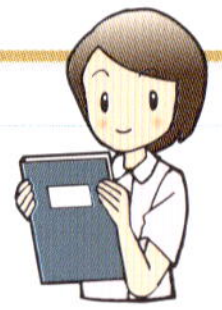

基準値	M値
	0～8（良好） 19～31（やや良好） 32以上（不良）

血糖値の日内変動

糖尿病の治療では、合併症の発症や予防のためにも血糖値のコントロールが重要になります。血糖日内変動は、1日の血糖コントロールを詳細に把握するもので、毎食前、毎食後2時間、就寝前の血糖値を測定し、1日における血糖コントロールの状況を把握・評価します。1日に6～8回測るのが一般的です。

血糖値の日内変動の測定値をもとに評価する指標には、いくつかあります。まずMBG（平均血糖値）は各食前・各食後、就寝前の血糖値を単純に平均するもので、一定期間の血糖値の変動状況を把握します。ただし、日内変動の単純な平均値なので、高血糖と低血糖を頻繁に繰り返す患者では異常値がならされてしまい、良好な数値が出てしまうことがあります。

不安定型糖尿病の定量指標「M値」

日内における血糖値の変動が激しく、高血糖と低血糖を頻繁に繰り返す不安定型糖尿病(⇨26ページ)の定量指標として「M値」があります。M値は血糖日内変動の測定で得られたそれぞれの血糖値を元に、血糖値100mg/dℓまたは120mg/dℓなどを基準として計算によって導き出されるもので、血糖値が高い場合だけでなく低い場合でも高値が出ます。このため、基準値からどれぐらい上下に変動しているかを測定値ごとに把握することができ、1日の平均M値を出すことで日内変動の日毎の変化を見ることもできます。このほか1日の血糖変動の幅を表すMAGE（日内血糖変動幅）や、MODD（日差血糖変動幅）があり、これらも不安定型糖尿病の定量指数として有用です。

血糖日内変動を理解するためには、これらの指標を総合的に把握することが大切です。

［MODD：日差血糖変動幅］
2日間続けて血糖値を測定して、同じ時間の数値の差の絶対値を平均するものです。食前・食後や就寝時間など、2日間の測定時間は同じでなければなりません。このように、MODDは血糖値の「日内変動」ではなく、「日差変動」を表します。

［mg/dℓ］
1dℓ（デシリットル）中に何mgあるかを表します。日本における血糖値の単位ですが、欧米では血糖値の値としてmmol/ℓが用いられています。1mmol/ℓ＝18mg/dℓとなります。

糖尿病患者に行われる検査

1,5 − AG

Point! 覚えておこう

- 血糖コントロールにきわめて鋭敏に反応し、短期間の血糖変動を捉えるのに有用。
- 糖の尿中排泄の増加とともに排泄され、それに伴って血清1,5 − AG が低下する。

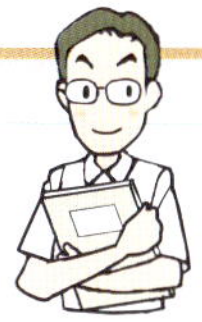

基準値	14.0 μg/mℓ 以上

1,5 − AG（1,5 − アンヒドログルシトール）は、グルコースに類似した構造の多価アルコールで、多くの食物に含まれていますが、栄養学的には、人体の栄養としての意義はないと考えられています。

体内に吸収された 1,5 − AG はその多くが腎臓の尿細管で再吸収されますが、これはグルコースの再吸収と競合的関係にあります。このため、高血糖によってグルコースが尿細管に流れ込んで尿中に排泄《はいせつ》される（＝尿糖）と、1,5 − AG もその分、尿中排泄量が増加し、血清 1,5 − AG の濃度が低下します。基準値としては、1,5 − AG が 14.0 μg/mℓ 以上ならば血糖コントロールが正常、5.9 μg/mℓ 以下は不良とされます。

▶食後過血糖の評価や治療効果の把握に有効

血清 1,5 − AG は、血糖コントロールの変動に鋭敏に反応します。例えば、糖尿病患者の 1 日 1g 前後の尿糖レベルの変化でも、ただちに血清 1,5 − AG 濃度の低下が見られるほどです。したがって非常に高感度な血糖指標として、短期間の血糖コントロール状況や、食後過血糖を評価し、治療効果を迅速に把握するのに有効な指標と位置づけられています。

ただし、大量の尿糖排泄があったり、HbA1c（グリコヘモグロビン）値が非常に高いなどの場合では、少しの血糖値変動では反映しにくくなるので、比較的血糖コントロールが良好なケースに適しています。また、腎性糖尿などによって腎臓の尿糖排泄閾値《にょうとうはいせついきち》が低くなると、血糖値が正常であっても1,5 − AGが低くなることがあります。

1,5 − AG は血糖値ではなく、あくまで尿糖量を反映したものであることに注意が必要です。

［尿糖排泄閾値］
血糖の尿細管再吸収が行われなくなるレベル（＝閾値）のことで、このレベルを超えると、糖が再吸収されずに尿中に排泄されるようになります。
尿糖排泄閾値が通常よりも低くなると、比較的軽度の食後過血糖でも糖が排泄され、それに伴って 1,5-AG も排泄されるため、血清 1,5-AG 値が低下してしまうわけです。

［腎性糖尿］
血糖が正常であるのに、尿糖排泄閾値が低いために、尿糖が陽性になることを、腎性糖尿といいます。

［グリコヘモグロビン（HbA1c）］
赤血球のヘモグロビンとグルコースが結合したもので、糖化ヘモグロビンともいいます。長期間の平均血糖コントロールを表します（⇨27 ページ）。

糖尿病患者に行われる検査

グリコアルブミン

Point! 覚えておこう

- 測定前の２週間～１か月の平均血糖値を反映する。
- 血清蛋白の代謝異常がある場合は異常値が出る。

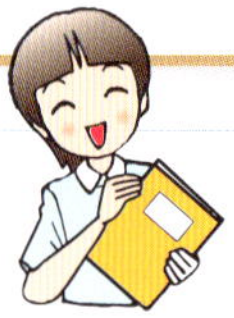

基準値	約 11 ～ 16%

血漿蛋白《けっしょうたんぱく》のアルブミンにグルコースが結合したものをグリコアルブミンといいます。血清から精製したアルブミンからグリコアルブミンを分離して測定し、全アルブミンのうちグリコアルブミンが何%かで表されます。正常範囲はおよそ 11 ～ 16% とされていますが、まだ基準値が確定していないので、グリコアルブミンの数値だけで糖尿病の診断は下せません。

グリコアルブミンの血中半減期は約17日ですから、測定時のグリコアルブミンの約半分は17日前に生成されたものです。25%はそのさらに17日、残りの25%がそれよりもさらに以前に生成されたものです。つまり、グリコアルブミンを測定することで2週間から1か月間の平均血糖値を知ることができ、月1回の測定を定期的に行うことで、1か月ごとの血糖コントロールを把握することができます。

▶不安定型糖尿病の変化をみるのに有効

血糖値の変動に際してグリコヘモグロビン（HbA1c）よりも早く反映されるので、糖尿病の治療を変更したときの評価や、血糖コントロールの変動が激しい不安定型糖尿病などの１か月ごとの変化を診るのにも有用な指標です。さらに赤血球やヘモグロビンの異常が認められる患者では、グリコヘモグロビンによって血糖コントロールを評価することが難しいので、こうした状況での評価にも適した検査といえます。しかし、ネフローゼ症候群や甲状腺《こうじょうせん》機能亢進症ではアルブミンの代謝が亢進してその血中半減期が短くなることから測定結果が低く出ることがあります。逆に肝硬変や甲状腺機能低下症などではアルブミンの代謝が遅くなるため半減期が長くなり、グリコアルブミンの数値が高くなることがあります。このように、血清蛋白の代謝異常がある場合は異常値が出る傾向があります。

［不安定型糖尿病］
血糖値の日内・日差変動が大きく、低血糖と高血糖を頻繁に繰り返して予想を超えた血糖の変動を示す病態で、１型糖尿病に多く見られます。おもに内因性のインスリン分泌能の障害と、グルカゴンなどのインスリン拮抗ホルモンの分泌異常が同時におこることで生じます。

［フルクトサミン］
グルコースと結合したすべての血清蛋白をフルクトサミンといい、グリコアルブミンはフルクトサミンの主要成分です。フルクトサミンは血清中のあらゆる蛋白質の糖化化合物であり、このフルクトサミンも血糖コントロールの指標になります。グリコアルブミンと同じく過去２週間から１か月の平均血糖値を表します。

HbA1c（グリコヘモグロビン）

Point! 覚えておこう

- 長期間（約2か月）の血糖コントロールの状況を反映した指標。
- 赤血球のヘモグロビンと糖が結合した糖化産物を検体とする。
- 血糖コントロールの変化だけでなく、糖尿病の診断や、細小血管の合併症の判断などでも用いられる。

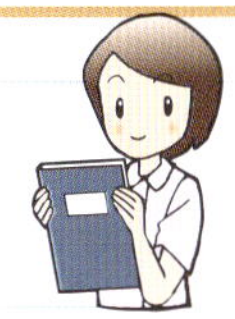

基準値

HbA1c： （JDS）	優	5.8%未満
	良	5.8～6.4%
	可	6.5～7.9%

ヒトの赤血球にはヘモグロビン（Hb）が大量に含まれています。そのなかのHbAは成人のヘモグロビンの約90%を占めており、高血糖の状態になると糖と結合し、HbA1c（グリコヘモグロビン）になります。初期に生成されたHbA1cは可逆的で、血糖値が低下したりすると結合が切れて元のHbAに戻るので「不安定型HbA1c」と呼ばれます。しかし高血糖状態が続くと不可逆的となり、糖が離れなくなります。このようなHbA1cを「安定型HbA1c」といい、赤血球の寿命である約120日の間に緩やかに増加していきます。このため安定型HbA1cを測定することは長期間（約2か月）の血糖コントロール状況を把握するうえで最も重要な臨床検査となります（ただし、1か月との基準もあり）。

このHbA1c値を評価する際には、日本糖尿病学会（JDS）の糖尿病治療ガイドによると5.8%未満が優、5.8～6.4%が良、6.5～7.9%が可、8.0%以上が不可となっています。

▶血糖コントロールだけでなく、糖尿病の診断にも使われる

血糖コントロールの評価だけでなく、HbA1cの測定は糖尿病の診断にも用いられます。糖尿病の状態（＝未治療）ではHbA1c（JDS）は6.1%以上となるので、75gOGTTなどによって血糖値が基準値を超えていて、HbA1cが6.1%以上ならば糖尿病と考えられます。このほか、細小血管障害に進展するかどうかを判断する目安としても使用されることがあります。

HbA1cは長期間における血糖値の平均値を反映したものなので、血糖値の変動が激しくても測定値が正常である場合があります。またヘモグロビンを検体としているので、腎不全や異常ヘモグロビン血症、アスピリンなどの薬物の摂取後、大出血後や溶血性貧血などによって新しい赤血球が急激に増加しているときは異常値が出ます。

［NGPS］
"National Glycohemoglobin Standardization Program"の略。
欧米のHbA1c測定値の標準は、これによって定められていますが、JDSの数値とくらべて0.4%高い数値となっています。欧米のHbA1c値を検討する場合、その数値から0.4%を引けばJDS値と比較できます。

［75gOGTT］
「75g経口ブドウ糖負荷試験」といい、75gのブドウ糖を経口投与して血糖値を測定する試験です。
人為的に高血糖状態を作り出して、食後高血糖の状態を調べるもので、軽度の糖代謝異常を調べるのに有用な検査です。

［細小血管障害］
高血糖状態が持続することで、細小動脈や毛細血管に障害が現れるものです。
主に眼球や腎臓、神経系といった細小血管が集まっている部位に生じ、網膜症・腎障害・神経障害が三大合併症とされます。

※ HbA1cの表記は、JDS値、国際標準値ともに「1c」を下付きにしない（HbA_{1c}とはしない）ことになりました。

C ペプチド（CPR）

Point! 覚えておこう

- 内因性インスリンの分泌能を検査する。
- インスリン１分子当たりＣペプチドも１分子（＝等量）産生される。

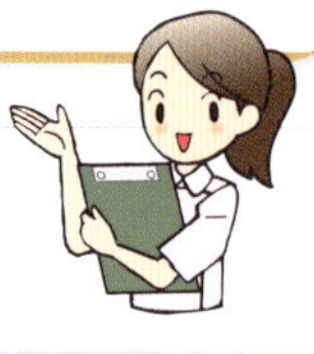

基準値	
血清	1.1 〜 3.3 ng / mℓ
尿	18.3 〜 124.4 μg / 日

▶ C ペプチドは、インスリン分泌の測定に適している

インスリンは、膵《すい》 β《ベータ》 細胞で前駆体《ぜんくたい》のプロインスリンから作られます。A 鎖、B 鎖、C 鎖からなるプロインスリンは酵素によって切断され、これによって A 鎖 + B 鎖からなるインスリンと、活性作用がない C ペプチド（CPR）が産生されます。この際、インスリン１分子当たり C ペプチドも１分子生まれるので、測定の際にはわかりやすい指標となります。また、産生されたインスリンは肝臓での初回通過で約 50% が代謝されてしまい、さらに細胞の受容体に結合し GLUT 4 から細胞内に糖が取り込まれると、ただちに分解されてしまいます。しかし、C ペプチドは生理的活性がなく肝臓での代謝を受けないため、インスリンが実際にどれぐらい分泌されているかを測定するのに適しています。

▶ インスリン治療中のインスリン分泌能の評価

このように、血中の C ペプチドの測定は、内因性インスリンの分泌能の測定として有用ですが、とくにインスリン治療中の糖尿病患者のインスリン分泌能を評価する際にも代用されます。なぜなら、インスリン製剤（外因性インスリン）には C ペプチドは含まれておらず、体内の C ペプチド値は内因性インスリン分泌能を表しているからです。このほか、患者のインスリン依存状態の判定にも用いられます。

このほか、C ペプチドは主に腎臓で代謝され、一部は尿中におよそ 5% 排泄《はいせつ》されるので、一定時間の尿中 C ペプチドを測定・算出することでもインスリンの分泌能がわかります。

ただし、C ペプチドは腎不全などの腎機能障害がある場合には、血中および尿中 C ペプチドの測定値に異常値が出ることがあります。

［GLUT4］
細胞が糖を取り込むときに用いられる蛋白質で、糖輸送担体（グルコーストランスポーター：GLUT）といいます。インスリンが細胞膜の受容体に結合すると発現し、細胞内に糖を取り込みます。このほか、GLUT2 や GLUT3 など、いくつか種類があります。

［インスリン依存状態］
膵臓からのインスリン分泌がほぼなくなり、生存のために外因性のインスリン注射をしなければならなくなった状態です。
＊血中 C ペプチド
負荷前 0.5 ng/mℓ 以下
負荷後 1.0 ng/mℓ 以下
＊尿中 C ペプチド
20 μg/ 日以下

インスリンとHOMA指数

Point! 覚えておこう

- インスリン抵抗性の指標として用いられる「HOMA-R」と、インスリン分泌の指標である「HOMA- β」がある。

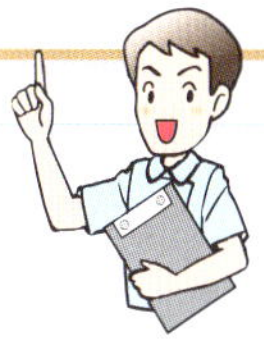

基準値	1.6 以下

［境界型］
正常でもなく、かといって糖尿病にも属さない状態をいい、日本糖尿病学会の基準では、空腹時血糖が110 ～ 126 mg/dℓ を境界型としています。要因としては、糖尿病の治療によって状態が改善したか、あるいは逆に糖尿病への移行途中のもの、日常生活やストレスなどによる一時的な状態などが挙げられます。

HOMA 指標は、インスリンの分泌を測定する数値として用いられます。この指標には「HOMA-R」と「HOMA- β」の 2 つがあります。

▶ HOMA-R：インスリン抵抗性の指標

HOMA-R は、インスリンが分泌されていても組織のインスリン感受性が低下して糖を取り込めなくなり、結果的に高血糖となる「インスリン抵抗性」の指標として、よく使用されます。

この指標は空腹時血糖値と空腹時のインスリン濃度から導き出されるもので、

$$\frac{\text{空腹時血糖値（mg / dℓ）×空腹時インスリン濃度（μU / mℓ）}}{405}$$

によって算出されます。つまり、空腹時血糖値を維持するため必要なインスリン濃度が高ければ組織のインスリン感受性は低下しており、インスリン抵抗性が高まっている、ということを表しています。ただし、空腹時血糖値が進展して非常に高くなった症例ではインスリン分泌能自体が低下していることが多いので、HOMA-R は有用ではありません。このため、境界型や軽度の糖尿病に適した指標といえます。

▶ HOMA- β：インスリン分泌能の評価

HOMA- β はインスリン分泌能を評価する指標で、以下のような計算で算出されます。

$$\frac{\text{空腹時インスリン値（μU / mℓ）× 360}}{\text{空腹時血糖値（mg / dℓ）− 63}}$$

GAD 抗体

Point! 覚えておこう

- 自己抗体を用いて検査する。
- 1 型糖尿病の診断に有用である。
- SPIDD の診断に有用。

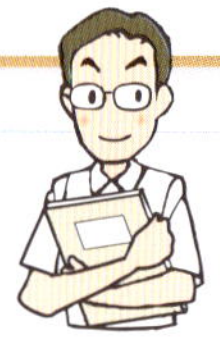

基準値	陰性

［アイソフォーム］
構造は異なるが、機能が類似している蛋白質のこと。GAD65 と GAD67 は分子量が異なり構造にも違いがありますが、グルタミン酸から GABA を合成するという同じ機能をもっています。

GAD（グルタミン酸脱炭酸酵素）は、グルタミン酸を脱炭酸することで神経伝達物質である GABA（γ - アミノ酪酸）を作り出す酵素です。ヒトには GAD65 と GAD67 の 2 つのアイソフォームがありますが、膵《すい》ランゲルハンス島の細胞質には GAD65 があります。GAD 抗体は、この GAD65 に特異的に反応する自己抗体です。

血清中の GAD 抗体を測定し、もし数値が高ければ膵臓ランゲルハンス島細胞に対する自己免疫反応がおこっていることになります。このため、GAD 抗体は主に 1 型糖尿病の診断マーカーとして用いられます。実際、1 型糖尿病の発症初期における陽性率は約 60 ～ 80% といわれています。

［緩徐進行 1 型糖尿病］
SPIDDM: slowly-progressive insulin-dependent DM または SPtype1DM: slowly-progressive type1 DM
典型的な急性発症の 1 型糖尿病と異なり、徐々に膵 β 細胞が失われていってインスリン依存状態に移行していく、いわば鈍行列車の 1 型糖尿病です。1996 年に小林らによって提唱された日本発の疾患概念で、欧米では、LADA（latent autoimmune diabetes in adults）とも呼ばれています。（⇨18 ページ）

▶緩徐進行 1 型糖尿病の重要なマーカー

GAD 抗体は 1 型糖尿病を発症する数年前から血液中にみられるようになり、特に 1 型糖尿病患者の家族に出現した場合の発症率は 60% 以上と高率なので、発症予知のマーカーとしても重要な意味をもっています。1 型糖尿病を発症して間もない患者では、GAD 抗体は 60 ～ 80% で陽性となり、発症後 5 年以上経過しても陽性の状態が続きます。

見かけ上 2 型糖尿病のような状態でも、GAD 抗体を測定すると約 8% で陽性であることが知られており、抗体価が高い場合、比較的短期間にインスリン依存状態に移行してしまうことが明らかになっています。このような状態を**緩徐《かんじょ》進行 1 型糖尿病（SPIDDM または SPtype1DM）**と呼び、SU 薬でなくインスリン治療が必要になります（⇨18 ページ）。治療方針に大きく関わることから、糖尿病と診断されたら、必ず 1 回は GAD 抗体を測定するべきという考えもあります。その場合は、「1 型糖尿病疑い」の保険病名が必須です。

インスリン抗体

Point! 覚えておこう

- 治療歴がある場合：高抗体価のインスリン抗体でインスリンが効きにくく、血糖変動も大きくなることがある。
- 治療歴のない場合：インスリン抗体の存在はインスリン自己抗体といって、１型糖尿病のマーカーを意味する。
- インスリン治療歴がなく、著しい高抗体価を示す場合：インスリン自己免疫症候群と診断されることがある。

基準値

^{125}I- インスリン結合率　0.4% 未満
インスリン抗体濃度　125nU/mℓ 未満

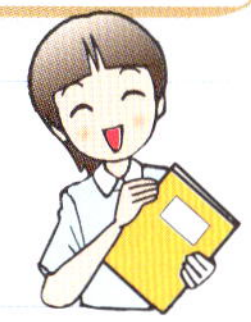

▶高抗体価のインスリン抗体が存在するときは要注意

インスリン治療を行っている患者では、約８割で20%未満のインスリン抗体が出現しますが、その程度のインスリン抗体は治療上問題がないことがほとんどです。しかし、予想される以上に大量のインスリン投与が必要となるなど、インスリンの効きが悪い場合、あるいは血糖の変動が大きい場合には、インスリン抗体を測定する意味があります。著しく高抗体価のインスリン抗体が存在する場合には、インスリンが大量のインスリン抗体と結合してしまうので、インスリンは作用を発揮できなくなってしまいます。すなわち、インスリン抵抗性があるのと同じような状態が生じてしまうのです。

インスリン抗体はほとんどの場合、インスリンと安定して結合するので、大きな血糖変動の原因とならないことが多いのですが、まれにインスリンと不安定に結合することでくっついたり離れたりし、不安定な血糖変動の原因になることがあります。

▶インスリン自己抗体

インスリン治療歴がない、あるいはインスリン治療を始めたばかりの患者で、インスリン抗体が存在する場合は、**インスリン自己抗体（IAA：insulin autoantibody）**といって、１型糖尿病のマーカーのひとつと考えられます。IAAはGAD抗体などと同じように発症する数年前から血液中に出現し、発症早期の１型糖尿病では、40～90%で陽性となります。

▶インスリン自己免疫症候群

また、糖尿病ではありませんが、同じくインスリン治療歴のない患者で、食後の低血糖発作を生じる場合、著しく高抗体価のIAAを認めることがあり、**インスリン自己免疫症候群**と診断されます。

［インスリン自己免疫症候群］
IAS : insulin autoimmune syndrome
高抗体価のインスリン自己抗体が出現することで、血糖値が著しく上下する疾患です。平田らによって1970 年に初めて報告された日本発の疾患概念です。食後すぐはインスリン抗体が結合することによって、インスリンの効きが悪くなり、75gOGTT などで糖尿病型を示しますが、食後時間がたつとインスリン抗体と離れたインスリンが重症の低血糖を引きおこすことが特徴です。
最近は、サプリメントのαリポ酸が特定の背景をもつヒトで IAS を引きおこすことが明らかになりました。不用意なαリポ酸服用は危険が伴うことが注意勧告されています。

糖尿病患者に行われる検査

血中および尿中ケトン体

Point! 覚えておこう

- インスリン作用の不足によって生じるケトン体を用いる。
- インスリン依存性の測定や1型・2型糖尿病の鑑定などに有用。
- ケトン体は揮発性が高いので、尿中ケトン体の測定の際には新鮮尿を用いる。

基準値

血中ケトン体の場合

	アセト酢酸	3-ヒドロキシ酪酸	総ケトン体
空腹時	14～68 μmol/ℓ	0～7 μmol/ℓ	28～120 μmol/ℓ
食後２～３時間	39 ± 2.1	34.5 ± 3.5	73.4 ± 4.7

［ケトン体］
アセトン、アセト酢酸、3－ヒドロキシ酪酸の総称。

［ケトアシドーシス］
アシドーシスとは、血液の酸性度が高くなった、あるいはアルカリ度が低下した状態です。ケトアシドーシスは血中ケトン体濃度が高まり（これをケトーシスといいます）、血液の酸性度が高まった状態を指します。これによって、糖尿病では細動脈や毛細血管に障害がおこり、腎障害や網膜症などの合併症が発現します（⇨3章）。

インスリン作用が低下すると、脂肪細胞に貯蔵された中性脂肪からグリセロールと遊離脂肪酸が生じます。グリセロールは最終的にグルコースとなって血糖値を上げますが、遊離脂肪酸は肝臓に取り込まれてケトン体という物質になります。ケトン体は、末梢《まっしょう》でのエネルギー産生に利用されますが、ケトン体の血中濃度が高すぎるとケトアシドーシスになります。

これらのことから、インスリンの作用が低下している場合はケトン体産生量が増加し、その消費も増える傾向にあります。また1型糖尿病ではよくケトアシドーシスがおこりますが、ケトアシドーシスが生じていなくても、血中総ケトン体500 μM を超えるときは、多くが1型糖尿病と判断できます。

▶血中ケトン体は２型糖尿病の食事療法や減量の指標となる

さらに、血中ケトン体は肥満型の2型糖尿病における食事療法や減量の指標にもなります。また、痩せている2型糖尿病の患者についても、経口血糖治療薬の投与や食事療法が行われていても血中ケトン体値が高い場合は、インスリンの作用が不足していて脂肪細胞などからケトン体が作られているので、のちにインスリン依存性となる可能性を推測できます。このように、血中ケトン体の測定はインスリン依存性の判定や1型および2型糖尿病の診断、治療中におけるインスリンの投与量の指標などに有用です。ケトン体は尿中にも排泄され、その測定は血中ケトン体と同様の意義をもっています。ただし、ケトン体のひとつである3－ヒドロキシ酪酸《らくさん》はアセト酢酸《さくさん》よりも尿細管で再吸収されやすくなっています。またケトン体は揮発性が高いので、排尿後2時間以内の尿で測定することが望ましいとされています。

糖尿病患者に行われる検査

尿蛋白

Point! 覚えておこう

- 糖尿病の合併症である糖尿病腎症の診断・予後の指標として用いられる。
- 蛋白尿は生活状態やストレス、糖尿病以外の病気によって大きく変動するので注意する。

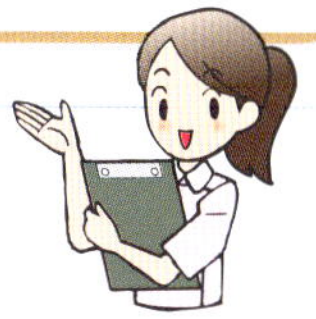

基準値	40～80mg/日

［糸球体］
ボーマン嚢（のう）という袋に包まれた毛細血管の束で、左右の腎臓の合計で約200万個もあります。ここで血液が濾過されて原尿が作られます。糖尿病による高血糖が続くと、この毛細血管に障害がおこって糖尿病腎症となります。

糖尿病腎症がどの段階にあるのかを知るためには、尿蛋白《たんぱく》検査が必須です。高血糖の持続によって、腎糸球体《じんしきゅうたい》のバリアが障害されると、尿中に排泄《はいせつ》されるアルブミンやグロブリンが増加します。ほかにも腎尿細管が障害されるとβ_2ミクログロブリンが増加します。尿蛋白を半定量的に調べる試験紙は、色素法が用いられています。

尿中の、とくにアルブミンが30 mg/dℓを超えてくると1＋と判定されます。尿蛋白は、尿量、測定時間、測定する前の状態などさまざまな条件によって変動が大きいため、繰り返し測定することが大切です。いつ測定しても1＋以上、すなわち陽性である場合、顕性蛋白尿期（腎症３期）というかなり進んだ時期に入っている可能性があります。

▶起床時の第一尿を採尿するのがよい

採尿に際しては、就寝時に排尿し、早朝起床時に採取する早朝第一尿は、起立性蛋白尿や運動による蛋白尿を除外することができるので最も有用です。しかし、通常は外来受診時の採尿でも十分評価できることがほとんどです。

▶尿蛋白が陽性ならば糖尿病腎症と診断されるか？

発熱、運動、ストレス、前述で述べたような起立性蛋白尿など、蛋白尿をきたす条件は多くあります。外来での尿検査でずっと尿蛋白2＋だった患者が入院して、早朝第一尿がまったく尿蛋白陰性だった、ということもあります。それ以外にも、網膜症および神経障害がまったく存在しない場合、腹部超音波検査で、腎臓のサイズが正常（糖尿病腎症では腎臓が大きくなる！）である場合も、糖尿病腎症からくる蛋白尿ではない可能性が高いと判断されます。高血圧からくる腎硬化症や糸球体腎炎といった腎疾患でも、糖尿病と関係なく尿蛋白陽性となるので注意が必要です。

尿中微量アルブミン

Point! 覚えておこう

- 糖尿病の合併症である糖尿病腎症の診断・予後の指標として用いられる。
- 通常の蛋白尿よりも、糖尿病腎症（⇨50ページ）の早期発見に優れる。

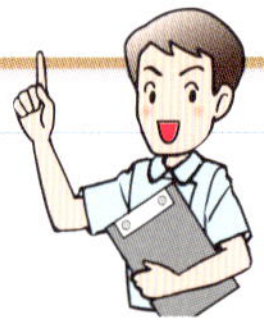

基準値	13.6mg/g・CRE 以下

尿中微量アルブミン（⇨49-50ページ）は尿蛋白と同様に、糖尿病腎症の診断を行うものです。

先に述べた尿蛋白は陽性である場合、糖尿病腎症が進行している（**顕性腎症**あるいは**腎症3期**以上）ことを意味しますが、尿蛋白が陰性であってもすでに糖尿病腎症が出現していることがあります。この早い時期の腎症を、**早期腎症**あるいは**腎症2期**と呼びます。

尿中微量アルブミンの測定は、この早期腎症を診断するために行う尿検査です。試験紙を用いて測定する方法もありますが、あまり正確とはいえないので、一般には免疫《めんえき》比《ひ》濁《だく》法という方法で定量的に測定されます。保険では、3か月に1度の測定が認められており、「糖尿病腎症疑い」の保険病名をつける必要があります。

▶随時尿や24時間蓄尿で検査する

検体としては随時尿や24時間蓄尿が用いられます。ただ、尿蛋《たん》白《ぱく》の項でも述べましたが、蛋白質の尿中排泄《はいせつ》は生活環境や運動によっても大きく変化します。このため、随時尿では尿中微量アルブミンの日内変動が激しいため、クレアチニンの測定も行って数値を補正することで尿中アルブミン指数（単位mg/g・クレアチニン）として算出します。診断基準は、尿中微量アルブミンが30～299mg/g・クレアチニンで、これが3回中2回以上であるならば糖尿病腎症と診断されます。

尿検査では、このほかにも糖分解酵素のNAG（N-アセチルβ-D-グルコサミニダーゼ）や、低分子蛋白であるミクログロブリンなどを測定する方法があり、いずれも糖尿病による腎障害の診断に用いられています。

［クレアチニン］
筋肉組織に存在しているクレアチンの代謝産物。クレアチンは筋肉が収縮するときなどにおけるエネルギーの貯蔵の役割を担っており、代謝されるとクレアチニンとなって、尿中に排泄されます。

［尿中アルブミン排泄量］
urinary albumin excretion : UAE
このように呼ばれることもあります。

3章

糖尿病の合併症

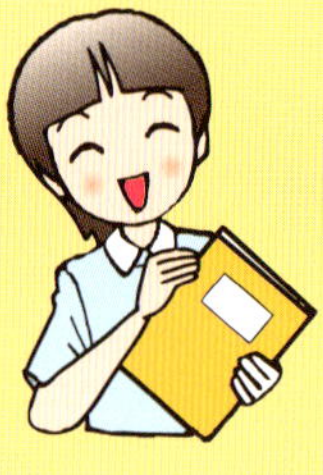

〈急性合併症〉糖尿病ケトアシドーシス

［DKA］
diabetic ketoacidosis
糖尿病ケトアシドーシスのことで、重篤な代謝失調状態。

糖尿病ケトアシドーシス（DKA）は、インスリンが極度に欠乏し、さらにインスリン拮抗《きっこう》ホルモンが上昇することによっておこる重篤《じゅうとく》な代謝失調状態です。

糖の利用が低下すること、脂肪の分解が亢進《こうしん》することによって、肝臓でケトン体が産生されます。このケトン体が蓄積すると血液が酸性に傾き（代謝性アシドーシス）、重症の場合には昏睡《こんすい》となります。

糖尿病ケトアシドーシスの病態	1型、2型ともインスリン依存状態の患者におこりやすい

DKAは、自分自身のインスリン分泌がほとんどなくなっているような1型糖尿病患者や、2型糖尿病でもインスリン依存状態の患者におこりやすく、1型糖尿病ではその発症時のほか、インスリンの中断、感染症、身体的ストレス、他の疾患の併発（例えば心筋梗《しんきんこう》塞《そく》、脳梗塞など）などがきっかけとなります。自分自身のインスリン分泌がある程度保たれているはずの2型糖尿病患者でも、清涼飲料水の多飲によってDKAがおこることがあります。これを**ソフトドリンクケトーシス**、あるいは**ペットボトル症候群**などと呼びます。

インスリンの高度の欠乏があると、なぜ高血糖だけでなく、DKAが生じてくるのでしょうか？

インスリンが極度に欠乏していると、細胞はブドウ糖を取り込むことができません。実際は高血糖であるにもかかわらず、飢餓《きが》状態にあると誤解してしまうわけです。そこで、脂肪や筋を分解してエネルギーを得ようとします。脂肪は脂肪酸とグリセロールに分解されます。脂肪酸は骨格筋や脂肪組織に取り込まれて、ブドウ糖に代わるエネルギー源となります。

一方、残りの脂肪酸は肝臓に入っていき、脂肪酸からケトン体がどんどん産生され（ベータ酸化され）、ケトン体が血液中に増加していきます（ケトーシス）。ケトン体は酸性物質のため、これらが

〈インスリンの欠乏とDKAのしくみ〉

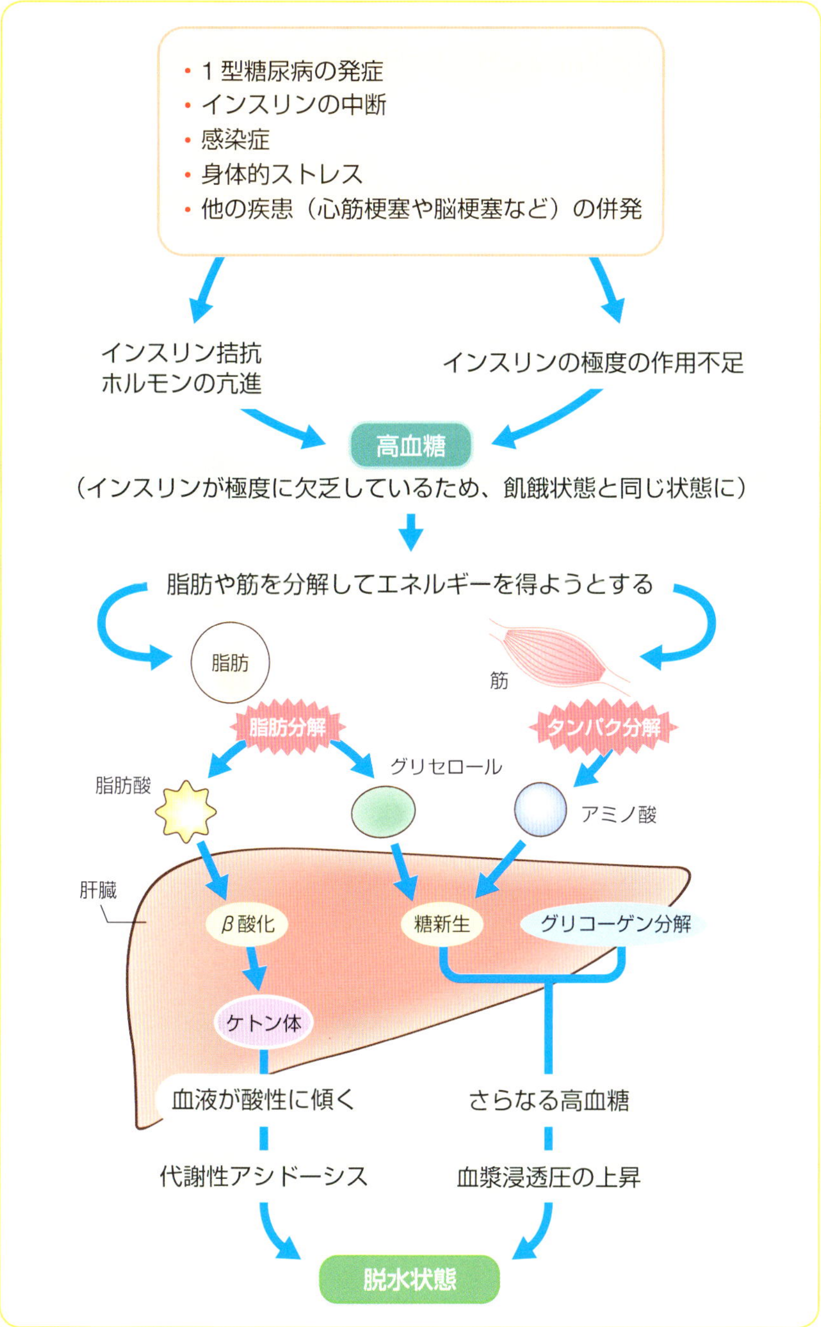

・1型糖尿病の発症
・インスリンの中断
・感染症
・身体的ストレス
・他の疾患（心筋梗塞や脳梗塞など）の併発
インスリン拮抗ホルモンの亢進
インスリンの極度の作用不足
高血糖
（インスリンが極度に欠乏しているため、飢餓状態と同じ状態に）
脂肪や筋を分解してエネルギーを得ようとする
脂肪
筋
脂肪分解
タンパク分解
脂肪酸
グリセロール
アミノ酸
肝臓
β酸化
糖新生
グリコーゲン分解
ケトン体
血液が酸性に傾く
さらなる高血糖
代謝性アシドーシス
血漿浸透圧の上昇
脱水状態

蓄積することで血液は酸性に傾き、代謝性アシドーシスとなるのです。

脂肪酸とともに産生されるグリセロールは、肝臓での糖新生に利用されます。さらに筋では、蛋白分解によってアミノ酸が産生されて、やはり肝臓での糖新生に利用されます。また、肝臓ではグリコーゲン分解による糖新生も行われます。これらによって血糖値はさらに上昇します。詳細は省きますが、インスリン拮抗ホルモン（グルカゴン、カテコラミン、成長ホルモンなど）の過剰もDKA発症に関係しています。

高血糖によって血《けっ》漿《しょう》浸透圧が上昇して細胞内脱水が生じるとともに、血漿浸透圧が高いと尿量が増えるので（浸透圧利尿）、水分と電解質がどんどん尿中に出ていってしまい、脱水状態となります。

症状と診断　重症の場合は昏睡となることもある

著しい口渇《こうかつ》、多飲、多尿、全身倦怠感《けんたいかん》が生じます。このほか、嘔《おう》気《き》・嘔吐《おうと》や腹痛などの消化器症状が現れることもあり、消化器疾患と間違われることもあるので注意が必要です。重症の場合には昏睡《こんすい》となることもあります。

身体所見では、クスマウルの大呼吸がみられます。代謝性アシドーシスを何とか呼吸で代償しようとする結果です。ケトン体の蓄積を反映してアセトン臭もみられます。上述のように脱水状態にあるので、皮膚や粘膜の乾燥、血圧低下、頻脈《ひんみゃく》も認められます。

［クスマウルの大呼吸］
糖尿病でみられる異常呼吸のことです。

［アセトン臭］
リンゴが腐ったような、甘酸っぱいにおいのことです。

検査所見としては、高血糖、pH の低下（HCO_3^-の低下）、尿中・血中ケトン体上昇などがみられます。血糖値は必ずしも病状を反映せず、後述する高血糖高浸透圧昏睡ほど血糖値は上昇しないことが多くなります。

治療　インスリンを補い、脱水の補正を行う

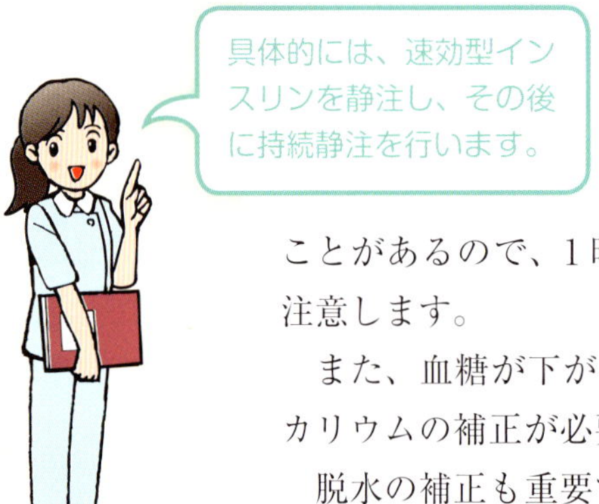
具体的には、速効型インスリンを静注し、その後に持続静注を行います。

インスリンが極度に低下していることが DKA の本態ですから、治療にはインスリンを補います。

血糖が急に下がりすぎると脳浮腫《のうふしゅ》をおこすことがあるので、1 時間に 100 mg/dℓ 以上血糖が下がらないように注意します。

また、血糖が下がっていく過程でカリウムが低下していくので、カリウムの補正が必要になります。

脱水の補正も重要です。通常は生理食塩水を使って補正しますが、Na 濃度が 155 mEq/ℓ 以上の場合には 1/2 生理食塩水（「半生食」とも呼びます）を用います。血糖が 250 ～ 300 mg/dℓ になったら、ブドウ糖を含む輸液に変更します。

［重炭酸ナトリウム溶液］
商品名：メイロン。

アシドーシスに対しては、アルカリ性の重炭酸ナトリウム溶液を用いて中和したくなるところですが、pH が 7 以下でなければ重炭酸ナトリウム溶液の投与は行いません。

糖尿病の合併症

〈急性合併症〉
高血糖高浸透圧昏睡

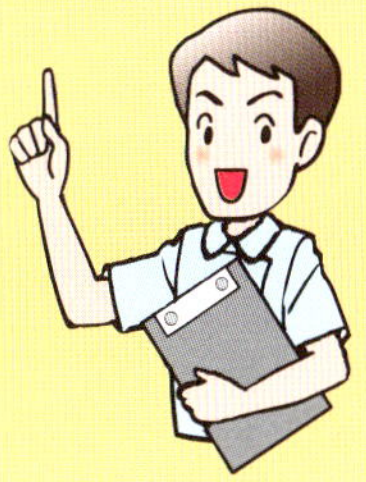

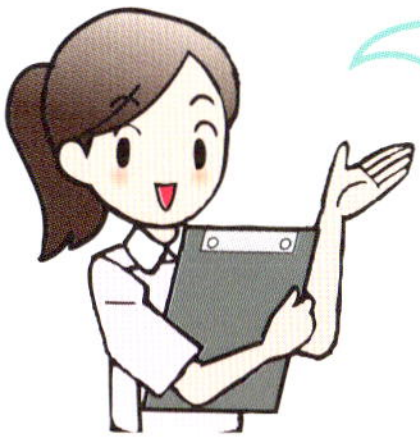
高血糖高浸透圧昏睡は、2型糖尿病患者、とくに高齢者に多くみられます。

高血糖高浸透圧昏睡は、脱水と高浸透圧が病態の中心となります。インスリン欠乏はDKAほどではなく、ケトン体は正常もしくは軽度上昇する程度です。以前は高浸透圧性非ケトン性昏睡と呼ばれていましたが、ケトン体が出現して「非ケトン性」ではない場合もあるため、現在は高血糖高浸透圧昏睡という呼び名に変わりました。

高血糖高浸透圧昏睡の病態

脂肪分解がおこることは少なく、ケトン体産生も少ない

2型糖尿病患者では、1型糖尿病患者とくらべると内因性インスリン分泌は保たれていることが多いので、DKAのときのような脂肪分解はあまりおこらず、ケトン体はあまり産生されません。

本症は感染症、高カロリー輸液、ステロイド投与、手術などがきっかけとなります。これらによって高血糖となり、さらに脱水が加わって血漿《けっしょう》浸透圧が上昇します。高齢者では口渇《こうかつ》感が低下しているために飲水不足となり、脱水に拍車をかけます。血漿浸透圧が高いと浸透圧利尿によって脱水が悪化し、脱水が悪化すればますます血糖が高くなるという悪循環に陥ります。

症状と診断

著しい高血糖、血漿浸透圧高値がみられる

DKAと同様に口渇、多飲、多尿、全身倦怠《けんたい》感が生じます。血漿浸透圧が高くなるために細胞内脱水がおこりますが、中枢神経系の細胞内脱水によって痙攣《けいれん》や意識障害、昏睡をきたします。

検査所見では著しい高血糖（DKAよりも高いことが多い）、血漿浸透圧高値を認めます。上述のように、尿ケトンはみられないか、あっても軽度にとどまります。

治療	DKAと同様だが、脱水の補正がさらに重要となる

インスリン補充と脱水の補正が治療の基本となるのはDKAと同様です。ただし、本症の場合には高度の脱水をきたしていることが多いため、脱水の補正がより重要となります。

循環血漿《けっしょう》量が不足している状態では、生理食塩水を大量に必要とすることもあります。循環動態が改善しても高ナトリウム血症が続くような場合には、1/2生理食塩水に変更します。

〈糖尿病ケトアシドーシスと高血糖高浸透圧昏睡の特徴〉

	糖尿病ケトアシドーシス（DKA） <インスリンの欠乏>	高血糖高浸透圧昏睡 <高度の脱水>
発症の傾向	＊自分自身でインスリン分泌がほどんどない1型糖尿病患者 ＊インスリン依存状態の2型糖尿病患者	＊2型糖尿病患者、とくに高齢者に多い
発症のきっかけ	＊1型糖尿病の発症時 ＊インスリンの中断 ＊感染症　＊身体的ストレス ＊心筋梗塞《こうそく》や脳梗塞などの他疾患の併発 ＊2型糖尿病患者でも、清涼飲料水の多飲でおこることもある	＊感染症 ＊高カロリー輸液 ＊ステロイド投与 ＊手術
症状	＊著しい口渇《こうかつ》、多飲、多尿、全身倦怠感《けんたいかん》、嘔気《おうき》・嘔吐、腹痛 ＊重症の場合は昏睡《こんすい》 ＊クスマウルの大呼吸 ＊アセトン臭 ＊皮膚や粘膜の乾燥 ＊血圧低下 ＊頻脈	＊口渇、多飲、多尿、全身倦怠感 ＊細胞内脱水による痙攣《けいれん》や意識障害、昏睡
検査所見	＊高血糖（250～1,000mg/dℓ） ＊ HCO_3^- の低下（10mEq/R以下） ＊尿中・血中のケトン体上昇	＊高血糖（600～1,500mg/dℓ） ＊血漿浸透圧高値 ＊尿中ケトン体はみられない、あっても軽度
治療	＊インスリンの補充 ＊脱水の補正	＊インスリンの補充 ＊脱水の補正。ただし、DKAより高度の脱水をきたしていることが多いので、より重要

〈急性合併症〉薬剤性低血糖

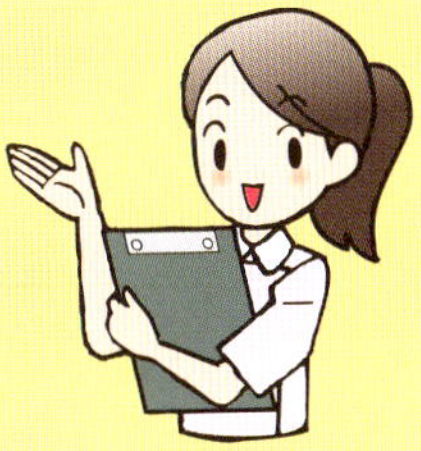

症状と診断

ぼんやりする、空腹感、交感神経刺激症状などが現れる

低血糖の症状は、インスリンや経口血糖降下薬を使用している際に現れることがあります。低血糖の初期症状は、ボーっとする感じや、空腹感が強くなる感じです。夜寝ている間に低血糖がおこった場合には、悪夢として症状が現れることもあります。これが進むと冷や汗、動悸《どうき》、震え、イライラ、落ち着かないといった症状がおこってきます（交感神経刺激症状と呼ばれる）。

▶低血糖を放置すると昏睡状態になることもある

脳にとってはブドウ糖が唯一のエネルギー源ですから、低血糖になると「血糖を上げなさい！」という命令を出して交感神経系を刺激するわけです。この状態を放置すると昏睡《こんすい》状態となり（低血糖性昏睡）、さらには死に至るケースもあります。低血糖昏睡の既往《きおう》がある場合、家族にグルカゴン注射を指導しておいたほうがよいでしょう。

低血糖性昏睡を2、3回繰り返していると、**無自覚低血糖**をおこすようになります。通常であれば、昏睡になる前には上述のような交感神経刺激症状がおこりますが、無自覚低血糖ではこれらの症状が出ないまま、突然昏睡状態に陥ってしまうので大変危険です。

昏睡状態にならないために、さらには無自覚低血糖をおこさないようにするために、低血糖症状が出たらすぐに対処する必要があります。症状がはっきりしている場合には、血糖測定などせずに、ただちに糖分をとるよう指導します。ペットシュガーやガムシロップでもよいですし、ゼリー状で水なしでも飲めて携帯しやすくパックされているブドウ糖も売られています。α《アルファ》グルコシダーゼ阻害薬を内服している患者では、砂糖ではなくブドウ糖を服用します。詳しくは内服薬のところで説明します（➡135ページ）。

［グルカゴン注射］
グルカゴン注射は、肝臓からの糖新生を促します。20分以内に意識を回復させますが、注射すると同時に救急車を必ず呼ぶように家族に指導します。

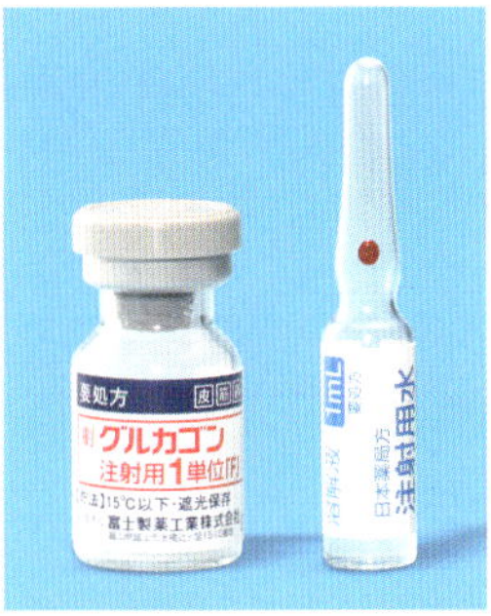

グルカゴン注射
（アンプル／バイアル）

［グルコレスキュー／アークレー（商品名）］
携帯に便利な、ゼリー状の水無しでも飲めるブドウ糖。

写真提供：富士製薬工業株式会社

〈慢性合併症〉
糖尿病神経障害

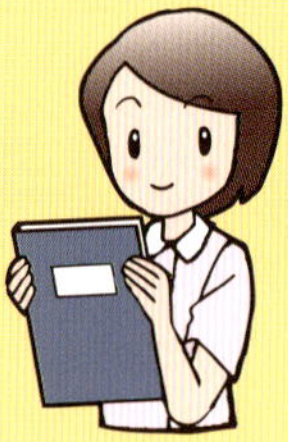

最も早期に現れる

神経障害は、糖尿病の３大合併症のうち最も早期に現れると考えられている

糖尿病の３大合併症は、神経障害、網膜症《もうまくしょう》、腎症《じんしょう》の３つですが、この中で最も早期に現れるのが**神経障害**と考えられています。

神経系は脳と脊髄《せきずい》からなる**中枢神経系**と、そこから枝分かれして内臓や四肢《しし》の先端まで分布する**末梢《まっしょう》神経系**から成り立っています。糖尿病で問題となるのは、この末梢神経の障害なので、**糖尿病末梢神経障害**という呼び方もよく用いられます。

［糖尿病の３大合併症］
患者には、糖尿病の３大合併症を
「し：神経」「め：網膜」「じ：腎」の「しめじ」
で覚えてもらうとよいでしょう。

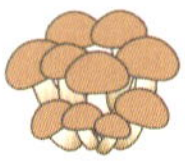

糖尿病神経障害の症状

知覚神経障害から始まり、放置すると何も感じなくなることも

よくある糖尿病神経障害の症状は、つま先のしびれやピリピリ感（陽性症状と呼ぶ）から始まり、だんだんと足全体や手に広がっていきます。これが知覚神経障害です。

糖尿病神経障害の特徴は、①左右対称、②運動よりも感覚の障害がおこりやすい、③上肢よりも下肢から症状が始まることです。

〈神経障害の症状〉

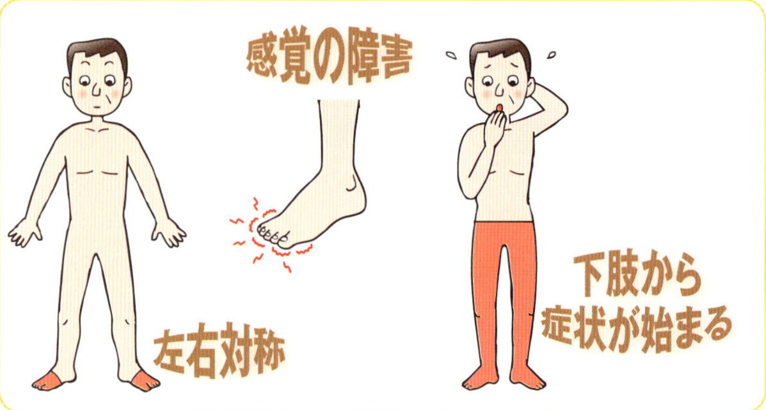

神経障害が現れてからも糖尿病の治療を長い間行わないでいると、それまでとは違って、しびれや疼痛《とうつう》がなくなることがあります。これは神経障害がよくなったわけではありません。長期間にわたり高血糖が続くと、神経細胞が障害を受け、温痛覚や触覚、振動覚といった感覚が鈍くなります（**知覚障害**）。患者の中には、画鋲《がびょう》が足の裏に刺さっても何も感じない、こたつに足を入れてやけどをしても気づかない、という方もいます。血糖コントロールの悪い糖尿病患者では、いったん足の傷や、やけどを生じると治りにくいのですが、それを放置していると、やがて傷口から細菌感染をおこし、足壊疽《えそ》にいたる原因となります。

痛みやしびれなどを感じることを「陽性症状」といい、感覚鈍麻など、感覚が低下することを「陰性症状」といいます。

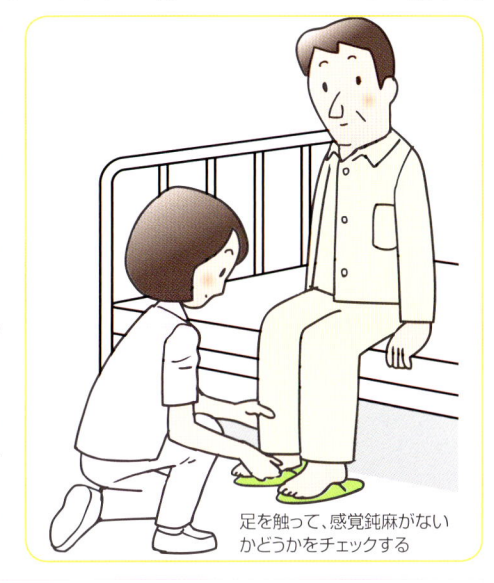

足を触って、感覚鈍麻がないかどうかをチェックする

神経障害の進んだ患者で、今まで感じていたしびれや痛みが消えたときは、知覚障害がないかどうかをチェックすることが重要です。

知覚障害の評価には、モノフィラメントが有用です。（⇨44、45 ページ）

自律神経障害

心臓、消化管、血管、泌尿生殖系の自律神経も障害を受ける

一方、糖尿病では**自律神経も障害**を受けます。

交感神経系が活性化されると、心拍数の増加や血圧の上昇などがおきます。それに対して、副交感神経系は安静時に活性化されます。消化機能、排尿および生殖機能は、主に副交感神経系のコントロールを受けています。したがって、糖尿病による自律神経障害の症状には多くのものが含まれることになります。

心臓の自律神経障害が進むと心室性不整脈を引きおこし、突然死の原因になることが知られています。**消化管の自律神経障害**は胃や腸の蠕動《ぜんどう》運動を妨げ、便秘、下痢《げり》などの原因となります。進行した患者では、胃内容物が蠕動運動の障害によって数時間も胃の中に留

［自律神経］
自律神経とは、私たちが意識しないうちに循環、呼吸、消化吸収、発汗・体温調節などを絶妙にコントロールしてくれている神経のことです。
自律神経はアクセル役の交感神経系と、ブレーキ役の副交感神経系からなります。

まる、胃不全麻痺《まひ》（ガストロパレーシス：gastroparesis）という状態に陥ることがあります。

血管の自律神経障害が進むと立ちくらみ（起立性低血圧）が生じます。それ以外にも、**泌尿生殖系の自律神経障害**によって神経因性膀胱《ぼうこう》や勃起《ぼっき》障害（ED: erectile dysfunction）なども生じます。

交感神経系は、経口血糖降下薬やインスリンなどによる低血糖発作のときに、血糖を上昇させるのに重要な役割を果たしていますが、糖尿病で交感神経が障害されると、低血糖のときに冷や汗、動悸《どうき》などの症状が出現しにくくなります。

糖尿病の神経障害には、頻度《ひんど》は比較的少ないのですが、単神経障害と呼ばれるものもあります。単一神経へ栄養を供給している動脈が一時的に詰まることによって生じると考えられており、多くの場合、2、3か月以内に症状が改善するのが特徴です。

単神経障害
- 動眼神経麻痺
- 顔面神経麻痺
- 外転神経麻痺

糖尿病末梢神経障害の検査と診断

アキレス腱反射と振動覚の検査が有用

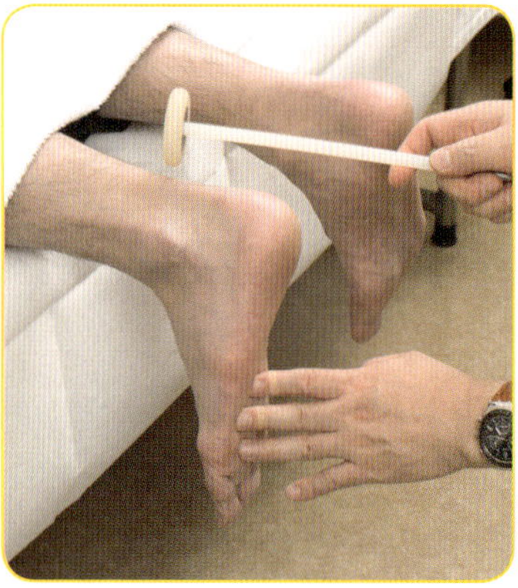

アキレス腱反射

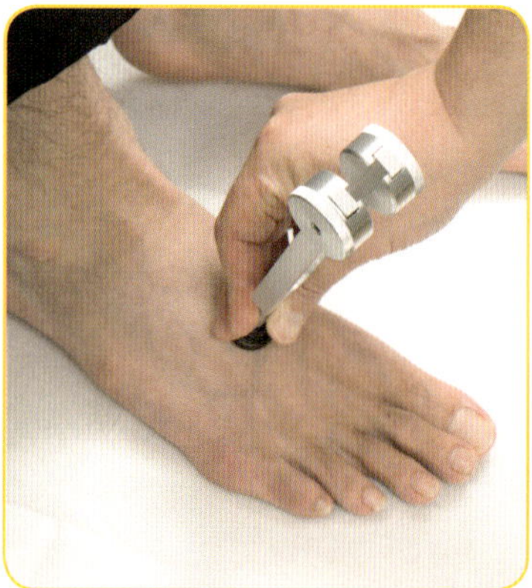

振動覚の検査

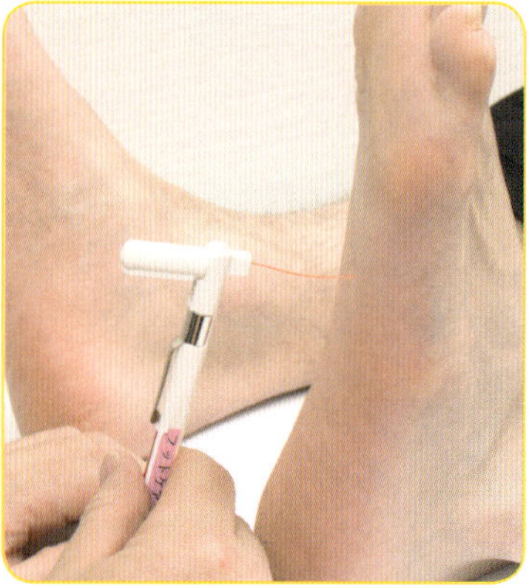

モノフィラメント

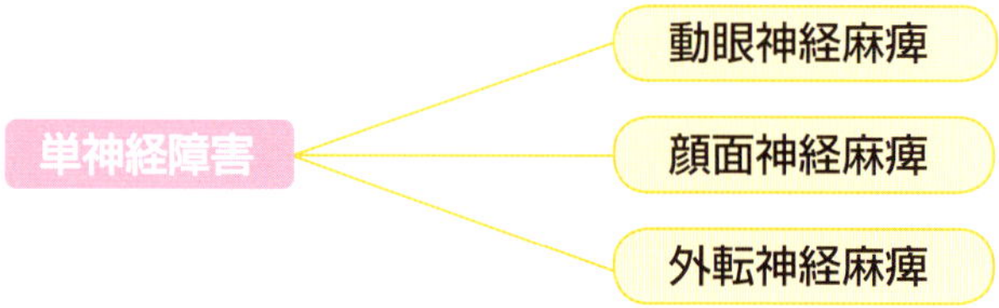

[CV_{R-R}]
coefficient of variation of R-R
心電図のR-R間隔の変動をみるものです。不整脈がある場合には評価できませんが、正常洞調律の場合には、年齢によって以下の範囲となります。変動が少ないと低い値になります。

〈健常者のCV_{R-R}（%）〉

10歳代	6.09 ± 2.35
20歳代	5.95 ± 1.89
30歳代	5.02 ± 1.89
40歳代	3.23 ± 1.04
50歳代	3.32 ± 0.99
60歳代	2.48 ± 1.21

（糖尿病診療事典第2版、医学書院、2004より）

糖尿病末梢神経障害の診断には、診察による両側のアキレス腱《けん》反射と振動覚の検査が有用で、診断の確定のために、神経伝導速度を測定することもあります。

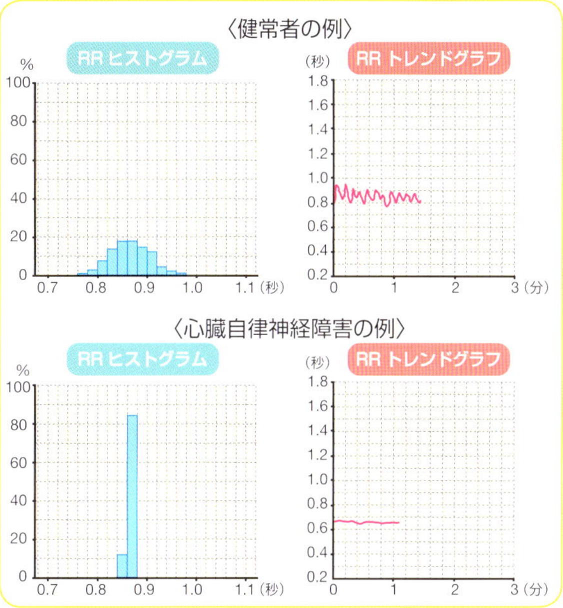

足底の知覚障害の評価には、モノフィラメントを用います。心臓自律神経障害の検査としては、心拍変動係数（CV_{R-R}）がよく用いられます。

糖尿病末梢神経障害の治療

血糖コントロールと薬物治療が中心

糖尿病末梢《まっしょう》神経障害の早期には、血糖コントロールの改善で症状が軽快することがあります。また、血糖コントロールが比較的よい場合には、エパルレスタット（商品名：キネダック）が効きやすいことが報告されています。痛みを伴う神経障害には、メキシレチン（商品名：メキシチール）がよく効く場合があります。しかし、長期間高血糖が続いていたり、治療を中断していたような場合は、薬物療法の効果が期待しにくいことが多いようです。

アルコールを多量に摂取していると、血糖コントロールが悪くなるだけでなく、アルコール性神経障害の原因にもなるため、禁酒を勧めることも重要です。

[治療後神経障害]
post treatment neuropathy ともいいます。

また、長期間、血糖が高い人の血糖を急激に低下させると、「治療後神経障害」という疼痛《とうつう》が出現することが知られています。そのため、神経障害のある方は、ゆっくりと血糖を下げていく必要があります。

〈慢性合併症〉 糖尿病網膜症、糖尿病黄斑症

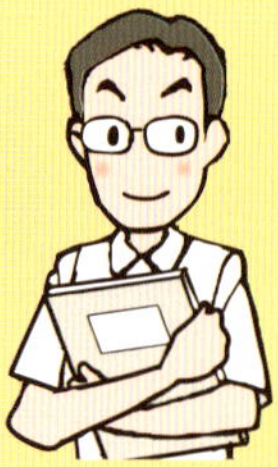

糖尿病網膜症　ある日突然視力を失い、視力障害が残ることも

3大合併症の中で、神経障害の次に出てくる合併症です。わが国における失明原因の2位（1位は緑内障）ですが、神経障害のように自覚症状が出ることは稀《まれ》です。

ある日突然に眼底出血を生じ、「目の前が突然真っ黒になった」「ものがよく見えない」などの症状が現れ、その後も視力障害が残ってしまうことがあるので、患者には症状がなくても定期的に眼科を受診するよう指示することが重要です。

網膜症《もうまくしょう》は網膜に栄養を送る血管の異常でおこります。糖尿病を発症して数年間治療を行わないでおくと、網膜内の細い血管にコブができたり（毛細血管瘤《りゅう》）、コブが破れて小さな出血をおこしたり（点状出血）、血液中の蛋白《たんぱく》質や脂質が血管外に漏《も》れ出してシミ（硬性《こうせい》白斑《はくはん》）を生じたりします。この段階を**単純網膜症**と呼びますが、ほとんど自覚症状はありません。この段階では血糖や血圧、脂質のコントロールにより網膜症が回復し、進行を遅らせることが期待できます。

単純網膜症の進行過程　単純網膜症は、増殖前網膜症から増殖網膜症へ進行していく

単純網膜症が進行すると血管が細くなり、血液が流れにくくなります。酸素が欠乏した部位はシミ（軟性白斑）となります。静脈の一部が異常に腫《は》れ、血管の形がいびつになることもあります。この時期を**増殖前網膜症**と呼びますが、多くの場合、自覚症状はありません。血糖コントロールに加え、網膜にレーザー光を照射する光凝固術を行うこともあります。

さらに網膜症が進行すると、硝子体《しょうしたい》出血や網膜剥離《もうまくはくり》がおこりや

い**増殖網膜症**という段階になります。網膜血管が広範囲で詰まると、網膜に酸素を供給する**新生血管**が作られます。新生血管は非常にもろくて出血しやすい血管で、網膜から硝子体内部に向かって伸びていきます。わずかな衝撃が加わると新生血管が破綻《はたん》し**硝子体出血**をおこします。この状況でも自覚症状がないこともあります。網膜のほぼ中央にある黄斑部《おうはんぶ》に出血がない限り、視力は保たれるのです。

硝子体出血を繰り返すと、網膜と硝子体の間に**増殖膜**ができて、網膜を引っ張り、**牽引性網膜剥離**《けんいんせいもうまくはくり》をおこすことがあります。目の前を蚊《か》が飛んでいる（飛蚊《ひぶん》症）、視野が一部欠ける、視力が低下するといった症状が現れます。この状況になると硝子体手術が必要となりますが、手術を行っても視力が戻らないこともあります。

〈網膜症の眼底写真〉

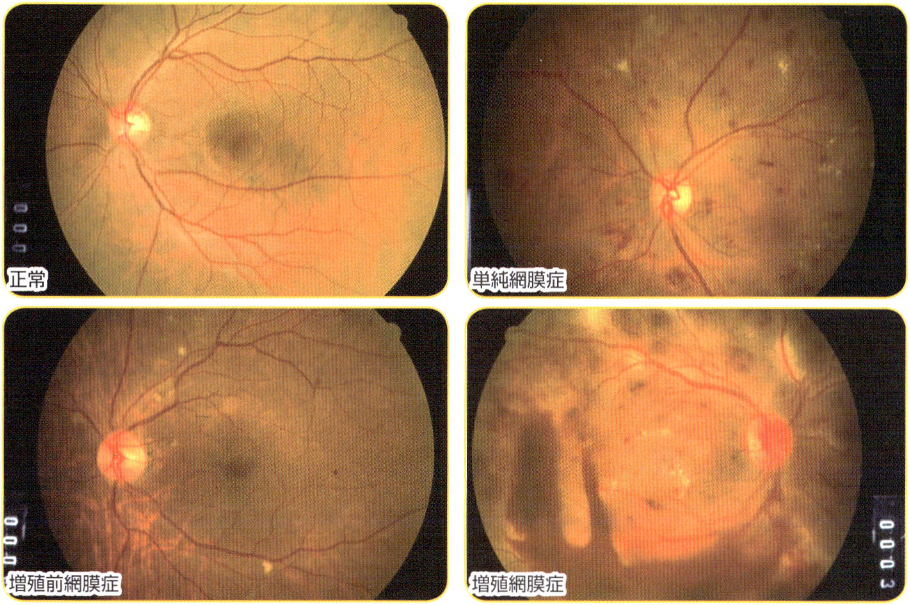

糖尿病黄斑症

初期段階でも視力が低下することがある

糖尿病患者における視力障害の原因として、ほかには**糖尿病黄斑**《おうはん》**症**があります。黄斑部はものを見るときに重要な役割を果たしています。単純網膜症などの網膜症の早い段階でも、黄斑部に浮腫《ふしゅ》が生じると視力低下をきたすことがあります。

〈慢性合併症〉
糖尿病腎症

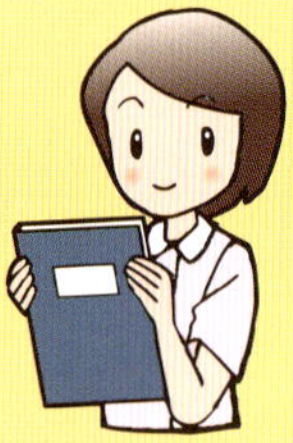

腎臓の解剖と生理　腎臓には約 100 万個のネフロンが存在する

腎臓《じんぞう》の解剖と生理について、少しおさらいしてみましょう。

腎臓は腰のやや上に位置して、左右に 1 個ずつある握りこぶし大の臓器です。腎臓の機能は腎皮質に存在する糸球体《しきゅうたい》と腎髄質《じんずいしつ》におよぶ腎尿細管から構成される、ネフロンという一連の単位によって営まれています。正常な腎臓では、1 つの腎臓に約 100 万個のネフロンが存在します。糸球体では、血液の濾過《ろか》と同時に老廃物の排出がなされ、原尿が作られます。腎尿細管を原尿が通過する際に、水だけでなく、電解質やそのほか必要な物質が再吸収されるしくみです。

〈腎臓の構造〉

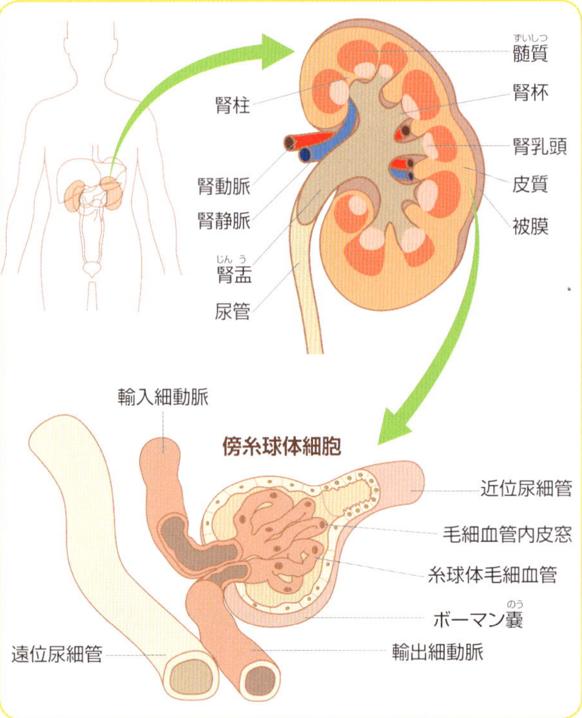
髄質《ずいしつ》
腎柱
腎杯
腎乳頭
腎動脈
皮質
腎静脈
被膜
腎盂《じんう》
尿管
輸入細動脈
傍糸球体細胞
近位尿細管
毛細血管内皮窓
糸球体毛細血管
ボーマン嚢《のう》
遠位尿細管
輸出細動脈

◆◆ 腎臓の機能 ◆◆

①老廃物や毒素の排泄《はいせつ》を行い、体に必要な蛋白《たんぱく》質は体内に残します。
②水分やミネラル（ナトリウム、カリウム、カルシウム、リンなど）の調節を行います。
③ビタミン D を活性化し、活性化されたビタミン D は腸からカルシウムを吸収します。
④レニン、アンジオテンシンといったホルモンを作り、血圧を調節しています。
⑤エリスロポエチン（造血刺激ホルモン）を作り、赤血球の産生を促します。

腎臓が悪くなると、浮腫《ふしゅ》や電解質異常（高カリウム血症、低カルシウム血症、高リン血症など）を生じ、高血圧や腎性貧血，骨粗《こつそ》鬆症《しょうしょう》を認めるようになります。

高血糖による腎機能の低下

尿毒症や腎不全、透析が必要になることも

腎糸球体の血管は、高血糖にさらされるとさまざまな機序で障害され、メサンギウム基質の増加、基底膜などの糸球体構造の破壊、糸球体高血圧などにより、多くはもとに戻れないような形（不可逆的に）で、機能の低下を引きおこします。

腎機能が低下すると、尿中に排泄《はいせつ》される尿毒素が体内にたまり、尿毒症や腎不全になります。腎臓の働きがさらに悪くなると、ダイアライザーを用いて、腎臓の代わりを行う透析《とうせき》療法が必要になります。現在、新たに透析療法を行う原因の第1位が糖尿病腎症で、1998年に慢性糸球体腎炎を抜き、その後も増加傾向です。2008年の統計では透析導入になった患者全体の43.2％を糖尿病腎症が占めています。

［ダイアライザー］
透析装置のこと。

〈透析導入患者の主要原疾患〉

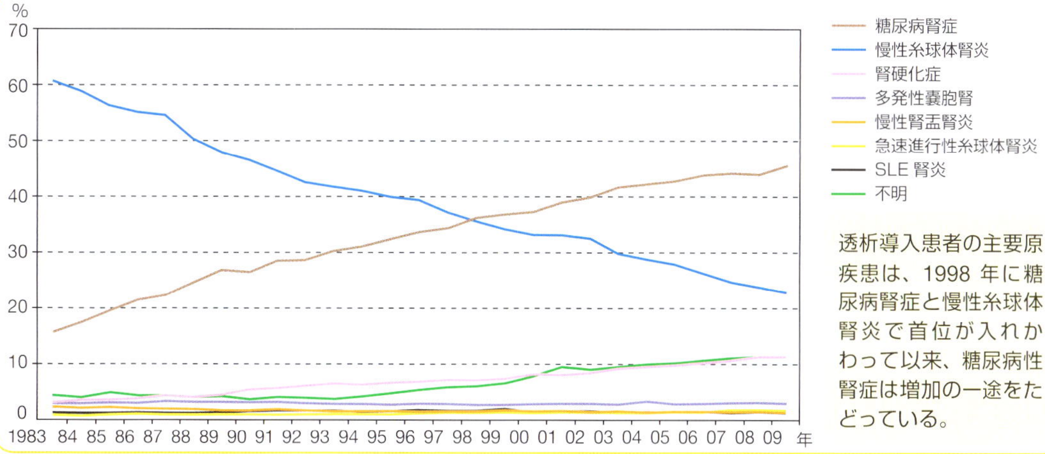

透析導入患者の主要原疾患は、1998 年に糖尿病腎症と慢性糸球体腎炎で首位が入れかわって以来、糖尿病性腎症は増加の一途をたどっている。

参考文献：「図説　わが国の慢性透析療法の現況 2009 年 12 月 31 日現在」（日本透析医学会）

糖尿病腎症の早期発見

早期発見には、尿中の微量アルブミンの測定が重要

腎臓が悪くなると、蛋白尿が出現します。**糖尿病腎症**の早期発見

には、尿中の微量アルブミンの測定が重要になります。アルブミンとは、分子量が小さな蛋白《たんぱく》で、早期には分子量の小さなアルブミンが基底膜の網目を通り抜け、尿中に出てきます。腎障害が進むと、さらに蛋白尿が増え、顕性蛋白尿となります。尿中アルブミン排泄《はいせつ》量（正常：30 mg/ 日未満）が30 mg ～ 299 mg/ 日を微量アルブミン尿と呼び、300 mg/ 日以上を顕性蛋白尿と呼びます。

簡便な方法として、随時尿でアルブミンとクレアチニン（Cr）を定量して求めたアルブミン（mg）/ クレアチニン（g）比が尿中アルブミン指数として用いられています（⇨ 34 ページ）。

> 正常尿＜ 30 mg/g・クレアチニン
> 微量アルブミン尿 30 mg ～ 299 mg/g・クレアチニン
> 蛋白尿≧ 300 mg/ 日

糖尿病腎症の病期と治療法

第 1 期～第 5 期に分類され、それぞれの治療方針がある

［GFR：糸球体濾過量］
glomerular filtration rate
体内で発生した老廃物を、尿中に排泄する能力を示す指標。
基準値：100 ～ 120 mℓ/ 分

［CKD］
chronic kidney disease

［eGFR］
estimating GFR
推算 GFR ともいいます。

糖尿病性腎症は、尿蛋白と糸球体《しきゅうたい》濾《ろ》過《か》量（GFR）を指標として、第 1 期～第 5 期に病気分類され、治療方針が決められています。

GFR が低下するほど腎機能は悪くなります。尿蛋白が増加し、GFR が低下するほど腎機能は悪くなります。慢性腎臓病（CKD）の概念の普及に伴い、性別、年齢、血清 Cr 値を推算式にあてはめ、簡便に推定した eGFR を腎機能の評価に使うことが増えてきました。

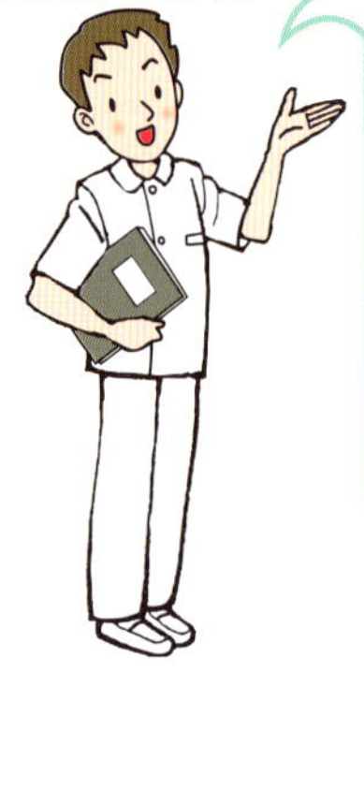

まとめ

①糖尿病腎症は現在、新規透析患者の原因第 1 位を占める。
②糖尿病腎症の早期発見には、尿中微量アルブミン尿の測定が重要になる。
③糖尿病腎症は尿蛋白と糸球体濾過量（GFR）を指標にして、第 1 ～ 5 期に病期分類されている。病期により治療方針が決まっており、良好な血糖コントロール、血圧コントロール、食事・運動療法で、腎症の進行をある程度抑制できる。

〈糖尿病腎症の臨床経過〉

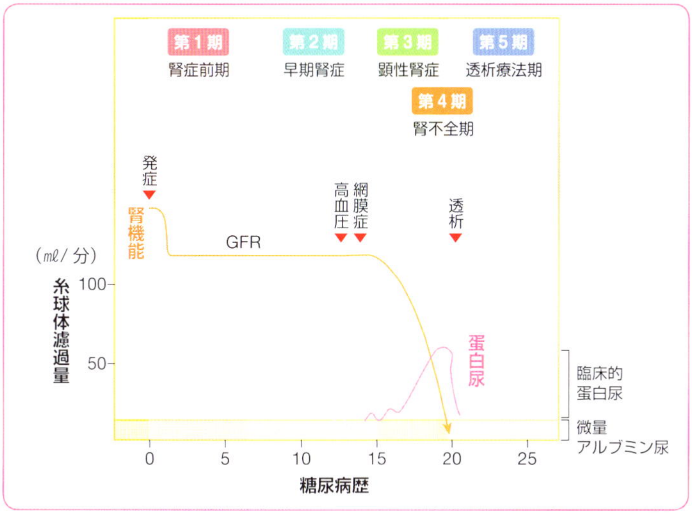

第1期 腎症の発症前であり、HbA1cが6.5％未満を目標にした、良好な血糖コントロールが大切。

第2期 微量アルブミン尿の出現時期であり、早期腎症期と呼ばれる。
高血圧を生じてくる時期でもあるため、良好な血糖コントロールに加え、良好な降圧治療も必要。
降圧目標は130/80mmHg未満。降圧治療の第一選択薬としては、アンジオテンシン変換酵素（ACE阻害薬）やアンジオテンシンⅡ受容体拮抗《きっこう》薬（ARB）が挙げられる。これらレニン・アンジオテンシン系抑制薬は、糸球体高血圧の降下により、尿蛋白を減少させる効果がある。

第3期 持続的な蛋白尿の出現時期で、顕性腎症期と呼ばれる。
尿蛋白排泄量が1g/日以上、GFRが60mℓ/min未満を認めると、第3期B（顕性腎症後期）となる。尿蛋白1g/日以上では、さらに厳格な血圧コントロールが必要で、降圧目標は125/75mmHg未満になる。
蛋白制限食を第3期Aから開始することにより、蛋白尿の減少、腎症の進行を抑えることができるとの報告があり、食事内容が変わることもある。腎臓に負担になるような過激な運動は控える。

第4期 GFRが30mℓ/min未満になると、腎不全期と呼ばれる。
血清Cr値が上昇する。透析準備のためにシャント手術が必要となることもある。この時期になると、カリウムの排泄が低下して高カリウム血症が生じやすくなり、カリウム制限食などが必要となることがある。

第5期 透析治療が必要な時期で、透析療法期と呼ばれる。
透析には病院でダイアライザーを用いて行う血液透析と、自宅で行える腹膜透析の2通りがある。大半が血液透析で、週に2～3回、1回につき4～5時間かけて透析治療を行う。

〈慢性合併症〉
大血管障害（動脈硬化）

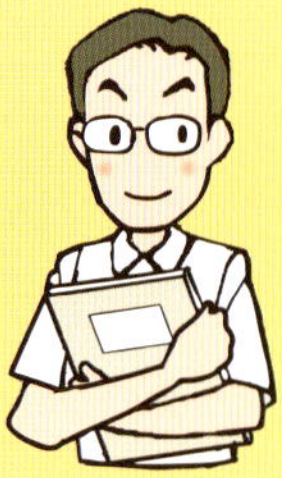

動脈硬化とは　動脈の壁が硬くなり、最終的には詰まってしまう

患者から、「動脈硬化ってどうなるんですか？」とよく聞かれます。知っていそうで、意外と知らない人もいる「動脈硬化」。「心筋《しんきん》梗塞《こうそく》や脳梗塞を引きおこす原因ですよ」と答えると、ほぼ全員の患者が「それなら知っています」となります。そのくらい心筋梗塞や脳梗塞の知名度は高いのですが、一方「閉塞性《へいそくせい》動脈硬化症は？」と聞くと、みなさん「？？？」となってしまうようです。

動脈硬化がおきるまでの流れ

「動脈硬化」とは読んで字のごとく「動脈が硬くなる」ことです。動脈の壁はもともと柔軟性があり、血液の拍動的な流れ（心臓からくる血液には波がありますよね？）に応じて弾力をもって対応できるようになっています。この動脈壁に余分なコレステロールがたまると、そのコレステロールを処理するために単球という細胞が動脈壁に入り込んで**マクロファージ（貪食《どんしょく》細胞）**となり、そのコレステロールを細胞内に取り込みます。そのうち、おなかいっぱいになったマクロファージは、コレステロールだらけの**泡沫《ほうまつ》細胞**に変わり、さらに変性してそこに居すわってしまいます。これが蓄積されると**プラーク**になり、さらに増えると血管の壁が厚くなったり、とくに集中したところは動脈の内側に飛び出す形になります。

これらによって動脈の壁は硬くなっていきますが、さらに進行すると、動脈の内腔《ないくう》がだんだん狭くなっていき、最終的には詰まってしまうことになります。

心臓を取り巻く冠動脈の内腔が狭くなっていけば狭心症・心筋梗塞、脳の動脈の内腔が狭くなっていけば脳梗塞を引きおこします。

詰まるまでいかなくても、プラークで厚くなった血管内壁の一部に潰瘍《かいよう》ができ、そこに血小板が固まって血栓《けっせん》を作り、それがはがれて血液の流れに乗ってその先の細い血管に引っかかって血管を詰まらせてしまい、これらが直接心筋梗塞や脳梗塞を引きおこすことも

〈プラークができるまで〉

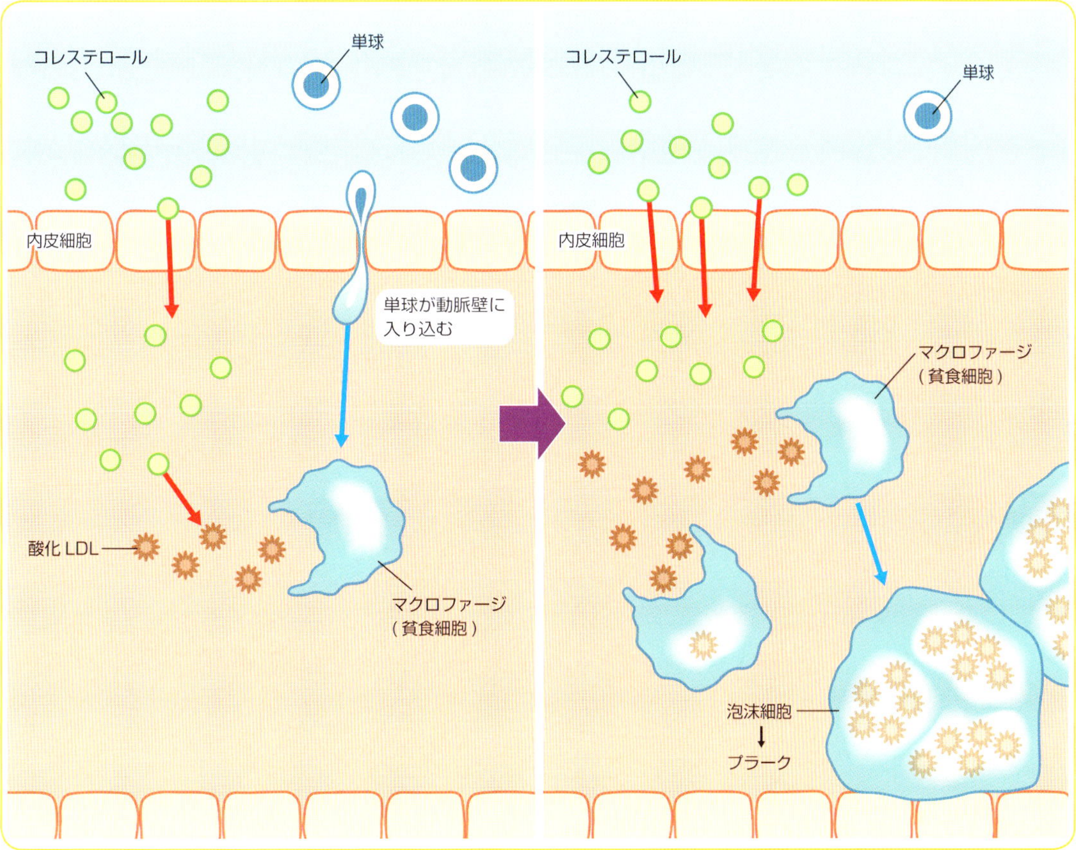

コレステロール
単球
内皮細胞
単球が動脈壁に入り込む
酸化 LDL
マクロファージ（貪食細胞）
コレステロール
単球
内皮細胞
マクロファージ（貪食細胞）
泡沫細胞
↓
プラーク

あります。

▶高血圧が促進され、さらに重大な事態を引きおこすこともある

また、血管の壁は硬くなりますので、圧力に対して柔軟に対応できず、血圧を上げる元になります。動脈硬化は高血圧でも促進されますが、動脈硬化がまた高血圧を促進するという悪循環になります。

そして、硬くなった血管壁が圧力に耐えられずに裂けてしまうことがあります。これはとくに圧力の高い大動脈でおこり、「大動脈解離」「解離性大動脈瘤《りゅう》破裂」という大動脈が裂けることによって、運が悪いと一発即死、そうでなくても大動脈から枝分かれしている冠動脈や腎動脈、腸間膜《ちょうかんまく》動脈などに血液がいかなくなって、心筋梗塞や腸が壊死《えし》をおこす虚血性大腸炎など、恐ろしい事態を引きおこすこともあります。

糖尿病と動脈硬化の関係

糖尿病患者には、非糖尿病患者よりも動脈硬化がおこりやすい

［糖尿病患者と動脈硬化のリスク］
JDCS（⇨21ページ）や久山町研究などによると、糖尿病患者の虚血性心疾患の危険性は非糖尿病患者の約3倍、糖尿病患者の脳梗塞リスクも非糖尿病者の約3倍とされています。

糖尿病で動脈硬化がおこりやすいことは、さまざまな調査で明らかになっています。調査にもよりますが、非糖尿病患者の約2倍から4倍程度との報告があります。

また、虚血性《きょけつせい》心疾患は通常男性のほうが危険性が高いのですが、糖尿病を合併すると男女差は縮まるといわれています。また、後で解説する閉塞性《へいそくせい》動脈硬化症は非糖尿病患者の4倍ともいわれ、足の切断の大きな要因となっています。

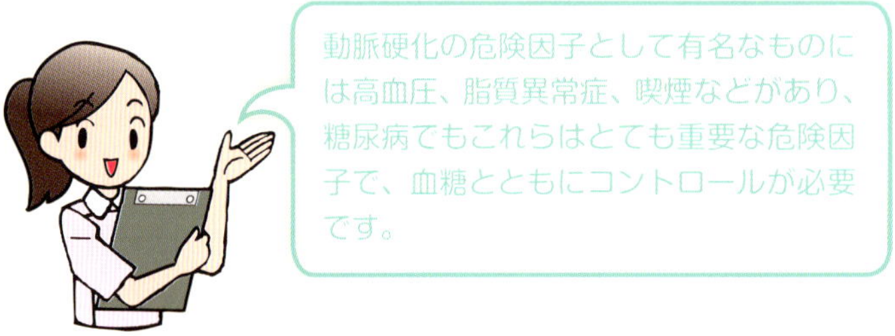
動脈硬化の危険因子として有名なものには高血圧、脂質異常症、喫煙などがあり、糖尿病でもこれらはとても重要な危険因子で、血糖とともにコントロールが必要です。

また、DECODEスタディーや舟形町研究によると、空腹時血糖ではなく75gOGTTの負荷後血糖値が動脈硬化の危険因子として有意であり、食後血糖の是正がとくに重要と考えられています。

動脈硬化症の発症

動脈硬化症は、「糖尿病の気がある」段階から発症が多くなる

問題なのは、糖尿病神経障害や網膜症《もうまくしょう》、腎症《じんしょう》が比較的糖尿病がはっきりしてから進行するのに対し、動脈硬化は、俗に「糖尿病の気がある」ともいわれる境界型の段階から、明らかに発症が多くなることです（舟形町研究）。

久山町の研究でも、性と年齢を補正した正常耐糖能に対する心血管疾患の相対リスクは、IGTで1.9、DMで3.0ですから、「あなたは糖尿病の気がありますが、まだ糖尿病ではないので、注意して糖尿病にならないようにしましょう」というのは間違っていないように思われます。しかし、動脈硬化のことを考えると、実は非常に問題があるのです。

さて、糖尿病では心筋梗塞《しんきんこうそく》・脳梗塞・閉塞性動脈硬化症の3つが代表的な大血管（動脈硬化性）合併症ですが、閉塞性動脈硬化症は知名度が低いですし、それぞれ糖尿病に特徴的なことなどをお話し

しておきましょう。

動脈硬化症①　心筋梗塞　｜　アメリカでは糖尿病患者の死因の第１位

心筋梗塞は直接命を落とす可能性の高い動脈硬化症です。しかも、糖尿病患者では、「無痛性」といって症状がないことが少なくありません。

［例］　以前、たまたま同じ日に、２人の患者から「2 週間ほど前から階段を上り下りするときに息切れがするようになった」と聞きました。あわてて心電図をとったところ、心筋梗塞をおこしてしばらくたってしまった変化が認められ、急いで循環器科に依頼したということがありました。２人とも息切れ以外にまったく症状はなく、まして痛みの自覚はなかったということです。

このように痛みを感じない心筋梗塞は、病院にかかるどころか、そのまま放置してしまうことになり、突然死の原因ともなります。そもそも、狭心痛が出ないため、心筋梗塞の予兆ともいえる狭心症を見逃してしまうことになります。

▶多枝病変が多い

また別の特徴として、多枝《たし》病変が多い、すなわち太い冠動脈の１本だけではなく、２本、いや３本ということが多く、また、１か所の狭窄《きょうさく》ではすまず、１本の冠動脈の元から先まで狭窄が認められることが多いということがあります。このため、一般的に狭窄に対して行われるカテーテル治療などを行いにくいということにもなりますし、仮にそこだけうまくいっても、その先がまた詰まってしまうということになります。ちなみに、アメリカでは糖尿病患者の死因の第１位が心筋梗塞です。日本ではまだ悪性腫瘍《しゅよう》が多いのですが、心筋梗塞も次第に増加傾向にあるといわれています。背景としては、肥満の増加によるインスリン抵抗性が関係がありそうですが、もちろん高血糖も危険因子となります。

脂質異常症も糖尿病に合併することが多く、糖尿病患者ではこれらが相まって心筋梗塞のリスクが高くなっているわけで、予防にはそれぞれのリスクの管理が必要になります。

［多枝病変］
冠動脈 3 本のうち、2 本以上が悪い場合を「多枝病変」といいます。
1 本が悪い場合は「1 枝病変」と呼ばれます。

動脈硬化症②　脳梗塞

糖尿病の治療に大きな支障をきたす

［ラクナ梗塞］
比較的細い血管が詰まって、小さな範囲の脳梗塞をおこします。症状があるときもありますが、はっきりした症状が出ないことも少なくありません。
［ラクナ（lacuna）］
空白、欠落、すき間という意味です。

糖尿病患者の**脳梗塞**《こうそく》合併は、無症候性のものを含めるとかなり高く、非糖尿病者の約３倍といわれています。また、その特徴として、小さなラクナ梗塞が多発する、多発脳梗塞が多いといわれます。

一発ドンとくる脳梗塞ももちろんありますし、そうではなくて、じわじわと脳のあちこちが少しずつダメージを受けていくこともあるということです。そうなると、脳の機能が心配ですが、後述のように糖尿病患者では認知症の危険性が高く、その大きな原因のひとつに脳血管性認知症が多いことがあげられています。

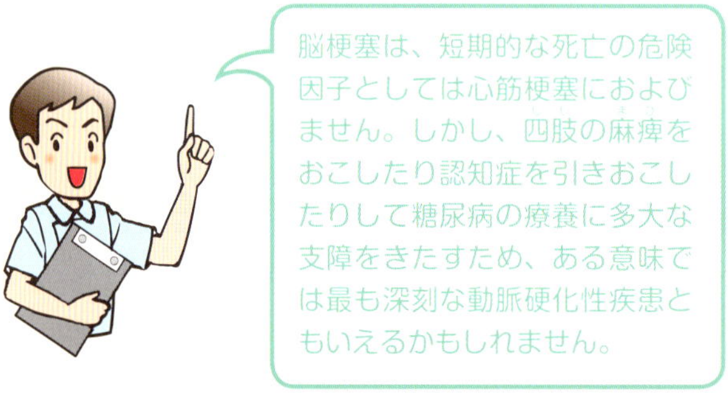
脳梗塞は、短期的な死亡の危険因子としては心筋梗塞におよびません。しかし、四肢《しし》の麻痺《まひ》をおこしたり認知症を引きおこしたりして糖尿病の療養に多大な支障をきたすため、ある意味では最も深刻な動脈硬化性疾患ともいえるかもしれません。

動脈硬化症③　閉塞性動脈硬化症（ASO）

下肢の血流が滞ることでおこる

ところで、52 ページであげた「**閉塞性**《へいそくせい》**動脈硬化症（ASO）**」はいったいどういうものでしょうか？

［閉塞性動脈硬化症］
ASO：
arteriosclerosis
obliterans

これは、主に下肢の動脈が動脈硬化によって狭窄《きょうさく》・閉塞し、下肢《かし》の血流障害をきたすことによって、足の難治性潰瘍《なんちせいかいよう》、さらに進行すると足の壊死《えし》から切断に至り、最悪の場合死に至ることもある病気です。

現在、糖尿病患者の足の切断は、神経障害による足の壊疽《えそ》と ASO による壊死などを合わせて、年間 7000 本ともいわれています。7000「本」というところが意味深で、切断患者数は 3000 ～ 4000 人程度といわれ、左右２本とも切断に至る例が多いことがわかります。ASO は糖尿病患者の 10％前後に認められるといわれ、決して少なくない合併率です。糖尿病患者の ASO 危険因子としては喫煙が重要で、禁煙の意義は足の切断の危険を減らすことにもあるのですね。

〈慢性合併症〉
認知症

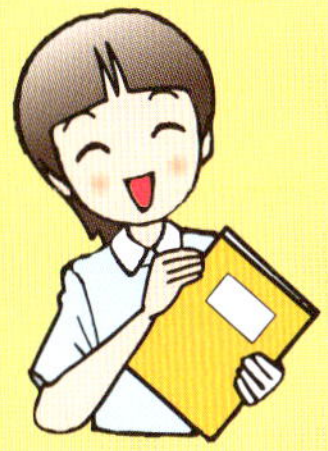

糖尿病と認知症の関係　糖尿病は認知症を引きおこしやすい

認知症は、患者のQOLを損なうだけでなく、周囲の家族や介護をする人にも最も負担をかける状態のひとつです。

最近では、「認知症の発症率は血糖が正常より高い、いわゆる境界型でも多い」との報告もあるようです。

認知症が多くなる原因　動脈硬化やアミロイド代謝障害などが一因

糖尿病で認知症の発症率が高い原因のひとつは、前述の動脈硬化との関連で、脳血管性認知症が多いことによります。明らかな多発脳梗塞《こうそく》から認知症になる典型例もあれば、それほどはっきりした梗塞所見がなくてもSPECTという装置で見ると、明らかに脳血流が低下しているといった所見がみられる例も糖尿病では多く認められます。糖毒性による微小血管病変も原因として想定されています。

［SPECT］
脳の血流を調べる装置です。脳梗塞や脳出血、脳腫瘍、アルツハイマー病などの診断ができます。

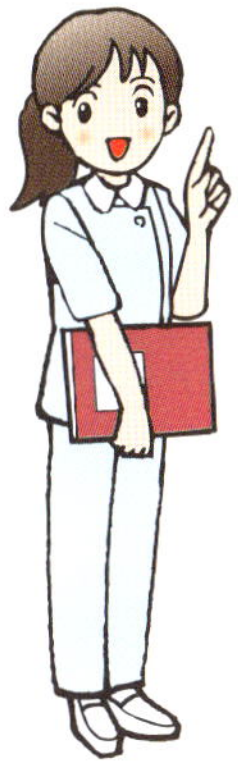

この恐ろしい認知症の発症率については、糖尿病で高いことが多々報告されています。ただ、そのなりやすさは報告によってまちまちで、正常の1.5倍から3倍程度といわれています。

〈認知症発症の危険因子の相対危険〉

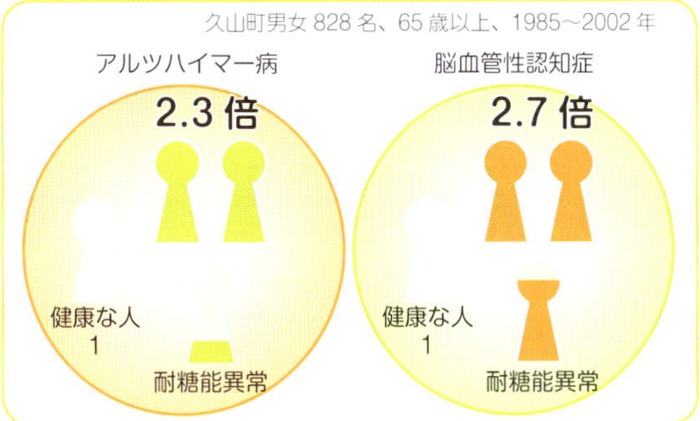
久山町男女828名、65歳以上、1985～2002年
アルツハイマー病
2.3倍
健康な人
1
耐糖能異常
脳血管性認知症
2.7倍
健康な人
1
耐糖能異常

さらに、糖尿病患者ではアルツハイマー型認知症の発症率も非糖尿病患者の2倍か、それ以上との報告があります。高血圧では主に脳血管障害による認知症が多いのとくらべて、この点に違いがあります。これについてはインスリン抵抗性・インスリン作用不全によるアミロイド代謝の障害が一因として挙げられています。

〈糖尿病における認知症の発症機序〉

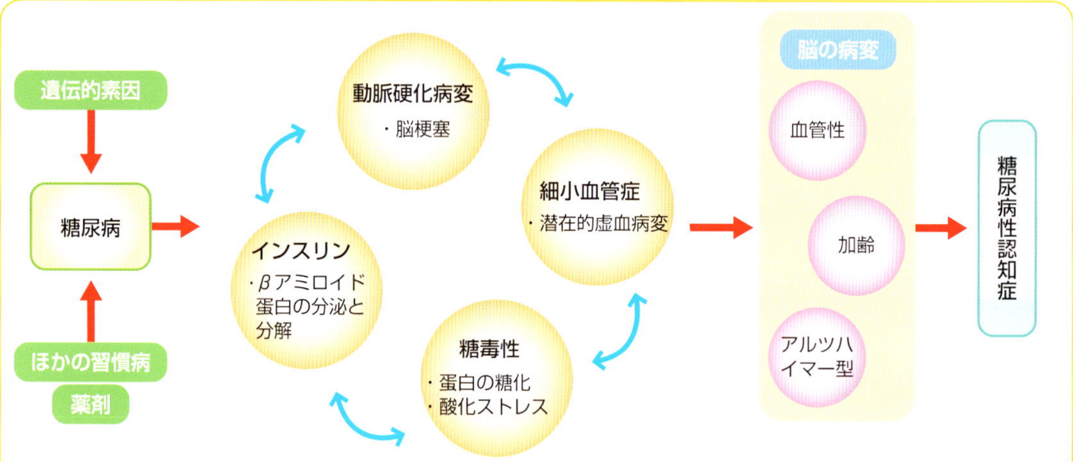
遺伝的素因
糖尿病
ほかの習慣病
薬剤
動脈硬化病変
・脳梗塞
インスリン
・βアミロイド
蛋白の分泌と
分解
細小血管症
・潜在的虚血病変
糖毒性
・蛋白の糖化
・酸化ストレス
脳の病変
血管性
加齢
アルツハイマー型
糖尿病性認知症

Biessels GJ,et,al,Lancet Neurology:5:64-74,2006 より作図

認知症の問題点　自己管理ができなくなることで、療養に支障が出る

認知症もさまざまなパターンが存在しますが、糖尿病の療養上で問題になることは、

- 食事療法が守れなくなる
- 食べたことを忘れる
- インスリンを打てなくなる
- インスリンを打ったかどうか忘れてしまう。それにより、打たなかったり、2回以上打ってしまったりする

などがあげられます。要するに、自己管理ができなくなる、家族がそばにいないと療養が不可能といった状態になるわけです。家族など周囲の介護に反発をされるタイプになってしまうと、まったく療養が成り立たないといった問題が次々におこってきてしまいます。

認知症を発見するきっかけ　血糖コントロールの悪化や言動の変化などには注意が必要

初診のときに認知症であることがわかっている患者には、最初から対策ができますし、家族が一緒に来院することが多いので、あらかじめ治療の限界を話すこともできます。

一方、長年みていて認知症になってしまう患者もいます。気づくきっかけはさまざまですが、血糖コントロールの悪化がきっかけになることが多いかもしれません。食事はもちろん、内服管理・インスリン自己注射などが、こちらが（ときには家族も）気づかないうちにできなくなっていて、それが血糖コントロールの悪化の原因であったということがよくあります。

高齢者で、長年安定している患者の血糖コントロールが悪化した場合は、別項のように悪性疾患を疑うのはもちろんですが、「もしかしたら認知症？」と疑うことも必要です。医師の前では以前と変わらないようでも、看護師などの前で「あれ？」と思うような言動をしたりすることもあります。

家族からの情報は、療養指導をすすめるうえで大変重要です。今まで病院に付き添って来なかった家族が、付き添って来て初めてわかるケースもありますが、これらはよいケースです。本人の様子がおかしい場合は、家族に連絡して、次回から付き添ってもらうようにお願いすることも必要でしょう。

それでも付き添ってもらえないこともありますが、少なくともこちらは問題があるように考えているということを、家族に知ってもらう必要があると思います。

〈自分でできる認知症予防〉

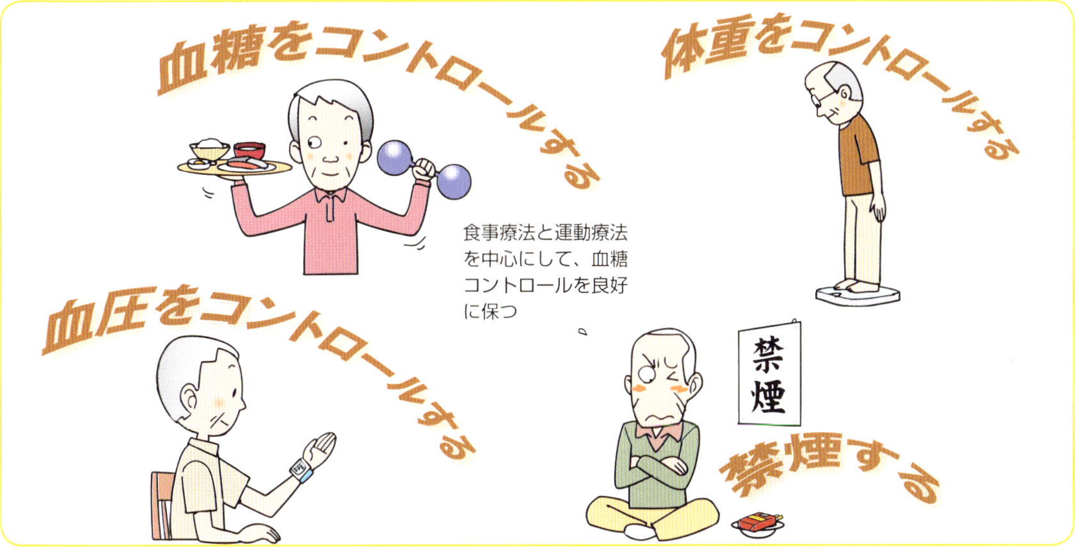
血糖をコントロールする
食事療法と運動療法を中心にして、血糖コントロールを良好に保つ
体重をコントロールする
血圧をコントロールする
禁煙
禁煙する

認知症の予防　予防は難しいが、糖尿病治療の基本を守ることが大切

認知症を完全に予防することは現時点ではできません。高血糖やインスリン抵抗性が大きな原因であることが想定されていることを考えると、食事・運動療法を中心に血糖コントロールを良好に保つこと、体重をコントロールすること、血圧をコントロールすること、禁煙することなど、結局のところ糖尿病の治療の基本を守ることが大切になります。

認知症になった場合　家族や主治医、看護師、ソシアルワーカーなどでチームを組んで療養態勢を整える

しかし、避けられずに認知症になってしまった場合は、療養上のキーパーソンを決めて、その人を軸に療養介護体制を整えなければなりません。食事のこと、飲み薬のこと、インスリンのこと、血糖測定のことなど、多くの場合、キーパーソンは配偶者かお子さんにお願いすることになります。配偶者の場合は、患者と同じような年代ですから、そちらも認知症である、そこまでではなくてもとても介護は難しいといったケースもあります。

一人暮らしの場合、家族との同居も考えていただかなければならないかもしれません。ただ、家族にもさまざまな事情がありますから、「同居しなければダメ」といった言い方はできません。

身寄りがだれもいないといったケースはかなり深刻なケースかもしれません。かつ、ご自身が認知症であることを認めないと、手づまりになってしまいます。いずれにしても、ケアマネージャー、病院ならソシアルワーカーに介入を依頼することになります。また前述したように、介護者に対して反発するようなタイプの患者もいます。そういったケースでは、とても残念なことですが最低限の治療しかできないこと、場合によっては生命の危険といった事態も起こり得ることを、家族に十分説明する必要があります。

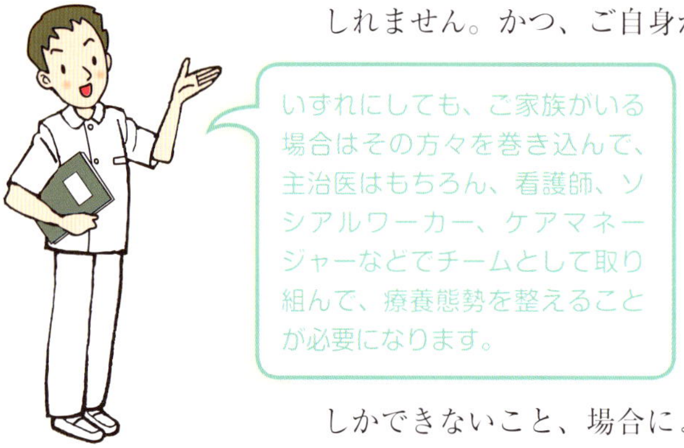
いずれにしても、ご家族がいる場合はその方々を巻き込んで、主治医はもちろん、看護師、ソシアルワーカー、ケアマネージャーなどでチームとして取り組んで、療養態勢を整えることが必要になります。

糖尿病の合併症

〈慢性合併症〉
が ん

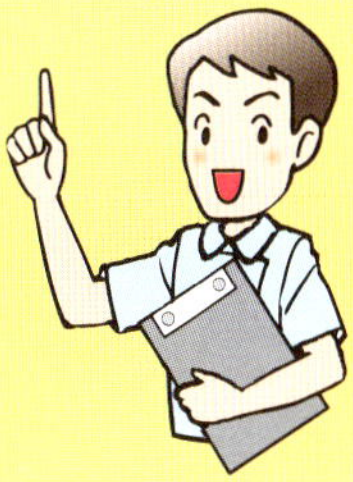

糖尿病とがんの関係　とくに肝臓がん、腎臓がん、膵臓がんなどの合併率が高い

糖尿病の患者のがんの合併率が高いということが、最近注目されてきました。

健常人にくらべての危険性の高さは報告によって違いますし、がんの種類によっても異なります。とくに糖尿病で多いとされているがんとしては、肝臓がん、腎臓がん、膵臓《すいぞう》がん、肺がん、大腸がん、卵巣がんがあります。そのリスクは、がん全体でみると日本人一般の男性とくらべ1.27倍、女性1.21倍と倍率はわずかですが高くなっており、肝臓がん、腎臓がん、膵臓がんについては男性では1.85倍～2.24倍とかなり高くなっています。

糖尿病患者の死亡原因疾患の第1位はがん34.1%、第2位は血管障害（脳9.8%、心臓10.2%）、その他感染症、腎《じん》障害となって

〈糖尿病患者のがん発症リスク〉

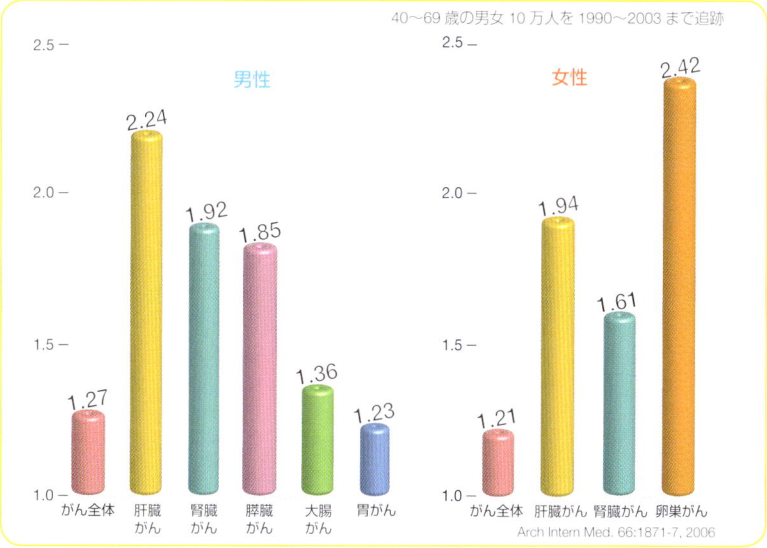
40～69歳の男女10万人を1990～2003まで追跡
男性
女性
2.5
2.0
1.5
1.0
1.27
2.24
1.92
1.85
1.36
1.23
1.21
1.94
1.61
2.42
がん全体
肝臓がん
腎臓がん
膵臓がん
大腸がん
胃がん
がん全体
肝臓がん
腎臓がん
卵巣がん
Arch Intern Med. 66:1871-7, 2006

います。患者の3分の1はがんで亡くなりますが、これは日本人一般の死亡原因と同じです。ただ、女性より男性の発がん頻度《ひんど》が高く、肺がん2.56倍、肝がん2.14倍、胃がん1.78倍、大腸がん1.87倍となっています。

糖尿病患者ががんを合併する原因

高インスリン血症やIGF-1など

糖尿病患者で、がんのリスクが高くなる原因として想定されているものには、次のようなものがあります。

①インスリン抵抗性に伴う高インスリン血症
② IGF-1（インスリン様成長因子 -1）の増加
③肥満や運動不足
④酸化ストレスなど

［メトホルミン投与群での発がん抑制効果］
最近、メトホルミン投与群で大腸がんや膵臓がんなどのがんの発生が抑えられたとする報告が出てきています。メトホルミンがインスリン抵抗性を改善することを考えると、右の①②③を間接的に証明するようにも思われます。

いずれにしても重要なのは、患者にがん検診を必ず受けるように指導することです。とくに2型糖尿病の患者は中高年のがんリスクの高い人が多いわけですし、普通の人以上にがん検診は重要です。にもかかわらず、「糖尿病で通院しているから大丈夫」とむしろ検診を受けない人が少なくありません。

糖尿病の診療で、がんのスクリーニングを定期的に行うことは、時間の点からも、保険上の問題からも不可能です。だからこそ、患者には少なくとも毎年1回の定期的ながん検診を受けることを勧める必要があります。

また、今までとまったく同じ生活をしているのに、血糖が急に悪化してくる患者については、真っ先にがんを疑ってもよいと思われます。とくに体重が減ってきた、食欲がなくなってきた、背中が痛いなど、痛みを伴うケースでは、検診ではなく積極的ながんのスクリーニングが必要になります。

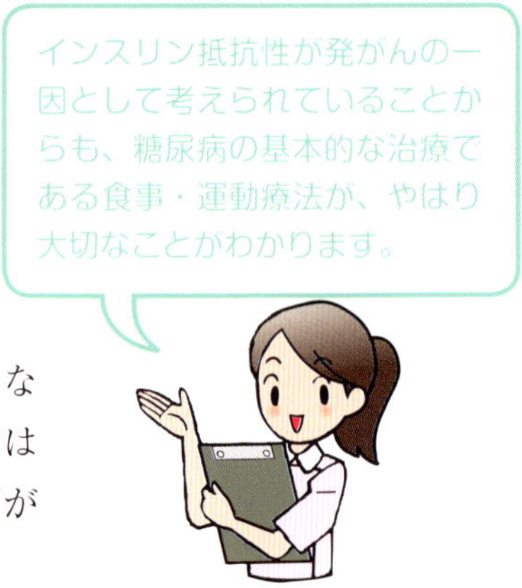
インスリン抵抗性が発がんの一因として考えられていることからも、糖尿病の基本的な治療である食事・運動療法が、やはり大切なことがわかります。

4章

生活習慣病としての糖尿病予防

生活習慣病としての糖尿病予防

メタボリックシンドローム

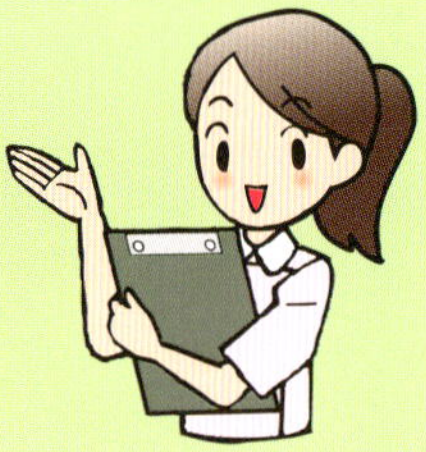

メタボリックシンドローム対策

動脈硬化性疾患の予防には欠かせない

［メタボリックシンドローム］
歴史的には Syndrome X、内臓肥満症候群、死の四重奏（Deadly Quartet）などといった概念が提唱されており、それらが最終的にメタボリックシンドロームとしてまとめられ、動脈硬化の危険が高い状態として注目されるようになりました。

すっかり「メタボ」という愛称（？）で有名になってしまった感じがありますが、正確には「**メタボリックシンドローム**」、英語では「Metabolic syndrome」とそのままです。日本語に訳すとすれば「代謝症候群」となりますが、これらが入り混じって「メタボリック症候群」と呼ばれることも多いですね。

この概念は、簡単にいうと、「内臓脂肪の過多 → インスリン抵抗性 → 高インスリン血症・高血圧・脂質異常症をおこす → 動脈硬化をおこしやすくなる」病態を指します。

メタボリックシンドロームの診断基準

ウェスト周囲径だけで判断しない

メタボリックシンドロームは内臓脂肪型肥満に加えて、高血糖・高血圧・脂質異常のうち、いずれか2つ以上を併せもった状態をいいます。決して、腹囲が何 cm 以上だから即メタボというわけではありません。ただ、やはり腹囲が大きい人はリスクが高くなります。

このように、高血糖・高血圧・脂質異常など複数の動脈硬化因子を発生させるため、動脈硬化を発生・促進しやすい状態とされ、心《しん》筋梗塞《きんこうそく》や脳梗塞などの動脈硬化性疾患の予防には、メタボリックシンドローム対策が欠かせないといわれるようになりました。

現在、メタボリックシンドロームの診断基準は、次ページの表のようになっています。ちょっと問題なのは、空腹時血糖 100 mg/dℓ 以上で「異常」となっているところでしょうか。

みなさんもご存じかもしれませんが、糖尿病学会の診断基準では空腹時血糖の正常は「110 mg/dℓ 未満」となっており、これらの間には矛盾が生じます。そこで、糖尿病学会では多くの議論を積み重ねた結果、現在は「100から110mg/dℓ未満までは正常高値とする」となりました。空腹時血糖が正常高値の場合、食後血糖やHbA1cなどを測定・勘案して、怪しければ積極的にOGTTなどを施行するといった趣旨になります。

〈メタボリックシンドロームの診断基準〉

1　ウェスト周囲径が
　男性85cm以上
　女性90cm以上

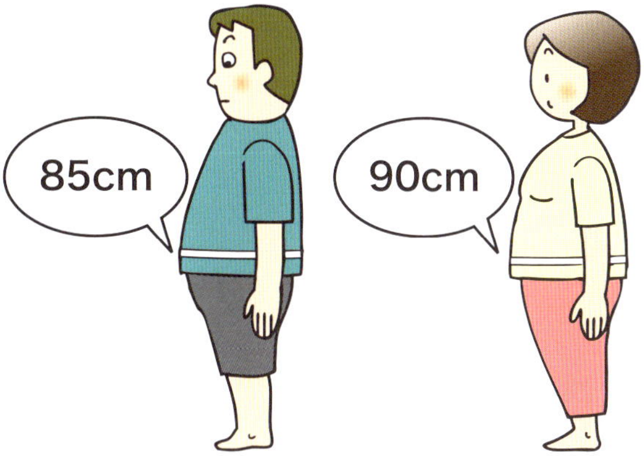

2
①血清脂質異常
　TG値150mg/dℓ以上、
　またはHDLコレステロール値40mg/dℓ未満
②血圧高値
　最高血圧130mmHg以上、または最低血圧85mmHg以上
③高血糖
　空腹時血糖値100mg/dℓ以上

TG：中性脂肪（早朝空腹時の採血による）

1を満たした者のうち、2の①～③の3項目のうち2つ以上を有する場合、メタボリックシンドロームと診断（2の3項目は、治療中の場合は数値にかかわらず有するものと判定）

日本肥満学会、日本動脈硬化学会、日本糖尿病学会、日本高血圧学会、日本循環器学会、日本腎臓病学会、日本血栓止血学会、日本内科学会の8学会による日本におけるメタボリックシンドロームの診断基準（2005年4月）

該当者は 5,400 万人　40 歳以上では男性の 2 人に 1 人がメタボリックシンドローム

現在、生活習慣病関連の疾患は、国民医療費全体のおよそ 3 分の 1 を占めているといわれます。

メタボリックシンドロームは、予備群まで含めるとおよそ 5,400 万人いるとされ、なかでも 40 歳から 74 歳までの年齢層では 1,900 万人に達すると推計されています。40 歳以上では男性の 2 人に 1 人、女性では 5 人に 1 人が、メタボ該当者および予備群という計算になり、かなり深刻な数字となります。

高血圧や高脂血症、糖尿病などに代表されるこれらの生活習慣病は、基礎にメタボリックシンドロームが存在することが多く、ほとんどが慢性の病気です。動脈硬化などさまざまな合併症も併発しやすいことから、発症すると多くの場合、医療機関に継続して通う必要が出てきます。これは医療費のさらなる膨張を招くため、国全体として医療費を削減するためには、その早期発見・予防が欠かせないと考えられるようになりました。

〈メタボリックシンドロームの状況〉

男性	総数		20-29 歳		30-39 歳		40-49 歳		50-59 歳		60-69 歳		70 歳以上		（再掲）40-74 歳	
	人	%	人	%	人	%	人	%	人	%	人	%	人	%	人	%
メタボリックシンドロームが強く疑われる者（胸囲≧85cm＋項目2つ該当）	457	25.3	4	4.0	14	7.9	31	16.8	78	26.8	140	29.0	190	33.2	324	27.0
メタボリックシンドロームの予備群と考えられる者（胸囲≧85cm＋項目1つ該当）	395	21.9	11	11.1	31	17.5	49	26.5	77	26.5	106	22.0	121	21.2	294	24.5
総数	1,806		99		177		185		291		482		572		1,199	

女性	総数		20-29 歳		30-39 歳		40-49 歳		50-59 歳		60-69 歳		70 歳以上		（再掲）40-74 歳	
	人	%	人	%	人	%	人	%	人	%	人	%	人	%	人	%
メタボリックシンドロームが強く疑われる者（胸囲≧90cm＋項目2つ該当）	276	10.6	2	1.5	6	1.8	15	4.8	37	7.4	89	14.4	127	18.1	204	11.9
メタボリックシンドロームの予備群と考えられる者（胸囲≧90cm＋項目1つ該当）	215	8.3	5	3.6	12	3.6	9	2.9	36	7.2	61	9.9	92	13.1	139	8.1
総数	2,600		137		329		315		499		617		703		1,715	

厚生労働省：「平成 20 年国民健康・栄養調査結果の概要」

特定健診・特定保健指導

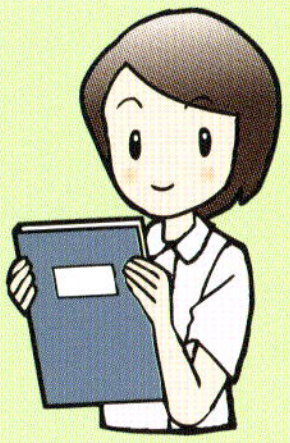

特定健診

メタボリックシンドロームの発見を主な目的とした健診

そこで2008年に導入されたのが、特定健診・特定保健指導制度です。特定健診は俗に「メタボ健診」ともいわれ、その俗称のとおりメタボリックシンドロームの発見を主眼とした健診です。これは40歳～74歳までの公的医療保険加入者全員を対象として、2008年4月から始まりました。

基本的にメタボリックシンドロームを早期発見するための項目が多く、新しく導入されたもので、有名なのが先述の「腹囲（正確にはウエスト周囲径で、立位、軽呼気時、臍《へそ》レベルで測定する。脂肪蓄積が著明で臍が下方に偏位している場合は肋骨《ろっこつ》下縁と前上腸骨《こつ》棘《きょく》の中点の高さで測定する）」です。

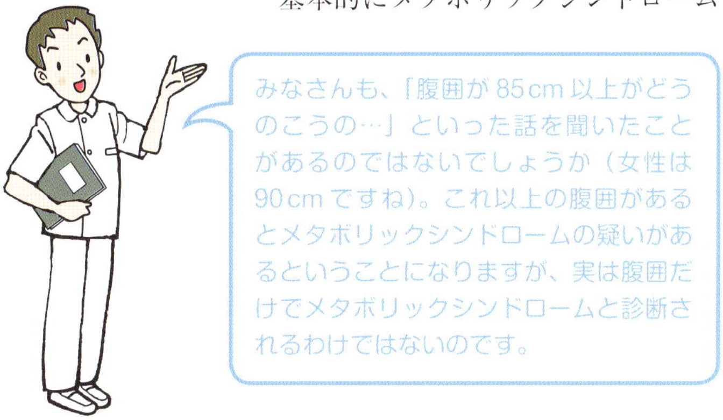
みなさんも、「腹囲が85cm以上がどうのこうの…」といった話を聞いたことがあるのではないでしょうか（女性は90cmですね）。これ以上の腹囲があるとメタボリックシンドロームの疑いがあるということになりますが、実は腹囲だけでメタボリックシンドロームと診断されるわけではないのです。

特定保健指導

メタボリックシンドロームに該当する受診者に対して、生活指導（特定保健指導）を行う

特定保健指導で注目すべき点は、メタボリックシンドロームを動脈硬化の高リスク群ととらえて早期発見することだけでなく、該当する受診者に対して生活指導（特定保健指導）を行うことです。これを積極的に行わない医療保険者（具体的には特定健診の受診者が少なかったり、あるいは特定保健指導の効果がみられなかったりした場合）に対して、医療保険者が拠出しなければならない「後期高齢者医療制度への支援金」が増やされるという「ペナルティ」を

2013年度より課されることになっています。こうなると、そのような国民健康保険・健保組合の各保険加入者が支払う「保険料の増加」、すなわちいずれは保険加入者自身の負担増としてはね返ってくる可能性がでてきます。

厚生労働省はこのようなムチを用意して、健診と指導の実行を迫り、目標として2015年までに、医療費を25%程度削減することを狙っているようです。

健診が糖尿病予防にもつながる	特定健診によるメタボ対策によって動脈硬化性疾患が減れば、糖尿病の予防にもつながる

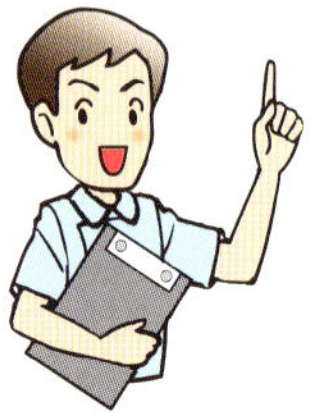
現状は健診の受診率はともかく、メタボリックシンドロームと判定された人々の特定保健指導の受講率が低いのが問題です。

それは別としても、メタボ対策で動脈硬化性疾患が減るということになれば、国民全体の健康促進、この本に関連するところからいえば糖尿病予防につながることなので、健診自体は歓迎すべきことなのだと思います。

〈1人当たりの医療費の推移〉

（単位：万円）

	総計	医療保険適用						
		70歳未満	被用者保険	本人	家族	国民健康保険	70歳以上	（再掲）75歳以上
平成13年度	23.9	15.7	13.0	13.3	12.6	21.4	75.8	―
平成14年度	23.7	15.5	12.8	13.1	12.5	20.9	73.1	―
平成15年度	24.1	15.6	12.7	12.6	12.7	21.2	73.7	―
平成16年度	24.6	15.7	12.8	12.6	12.9	21.4	73.9	―
平成17年度	25.4	16.0	12.9	12.8	13.1	21.9	75.4	―
平成18年度	25.4	15.8	12.9	12.6	13.2	21.8	74.2	―
平成19年度	26.2	16.1	13.0	12.8	13.3	22.5	75.8	―
平成20年度（1）	26.7	16.4	13.3	12.9	13.7	23.1	75.7	86.3
平成21年度（2）	27.6	16.8	13.6	13.3	14.0	23.7	77.6	88.2
（2）－（1）	1.0	0.4	0.3	0.3	0.3	0.7	1.9	1.9

注：人数が未確定の制度もあり、数値が置き換わる場合がある。
厚生労働省：「国民医療費の概況について」

介入試験から学ぶこと

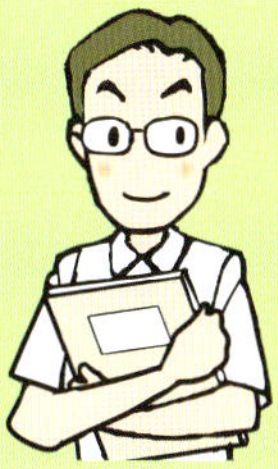

治療の根拠　求められるのはEBM（証拠に基づいた医療）

さて、糖尿病の話に戻りましょう。

糖尿病においても、発症予防が最善であることはだれでも認めるところです。では、どうやったら発症が予防できるでしょうか？

ここでも、1型糖尿病と2型糖尿病の発症予防については分けて考えなければなりませんが、1型糖尿病の発症予防については、現在まだまだ研究途上といった状況で、これといった決め手が見つかっていません。

［介入試験］
対象者を複数（2群以上）のグループに分け、それぞれに異なる治療方法、予防方法などを行って、結果を比較する試験。

▶では、2型糖尿病はどうでしょうか？

みなさんも真っ先に「食事に気をつけて運動すれば糖尿病（2型糖尿病。以後この項では、とくにただし書きがなく糖尿病という場合は2型とします）を予防できる」と思いつくでしょう。

糖尿病の最初の治療はこれらですし、これらによって正常に近い状態まで戻る患者もいるわけですから、間違いではありません。

▶では、本当にそうなのでしょうか？

わざわざこう書くのは、やはり現在ではEBM（証拠に基づいた医療）が求められるからにほかなりません。

糖尿病（この場合は1型も含みます）の治療は合併症の予防のために行われるということは以前から当たり前でしたが、本当に合併症の予防ができるかどうか、最初にそれを示した介入試験は、DCCT（1型糖尿病患者を対象にした大規模研究）でした。続いて、UKPDS（2型糖尿病患者対象）、Kumamoto Study（日本人の2型糖尿病患者対象）と続いて、1型2型を問わず、血糖コントロールをよくすると合併症の発症率が減らせることが示されました。これらによって初めて、「糖尿病（1型、2型含めて）の合併症予防のためには血糖コントロールが必要だ」という治療の根拠が得られたわけです。

［EBM］
evidence-based medicineの略です。「証拠に基づいた医療」という意味です。

［DCCT］
Diabetes Control and Complications Trial

［UKPDS］⇨21ページ

予防効果　食事・運動・薬物療法においても EBM が求められる

これと同じことが、糖尿病の予防においても必要です。そのために行われた試験がいくつかあります。それらは、食事・運動療法だけでなく、いくつかの薬物療法についても糖尿病の発症予防効果を検証しました。

主なものには、次のようなものがあります。

1）DPP（Diabetes Prevention Program。
正式な論文名は「Reduction in the incidence of type 2 diabetes with lifestyle intervention or metformin」）
2）STOPNIDDM（Study TO Prevent Non-insulin-dependent diabetes mellitus）
3）VICTORY（Voglibose for prevention of type 2 diabetes mellitus: a randomised, double-blind trial in Japanese individuals with impaired glucose tolerance）
4）Meta-analysis: Metformin Treatment in Persons at Risk for Diabetes Mellitus

DPP　プラセボ群、メトホルミン群、生活習慣介入群に分けて糖尿病発症率を研究している

DPP は、「糖尿病予防プログラム」という研究です。平均 2.8 年の追跡期間で、糖尿病の発症率はプラセボ群で 11.0%、メトホルミン群で 7.8%、生活習慣介入群で 4.8% と、プラセボ群と比較すると生活習慣介入群では 58%（95% 信頼区間 48 ～ 66%）、メトホルミン群では 31%（同 17 ～ 43%）糖尿病発症率が低下していました。

また、生活習慣介入とメトホルミンの比較では、生活習慣介入のほうが有意に効果があったというものです。ここで、生活習慣の介入が有効だということが証明されましたね。

［プラセボ］
「偽薬」のことで、本物の薬のように見えるが、薬として効く成分は入っていないもの。

STOPNIDDM　耐糖能異常者にアカルボースを投与して、平均 3.3 年間追跡

さて、次は **STOPNIDDM** です（まだ 2 型糖尿病が NIDDM と呼ばれていた時代のものなので、NIDDM は 2 型糖尿病と思ってください。研究ではこのように頭文字をとって、語呂合わせをすることがよくあります）。

これは、耐糖能異常者にアカルボース（経口薬の項で出ますが、α《アルファ》グルコシダーゼ阻害薬（αGI）のひとつで、日本では「グルコバイ®」などの銘柄で発売されています）を投与し、平均 3.3 年の追跡期間に、アカルボース群ではプラセボ（偽薬）にくらべて 2 型糖尿病の発症が、相対的に 25% 抑制されることが明らかになった（p ＝ 0.0015）というものです。

VICTORY　ボグリボースを投与して糖尿病の発症予防を検討する

続いて **VICTORY**（これもずいぶんと長いタイトルですが、こう語呂合わせをするとよく覚えてもらえます）です。ボグリボースというアカルボースと同じ αGI に属する薬剤（商品名「ベイスン®」など）を投与して糖尿病の発症予防を検討した「日本での」研究です。

結果は、介入期間は平均 48.1 週（治療群 45 週, プラセボ群 51.3 週）。1 次エンドポイントの 2 型糖尿病への進展、OGTT 糖尿病型への進展については，プラセボ群 106 例に対して治療群では 50 例で、治療群のハザード比が 40.5% 有意に低下（P ＝ 0.0014）。2 次エンドポイントである正常血糖応答への復帰については、治療群 599 例に対しプラセボ群 454 例で、治療群で 1.5 倍高い（P ＜ 0.0001）という結果です。

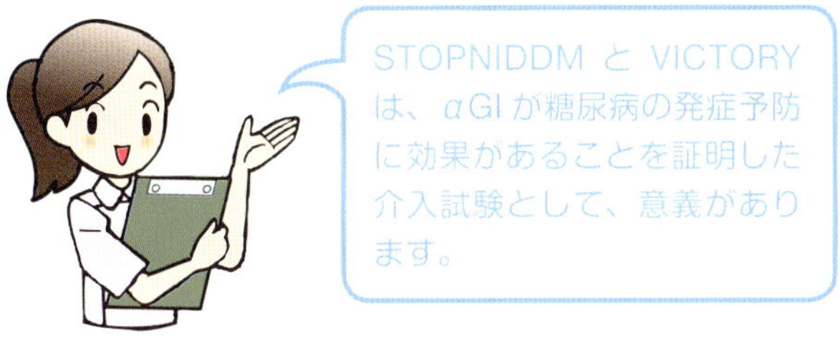
STOPNIDDM と VICTORY は、αGI が糖尿病の発症予防に効果があることを証明した介入試験として、意義があります。

なお、1 年後の復帰率は、プラセボ群 45.7% に対して治療群 59.0% だったというもので、なかなかの結果です。

Meta-analysis

メトホルミンを糖尿病予備群に投与した場合の、糖尿病発症率を研究

4番目の研究には、残念ながらニックネームのようなタイトルはないようです。意味は「糖尿病の発症にメトホルミン治療が及ぼす影響についての多数の研究を総合した分析」とでも訳せばよいでしょうか。

メトホルミンはビグアナイド系の薬剤のひとつで、インスリン抵抗性の改善作用があります。これを糖尿病予備群に投与した場合の糖尿病発症率がどうなったかを、複数の研究（31の研究で計4570人対象）をあわせて分析したわけです。

結論としては、新規糖尿病が発症した研究6つで検討すると、メトホルミン投与により新規の糖尿病発症率をプラセボ群・無治療群に対して40％減らしたという結果でした（新規糖尿病が発症しなかったものも含めて31すべての研究で検討すると絶対危険度で6％の減少）。これ以外にも、BMIを減少させた、空腹時インスリンを減少させインスリン抵抗性（HOMA-IRで評価）を改善させた、LDLコレステロール（いわゆる悪玉）を減少させHDLコレステロール（いわゆる善玉）を増加させた、などの結果を示しています。

これ以外にも、ロシグリタゾン（日本未発売）とメトホルミンの併用で糖尿病の発症率が抑制されたという報告もありますが、ロシグリタゾン自体が心血管事故を増加させる懸念からヨーロッパでは発売中止、アメリカでは発売制限強化となってしまい、実際の臨床でのこの治療の採用可能性は0になっています。

NAVIGATOR試験

ナテグリニドを投与して、プラセボを比較

［NAVIGATOR試験］
The Nateglinide And Valsartan in Impaired Glucose Tolerance Outcomes Research

一方、薬剤についての糖尿病予防効果について否定的な結果が出たのが、NAVIGATOR試験です。

これは試験の一部でIGTに対してナテグリニド（超速効型インスリン分泌薬、日本での市販名は「ファスティック®」「スターシス®」）を投与して、プラセボと比較したものです。約5年間の追跡で累積糖尿病発症頻度はナテグリニド群36％、プラセボ群34％

（ハザード比 1.07，P = 0.05）で、ナテグリニド群のほうが多かったというものです。これらをまとめると、次のようになります。

①食事・運動療法などの生活習慣改善は有効
②α GI については糖尿病予防効果がある
③メトホルミンについても糖尿病予防効果がある
④ナテグリニドは糖尿病予防効果は期待できない

④は、インスリン分泌促進系の薬剤は予防には向かないことを示しているようです。

境界型糖尿病患者への保険適用

ボグリボースは保険適用が認められたが、栄養指導では保険がきかない

しかし考えてみると、人々の生活習慣を変えるというのは建前では正しく、一見いちばんコストがかかりそうにありませんが、実際には指導に多大な人手と労力・時間が必要で、場合によっては薬物を使用することもやむをえないかもしれません。

薬物としては、前ページの NAVIGATOR 試験でみたようにα GI とメトホルミンが有望です。実際にボグリボースは、境界型糖尿病の患者への保険適用が認められました。ただ、薬価としてはメトホルミンのほうがはるかに安上がりです。メトホルミンの保険適用が望まれます。

一方、生活指導の栄養指導もいまだに境界型糖尿病には保険がきかず、なにか矛盾しているような気もしますが、現時点ではやむをえません。

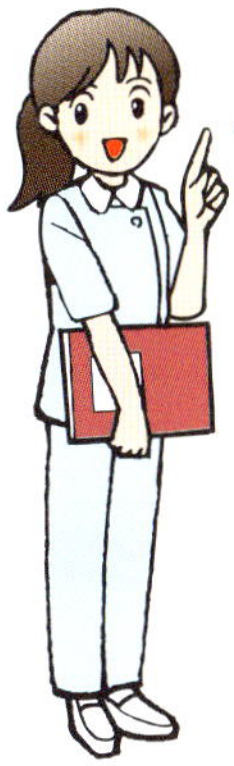

残念ですが、現状では、糖尿病の「食品交換表」を買っていただいて自学自習、あるいは簡単な指導を行うか、保健所での栄養指導など、公共の無料のサービスを利用していただくか、民間の有料サービスを利用してもらうしか方法がありません。

※なお、文中の研究結果は概略のみです。詳細を知りたい方は次ページの参考文献も参照してください。また、次ページの参考文献 6）7）8）は本文では取り上げていませんが、やはり介入試験です。興味のある方は読んでみてください。

■参考文献

1) Knowler WC, Barrett-Connor E, Fowler SE, Hamman RF, Lachin JM, Walker EA, Nathan DM; Diabetes Prevention Program Research Grou; Reduction in the incidence of type 2 diabetes with lifestyle intervention or metformin. : The New England Journal of Medicine. 2002;346:393-403)
2) Chiasson JL.; Acarbose for the prevention of diabetes, hypertension, and cardiovascular disease in subjects with impaired glucose tolerance: the Study to Prevent Non-Insulin-Dependent Diabetes Mellitus (STOP-NIDDM) Trial.: Endocr Pract. 2006 Jan-Feb; 12 Suppl 1:25-30.
3) Kawamori R, Tajima N, Iwamoto Y, Kashiwagi A, Shimamoto K, Kaku K; Voglibose Ph-3 Study Grou ; Voglibose for prevention of type 2 diabetes mellitus: a randomised, double-blind trial in Japanese individuals with impaired glucose tolerance. (VICTORY). Lancet. 2009 May 9;373(9675):1607-14. Epub 2009 Apr 22.
4) Salpeter SR, Buckley NS, Kahn JA, Salpeter EE. ; Meta-analysis: Metformin Treatment in Persons at Risk for Diabetes Mellitus. Am J Med. 2008 Feb;121(2):149-157.e2.
5) Califf RM, Boolell M, Haffner SM, Bethel MA, McMurray J, Duggal A, Holman RR; NAVIGATOR Study Grou ; The Nateglinide And Valsartan in Impaired Glucose Tolerance Outcomes Research(NAVIGATOR). Am Heart J. 2008 Oct;156(4):623-32.
6) Pan XR, et al. Effects of diet and exercise in preventing NIDDM in people with impaired glucose tolerance. Da Qing IGT and Diabetes Study. Diabetes Care. 1997 Apr;20(4):537-44.
7) Hu FB, et al.; Walking compared with vigorous physical activity and risk of type 2 diabetes in women: a prospective study. JAMA. 1999 Oct 20;282(15):1433-9.
8) Tuomilehto J, Lindström J, Eriksson JG, Valle TT, Hämäläinen H, Ilanne-Parikka P, Keinänen-Kiukaanniemi S, Laakso M, Louheranta A, Rastas M, Salminen V, Uusitupa M; Finnish Diabetes Prevention Study Grou.; Prevention of type 2 diabetes mellitus by changes in lifestyle among subjects with impaired glucose tolerance. N Engl J Med. 2001 May 3;344(18):1343-50.

5章

患者教育

糖尿病教育

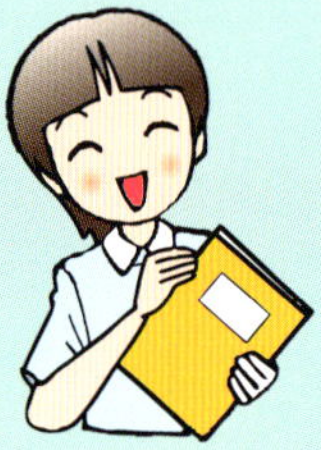

糖尿病教育の場

糖尿病教育は、地域、外来、入院などにおいて行われる

［エンパワメント法］
患者の権能を認め、患者自身の自己管理能力を認め、患者自身が主治医となっていけるよう支援すること。

患者による療養の学習と実践が主で、それを支援するのが教育です。それには、患者自身が能動的に学習するエンパワメント法が有効です。

糖尿病教育の場は、地域、外来、入院などがあります。

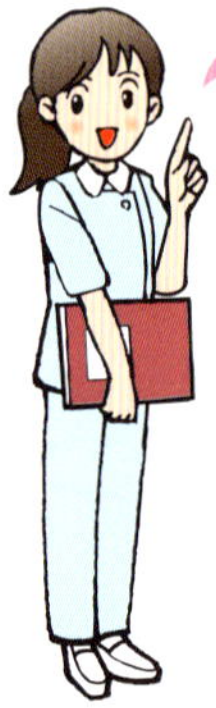

＊地域：健康診断などで「要指導」「要治療」と診断された人に、医師の指示のもと生活指導を行います。

＊外来：患者自らが受診行動をおこした時期に行われるため、動機づけして初期の教育を行う最大のチャンスになります。

＊入院：患者にとって、効果的な教育を受けるよい機会です。血糖コントロールの改善により、食事・運動・薬物療法の効果を実感しながら学ぶことができます。

糖尿病教育入院

教育目標の設定には、患者の意向を知ることが大切

３日から２週間程度の入院で、糖尿病治療や療養に関して、医師・看護師・薬剤師・栄養士・理学療法士など各領域の専門の知識をもった医療スタッフが、糖尿病について集団指導や個別指導をします。患者は糖尿病の理解を深めることで自己管理の方法を学び、退院後の生活や治療に役立てます。

糖尿病教育入院で入院してくる患者は、糖尿病といわれて間もない方だけではありません。糖尿病といわれてから治療をせずにいた方、内服だけの治療は難しい状態で、インスリン治療を始める方などさまざまです。

教育目標は療養上必要なことと、患者が何を知りたいか、どうなりたいと願っているかを十分に理解して目標を設定します。

◆◆ 糖尿病教育入院の目的 ◆◆

①よりよい生活習慣を身につける
②糖尿病の正しい知識を得る
③糖尿病についての治療を知る

入院に当たっては、その患者の仕事やふだんの生活パターンを知ること、退院後に協力してくれる人はだれかを把握し、協力者を指導していくことも重要です。

入院はスタートではありません。退院が患者にとってのスタートで、患者自身が入院で得た知識を応用して退院後に実行することで、合併症の進行をできる限り遅らせ、より健康な生活をすることが最終目標となります。

入院中は、1日の血糖の状態や患者の全身状態、心理状態などを医療スタッフがよく知ることができます。糖尿病治療にあたる医療チームが集まって情報を共有し、各患者に合った治療方法を検討します。

◆◆ 入院時に得られる重要な情報 ◆◆

①仕事やふだんの生活パターン（生活習慣・生活環境）
②食事など、治療に協力してくれる人がいるかどうか
③本人の合併症や治療内容の理解がどの程度か

現在使われている糖尿病連携手帳は、患者と医師、看護師が連携して糖尿病療養をサポートするためのものです。

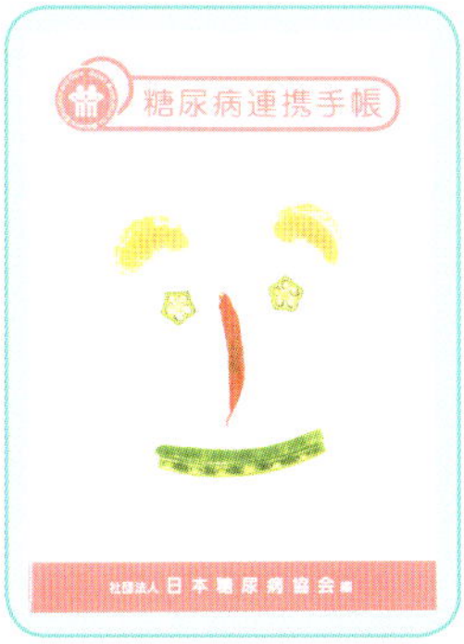

また、入院前に眼科などで検査したことも把握することが重要です。（糖尿病連携手帳・糖尿病眼手帳）

〈糖尿病教育入院の１日の流れ（一例）〉

午前	6時			7時	9時	10時		12時
	起床	血圧・体重・朝食前血糖測定		朝食	検査	運動	昼食前血糖測定	昼食
午後	13時	15時		18時	20時		22時	
	運動	糖尿病教室	夕食前血糖測定	夕食	血圧測定		入浴・就寝	

糖尿病教室では、主に以下の内容の講義を行います。

◆◆ 糖尿病教室での講義 ◆◆

- 疾患
- 糖尿病の成因
- 運動療法
- 糖尿病の合併症と動脈硬化
- 食事療法
- 薬物療法
- 生活上の注意…フットケア（⇨214ページ）・清潔・シックデイ（⇨171ページ）・低血糖など
- インスリン自己注射指導・SMBG 指導 （⇨85ページ）
- 個別栄養指導（作る人・食べる人の両方が指導を受ける）

〈糖尿病教育入院クリニカルパスの例〉

	月曜日	火曜日	水曜日	木曜日	金曜日	土曜日
第1週	入院 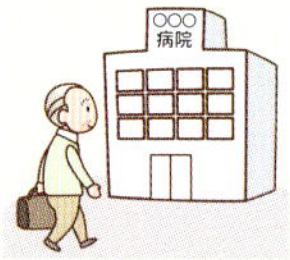	血糖日内変動 眼科受診 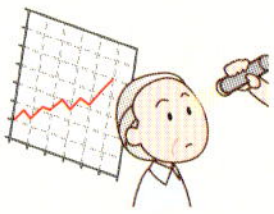	糖尿病教室 合併症 （医師）	集団栄養指導 インスリン指導（薬剤師）	糖尿病教室 食事療法１ 成因 運動療法 （医師・管理栄養士）	頸動脈エコー 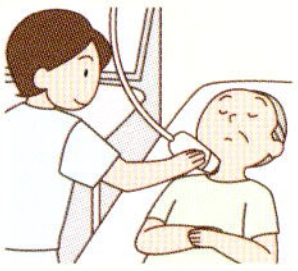
	月曜日	火曜日	水曜日	木曜日	金曜日	土曜日
第2週	糖尿病教室 生活上の注意 （看護師）	腹部エコー 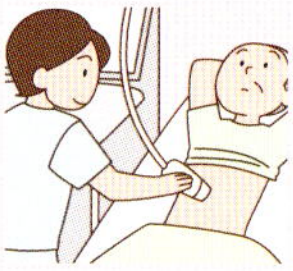	運動療法 （理学療法士） 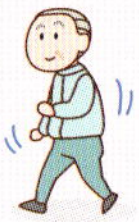	血糖日内変動 血糖自己測定指導（検査技師）	糖尿病教室 食事療法２ 薬物療法 （医師・管理栄養士）	退院 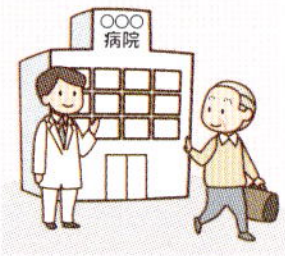

患者さんの仕事などの社会生活を大切にするため、インスリン注射のみの週末入院や、3日から1週間に教育入院の内容を絞って入院する場合もあります。

いずれの場合も退院後の外来と連携していくことが重要です。入院で得られた知識を退院後の生活にどうつなげていくかを理解できたか、入院時に理解不十分だった面はないかを把握し、外来指導へつなげます。

自己注射指導

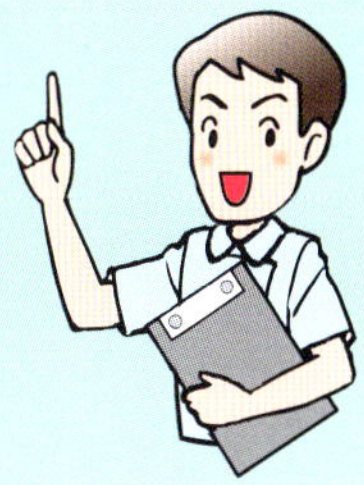

最近では、インスリン製剤や注射器具（以下「デバイス」と呼びます）の改良が進み、簡易血糖測定器の普及によってインスリン療法の導入は容易になってきました。

今日では、インスリンの絶対的適応となる１型糖尿病患者だけではなく、２型糖尿病患者でも、よりよい血糖コントロールの治療手段として幅広く受け入れられています。

インスリン治療の開始　開始にあたっては患者への十分な説明が必要

外来で、食事療法や運動療法を行い、SU 薬などの内服薬による治療を行っても血糖コントロールの改善が認められない場合は、インスリン療法の適応となります。

しかし通常、患者はインスリン療法の受け入れに乗り気でないことが多いですね。その理由としては、「糖尿病でも症状がないからいい」といった認識の欠如や、「インスリンは始めたら一生続けなければならないから先送りしたい」といった現状からの逃避の気持ち、「自己注射は面倒くさい」「注射は痛い」などといったインスリン療法へのマイナスのイメージなどさまざまです。

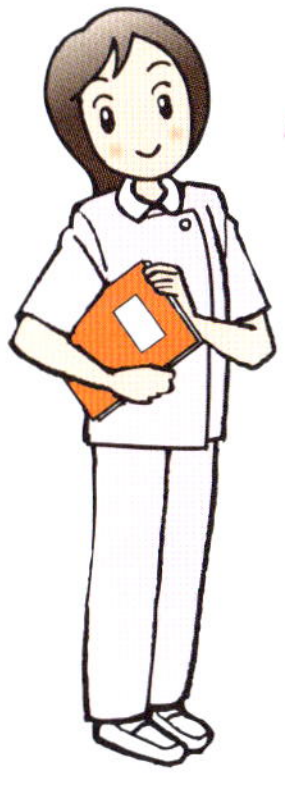

インスリン導入目的で入院する患者には、まず、入院の目的をどのように受け止めているのか、医師からどのような説明を受けてきたのか、私たち看護師が十分確認することが大切です。

このため、インスリン療法の必要性を理解し、インスリン導入目的に入院に承諾した患者でも、「できればインスリン療法を避けたかった」という気持ちがあることが少なくありません。

次に、インスリン注射に対するイメージ、家族構成や患者本人の仕事の有無、食事の摂取回数やタイミングなど、インスリン療法を行ううえで必要となる生活環境について問診していきます。

拒否的または悲観的になってしまう患者には、話に十分耳を傾け、インスリン療法を行うことで合併症の発生や進行を防止することが可能となることを十分に説明します。患者本人だけでなく、協力してくれる家族への指導も行い、本人の負担をいかに軽減できるかを工夫することも大切です。

実際の入院後の流れ

日内血糖変動の結果とインスリン製剤の選択に始まり、最後は退院前に理解度をチェックする

入院後は、以下のような順番で指導を行います。

［日内血糖変動］
よく「ターゲス」と呼ばれます。ドイツ語のTagesprofileを簡略化したものです。

［インスリン・デバイス］
デバイス、注射器具のことを指します。

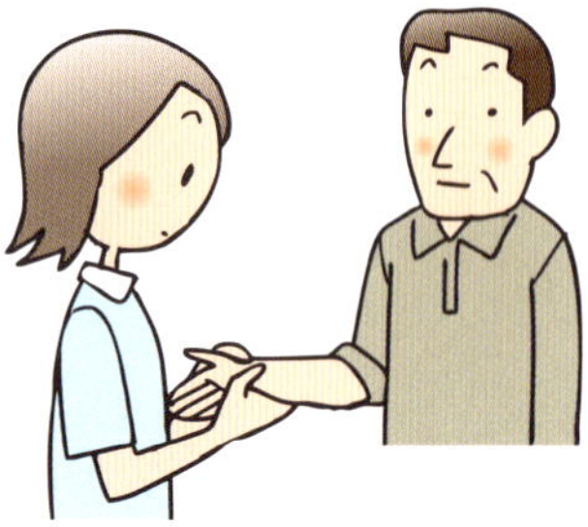

①食事制限のうえで、通常、入院翌日には日内血糖変動を行います。
その結果に加えて、患者の指先の動き、握力および視力障害の有無を確認し、医師と相談して使用するインスリン製剤の選択を行います（例：高齢の患者や視力障害、あるいは関節リウマチなどで細かい作業が困難な場合、ペン型ではなくイノレット®タイプのインスリンを使用します）。

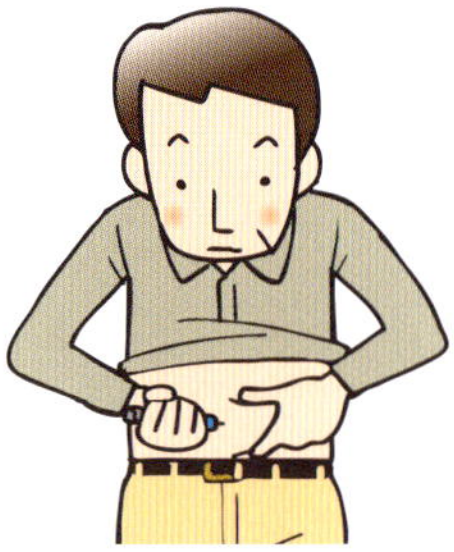

↓

②注射針や注射する行為自体に心理的な抵抗を示す場合、実際のインスリン・デバイスを見てもらい、デモ機で操作の練習を行います。
針の痛みを心配する患者には、実際に針を刺してもらって「意外と痛くない」ことを体験してもらうことも重要です。

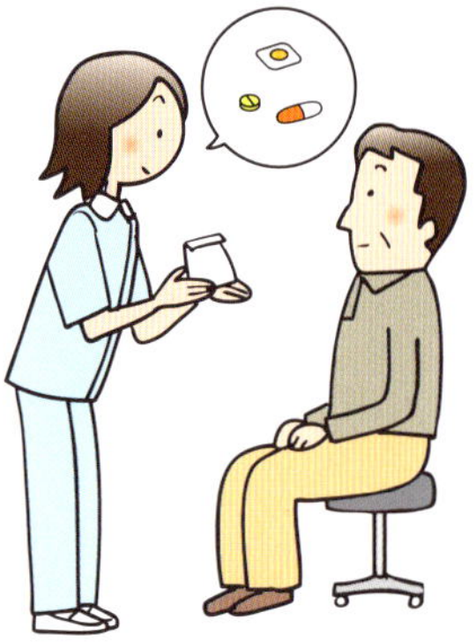

↓

③看護師による日々の手技の指導や、薬剤師による薬物の作用・副作用の

説明を行います。

↓

④実施していくなかでの患者の受け入れ、手技の習得度、キーパーソン（必要な場合には患者の代理でインスリン注射する可能性があります）によるサポート態勢の確認を行い、医師とも情報を共有します。チーム医療では欠かせない作業です。

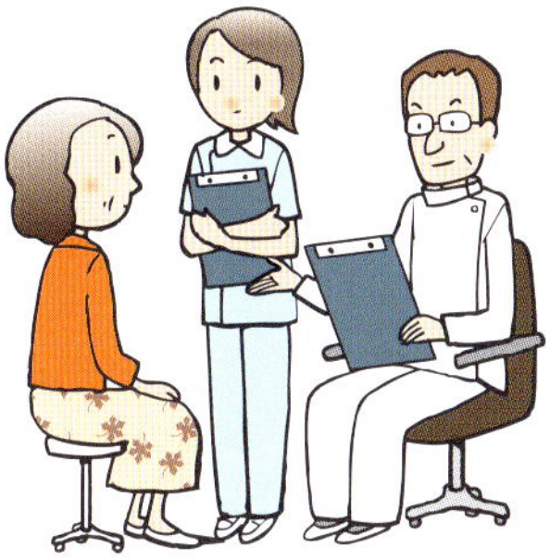

↓

⑤退院前の最終的な理解度をチェックします。具体的な内容としては、自宅での注射針の取り扱い、ゴミの分別指導、シックデイルール（⇨171 ページ）、低血糖時の対応の理解度の確認、キーパーソンの受け入れ状態の確認などがあります。

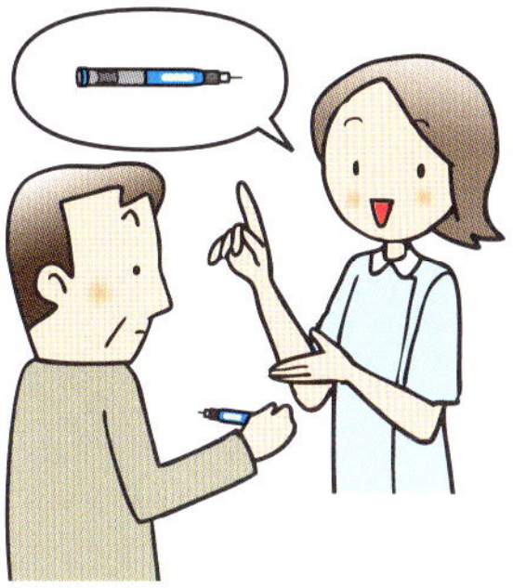

説明と同意

実際の治療について説明を行い、患者の同意を得る

実際の治療にあたって、以下のような説明を行い、同意を得ます。

- 糖尿病全体の基礎知識指導を行います。
- 患者に合ったインスリン製剤の選択。インスリン注射を1日に何回するのかは、患者の血糖の状態だけでなく、患者やキーパーソンのライフスタイルを考慮する必要があります。
- インスリン導入後も、食事・運動療法など自己管理が重要であることを説明します。
- 継続的な血糖コントロールには、精神的なフォローも必要となります（継続治療を負担に思う患者も多い。このため、自己中断しないように働きかけ、治療を継続することの大切さを説明する）。
- 糖尿病網膜症の程度を眼科で確認してもらうことは重要ですが、眼科での評価が完了していないうちは、急激な血糖降下が網膜症を悪化させる要因となりうるために、緩やかなゆっくりした血糖コントロールから始める必要があることを説明します。

［糖毒性］
高血糖によって、インスリンの効きが悪くなったり、膵臓におけるインスリン分泌が妨げられる現象を「糖毒性」と総称します。

＊だんだん血糖が低下してくると、高血糖による糖毒性がとれてくるため、今度は注射するインスリン（外因性インスリンとも呼びます）が効きすぎて低血糖をおこす恐れがあることなどを説明します。
＊入院中は日々血糖に合わせてインスリン注射量の調整を行いますが、退院後は引き続き糖毒性が改善してくることにより血糖が下降する場合もあれば、食生活が乱れることにより血糖が上昇する場合もあります。理解力のある患者では、とくに血糖が下降してくる場合のインスリン注射量の減らし方について十分に指導することが大切です。
＊シックデイ時の対応方法について、医師とも確認しあったうえで説明します（対応方法はそれぞれの患者で異なる）。
＊看護師はインスリン注射に対する不安をよく理解し、患者の気持ちになって対応し、場合によっては患者を励ますことも必要になります。

実際の注射指導　患者自身の手で体験してもらうことが大切

患者への注射指導では、以下のことを行います。
＊使用するインスリン製剤別のパンフレット・血糖自己測定（SMBG⇨85ページ）、自宅でのゴミの分別冊子（具体例を示す）を配布し、説明します。
＊はじめに、デモ機を用いてインスリン・デバイスの構造と準備・注射の取り扱いの説明を行います。
＊次に患者自身の手で触ってもらい、体験してもらいます。このときに単位のメモリが見えにくかったり、針の取り外しが困難な場合は、拡大鏡や専用の除去用具を活用します。

最近では、インスリン強化療法は「basal-bolus（ベーサルボラス）治療」と呼ばれています。

＊インスリン強化療法で２種類のインスリン製剤を使用する場合、当院においては、基礎インスリン（持効型インスリンアナログ製剤）を先に注射し、追加インスリン（超速効型インスリンアナログ製剤など）を後に注射するように指導しています（このほうが低血糖は少ないと考えられる）。
＊インスリン注射によるアレルギーや、低血糖症状の有無をチェックします。
＊自己注射とSMBGを一緒に指導すると混乱してしまうことがあり、

そのような場合、順序としては注射の手技が十分習得できてから、SMBG 指導を開始するようにします。

インスリンの注射方法

腹部や大腿伸側部が、自己注射には比較的適している

インスリン注射は、以下のように行います。

* 注射部位としては、腹部・大腿伸側部・上腕部などがありますが、自己注射に比較的適しているのは腹部や大腿伸側部です。とくに腹部での注射は痛みが少なく、吸収速度が速く吸収が安定している利点があります。
* 注射部位は前回注射部位より 3cm 以上距離をあけ、ローテーションするようにします（硬結によりインスリン吸収が悪くなる恐れがあるため）。

使用後の注意点

使用後はゴミとして捨てずに、医療機関にもってくるよう指導する

使用後の針は家庭でゴミとして処理はせず、プラスチックのボトルや瓶などの容器などにまとめておき、医療機関にもってくるように指導します（専用廃棄ボックスも販売されている）。

ビニール袋などに直接針を入れると針刺しの原因となるため、患者にはビニール袋を用いないよう説明します。

退院前に確認すること

これまでのことをきちんと理解できたか、確認する

患者が退院する前、以下のことが理解できたかを確認します。

* インスリン手技を習得できているか。
* インスリン・針の取り扱いは理解できたか。
* 低血糖対策は十分か。
* キーパーソンや家族の協力態勢、近医かかりつけ医との連携は十分か。
* シックデイ時の対応を理解できたか。

〈インスリン自己注射の流れ〉

1

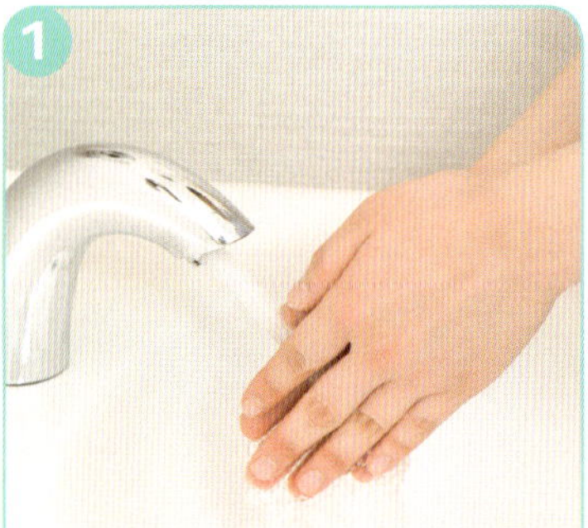

最初に手を洗う

2

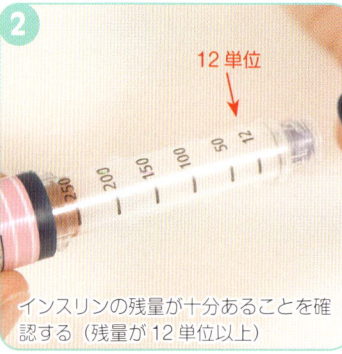

インスリンの残量が十分あることを確認する（残量が 12 単位以上）

3

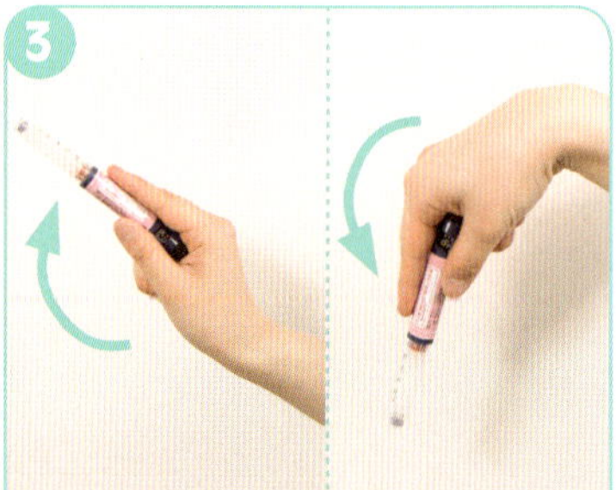

混合型は十分に攪拌《かくはん》する（攪拌しないと均一に白く濁らないため）

4

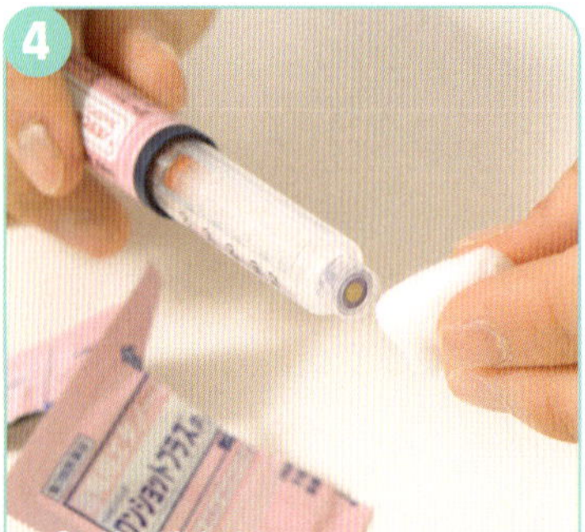

ゴム栓を消毒する

5

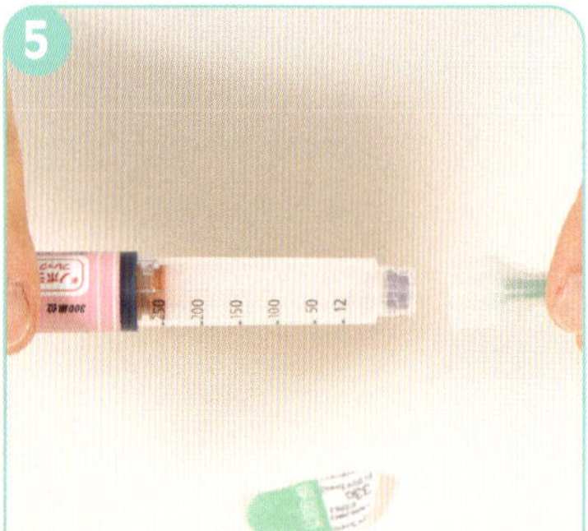

針を取り付ける

6

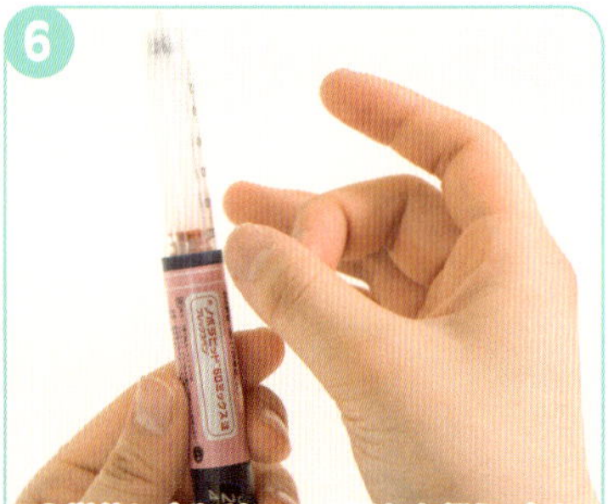

2単位に合わせて、空打ちを行う（インスリンが出るかを確認する）

7

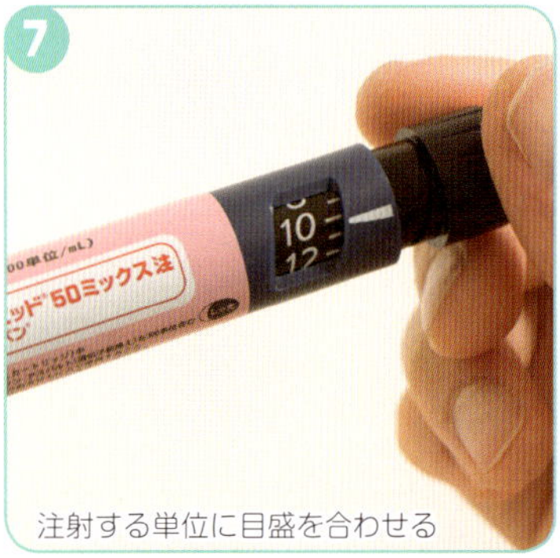

注射する単位に目盛を合わせる

8

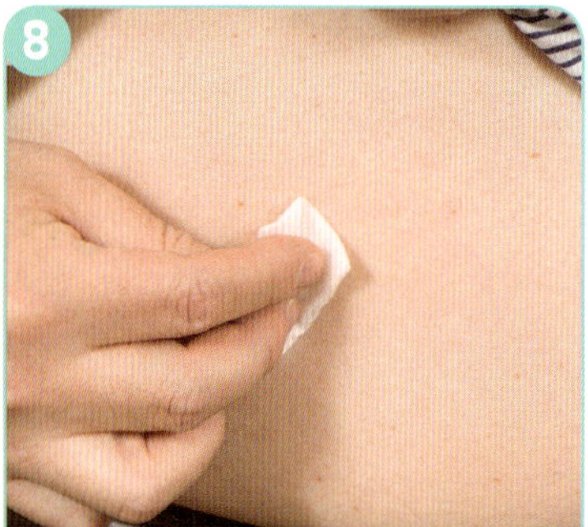

注射部位をアルコール綿で消毒する

9

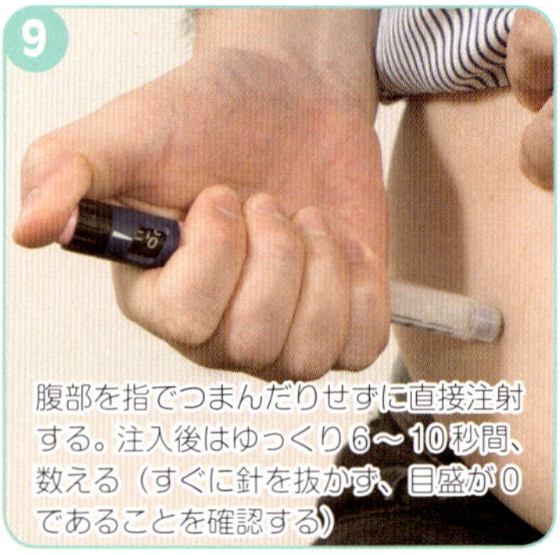

腹部を指でつまんだりせずに直接注射する。注入後はゆっくり 6 〜 10 秒間、数える（すぐに針を抜かず、目盛が 0 であることを確認する）

10

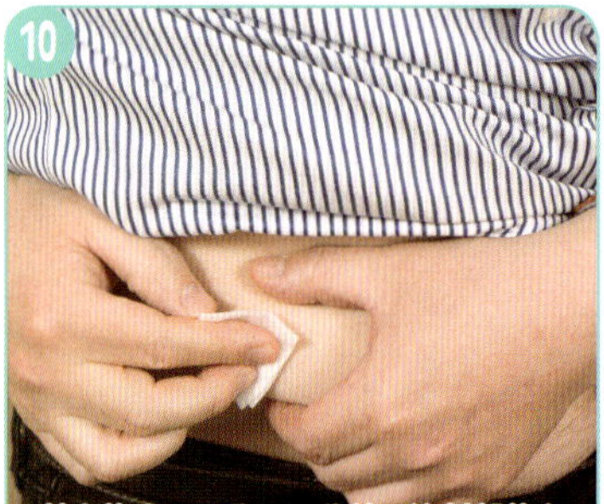

針を抜き、アルコール綿で注射部位を押さえる（揉む必要はない）

11

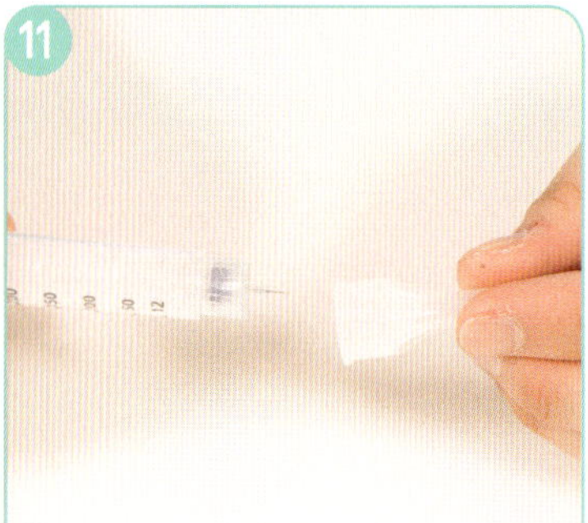

針を取り外す

12

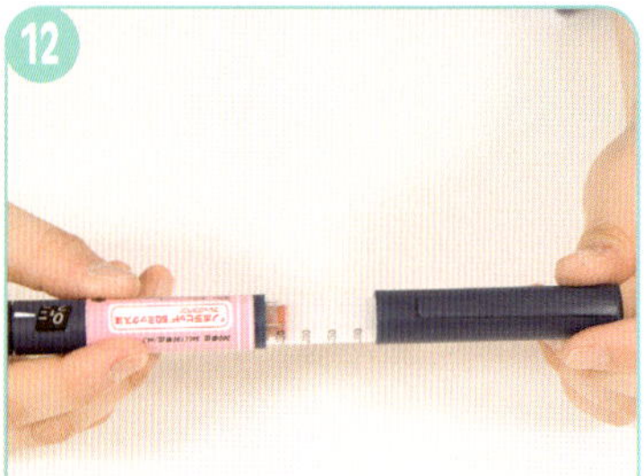

注射はキャップをつけて保管する（開封したものは常温でよいが、未開封のものは冷蔵庫で保管する）

患者教育

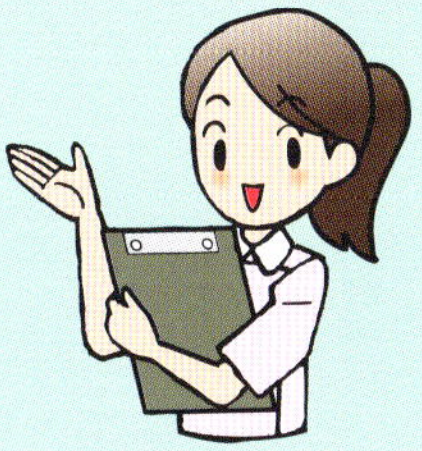

血糖自己測定の指導

糖尿病は生活習慣病の代表といわれるくらい、患者の日常生活の習慣そのものが治療や予後に大きく影響してきます。

教育入院では、日常生活をどのように変えると血糖値を下げることができるのかといった教育、指導を行っていきます。その効果を自分で確認することを「セルフモニタリング」といいます。

ここでは、尿糖測定・血糖測定を通して患者が治療の効果を観察し、振り返ることができるように指導していく方法について説明します。

尿糖測定

簡単で安価、痛みがなく容易なことが長所

尿糖は、尿の中に排出された糖のことをいいます。尿は血液が腎臓の糸球体《しきゅうたい》で濾過《ろか》された残り（老廃物）としてできますが、通常、身体にとって大切なエネルギーである糖は99％再吸収され、尿中に糖が出てしまうことはありません。しかし、血糖が160～180㎎/dℓ 以上と高く、尿糖排泄閾値《はいせついきち》を超えると尿糖として現れます。

［尿糖排泄閾値］
尿糖排泄閾値には個人差があり、なかには尿糖排泄閾値が低く、糖尿病ではなくても尿糖が現れる人もいます。

尿糖排泄閾値には個人差がありますが、患者には血糖コントロールの大まかな指標になることを伝えます。

尿糖測定は「2回採尿法」という方法で行います。尿糖は、腎臓で濾過されるのに時間がかかるため、血糖より遅れて出てきます。

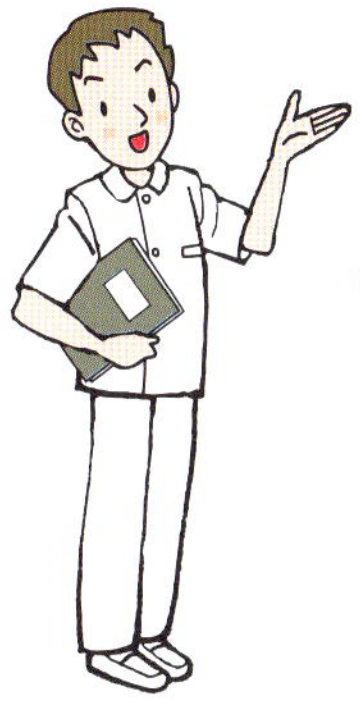

《尿糖測定のメリット》

①セルフモニタリングのひとつとして、簡単で安価であること
②尿の検査なので穿刺《せんし》しないため、痛みがないこと
③数字にとらわれず、＋《プラス》か－《マイナス》の判定で簡単であること

＊③では、正確な数字を得たい状況の患者には不向きであり、また、低血糖の判断はできないという説明が必要になります。

また、膀胱《ぼうこう》で一時的に溜められるため、その溜められた時間の平均した尿糖を測定することになります。測定したい時間の60分前にいったん排尿し、その後、再び測定直前に排尿して採取した尿で測定を行います。測定には尿糖試験紙をその尿に浸し、決められた時間内に変色した色で判定します。

［尿試験紙］
現在では、新ウリエースGaが販売されています。

注意事項として、尿中にビタミンCなどの還元性物質が多く含まれていると、試験紙の酵素反応が阻害されて、正しく判定ができないこともあることを説明します。

血糖自己測定　簡易血糖測定器を用いて指導する

血糖は血液中のブドウ糖量のことです。生きていくためには必要ですが、エネルギーとして消費するサイクルが大切であり、高血糖がどんなに体に悪いことか、患者は何度も聞かされているでしょう。

血糖自己測定を始めるにあたり、患者には最初に以下のことを説明しておきます。

①血糖値はその時の食事や運動、薬の影響を受けて、常に変動していくこと
②その時々の数字を評価するのではなく、1日や数日の血糖の変動を観察する必要があること
③その値に一喜一憂しないようにすること

［セルフモニタリング］
自分の血糖値や尿糖を知ることで関心をもってもらい、自分自身の健康管理に役立て、治療を継続することが大切なことを伝えます。食事療法や運動療法が、すぐに数値で表れるとは限りませんが、モニターすることで「変化」に気がつくようになると説明しています。

また、患者には入院時より血糖測定自己管理ノートをつけてもらい、変化を一緒に観察するようにします。

血糖自己測定には簡易血糖測定器を使用します。指導では、手順や測定方法が正しく行えて、表示された値が信頼できることが大切です。測定器のメーカーによって取り扱いに多少の違いはありますが、基本的には次ページの写真のような手順で行います。

高齢の患者への指導では、手技が覚えられない、順番を間違える、取り付けができないなど、問題となることが多くあります。その時の解決方法として、手技の手順が書いてあるパンフレットを使用し、指をさしてゆっくり順番を追わせる、練習として測定時間とは別に時間を取って指導を行うなどの方法があります。

〈簡易血糖測定器の使い方〉

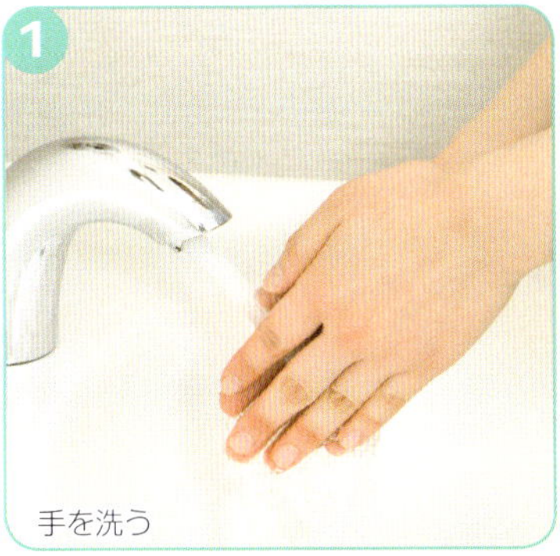

1 手を洗う

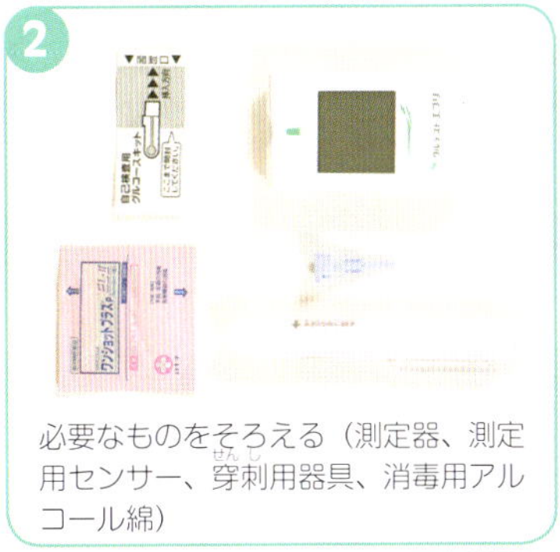

2 必要なものをそろえる（測定器、測定用センサー、穿刺《せんし》用器具、消毒用アルコール綿）

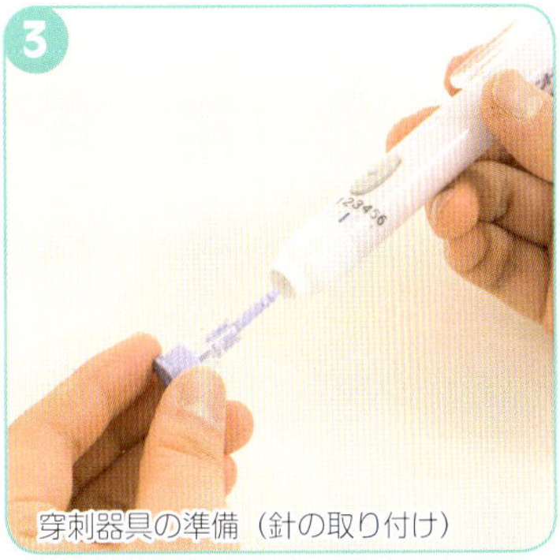

3 穿刺器具の準備（針の取り付け）

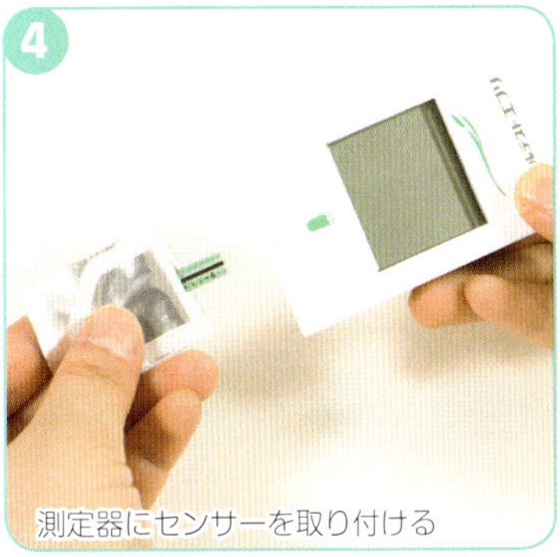

4 測定器にセンサーを取り付ける

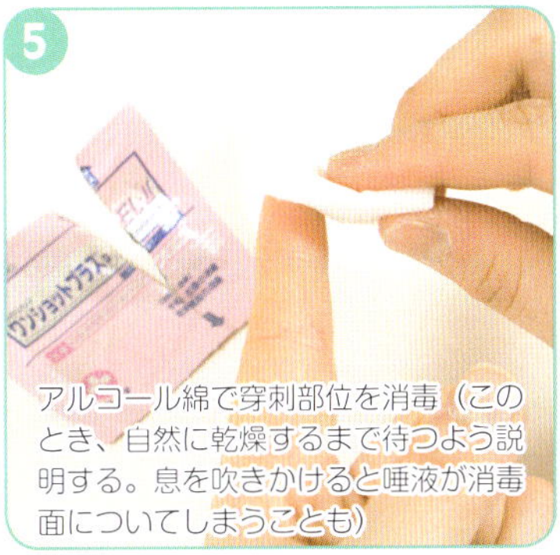

5 アルコール綿で穿刺部位を消毒（このとき、自然に乾燥するまで待つよう説明する。息を吹きかけると唾液が消毒面についてしまうことも）

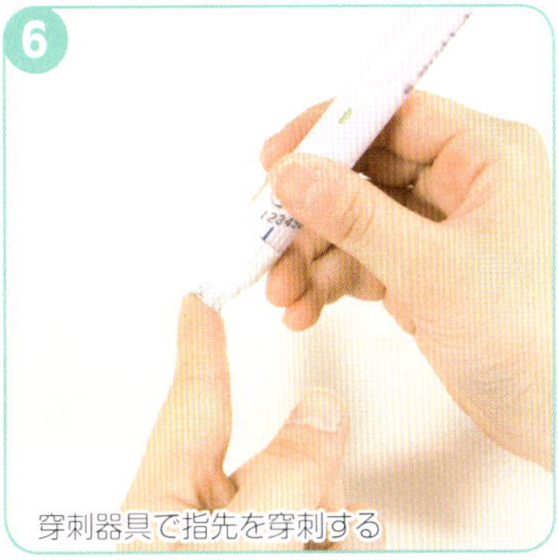

6 穿刺器具で指先を穿刺する

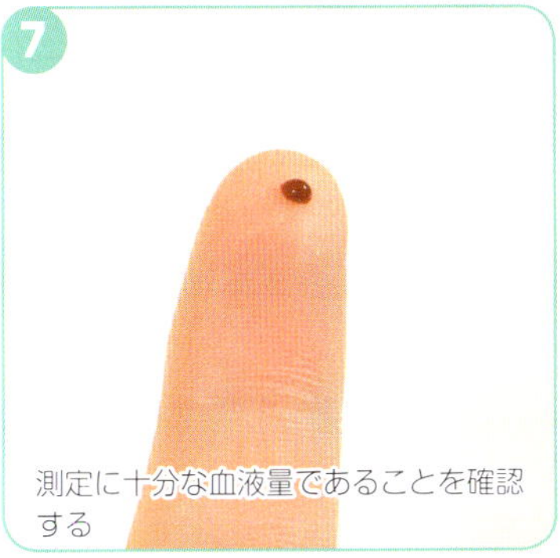

7 測定に十分な血液量であることを確認する

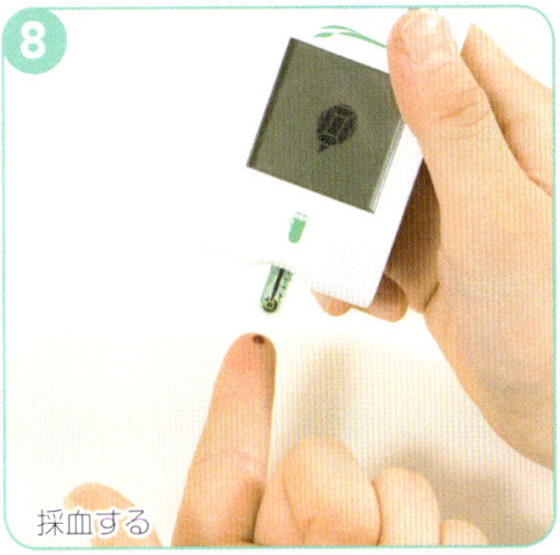

8 採血する

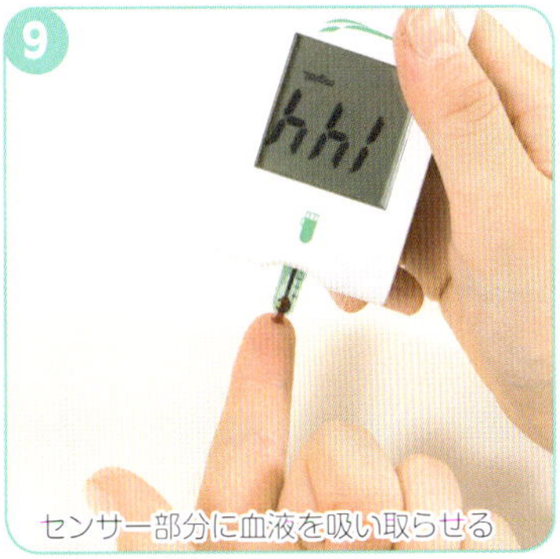

9 センサー部分に血液を吸い取らせる

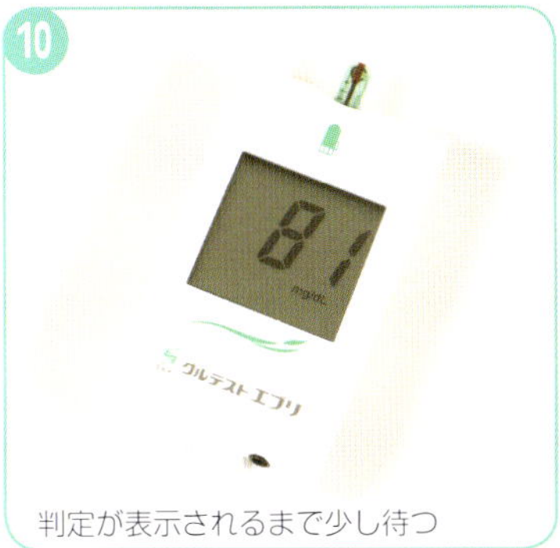

10 判定が表示されるまで少し待つ

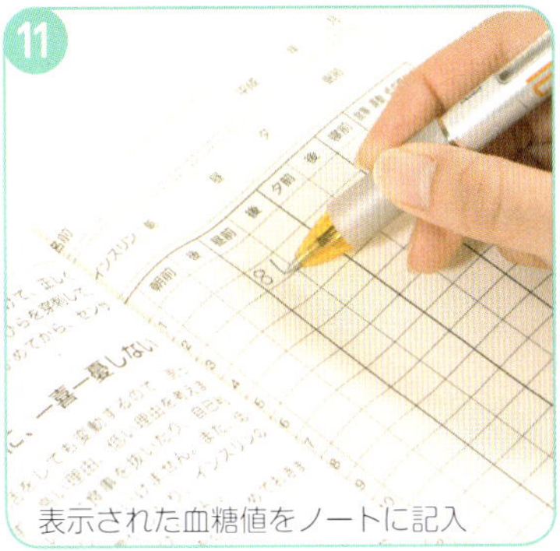

11 表示された血糖値をノートに記入

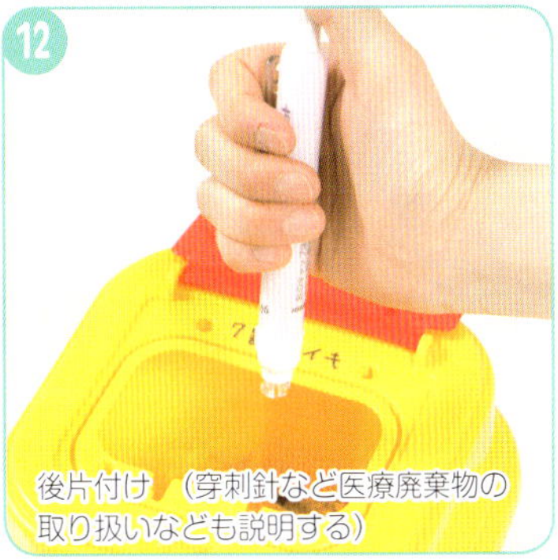

12 後片付け（穿刺針など医療廃棄物の取り扱いなども説明する）

糖尿病チーム医療

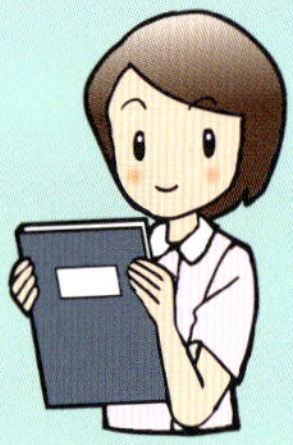

糖尿病診療には医師、看護師だけでなく、多くの職種が参加しています。そのなかで「患者中心の医療」を実践していくうえで、糖尿病チーム医療がどのような形をとるべきか、チームアプローチはどのようにあるべきかを考えていきましょう。

糖尿病医療チームの形　療養指導の基準をもつことが大切

糖尿病診療を担当する医療機関は、かかりつけ医とも呼ばれる診療所から、糖尿病専門クリニック、さらに糖尿病専門医の常勤する地域の中核病院までさまざまです。多様な医療機関があるなかで、糖尿病医療チームはいろいろな形をとります。

診療所では、医師と看護師および院外薬局の薬剤師が患者情報を交換し、チーム医療を展開することもあります。

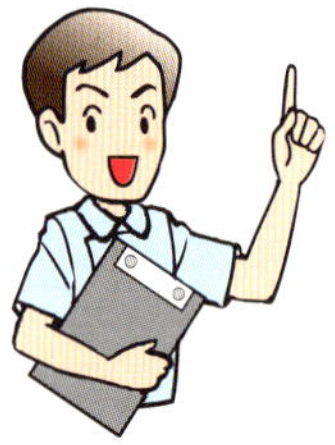
各職種は、お互いの職種の指導内容についても十分理解しながら、お互いの専門性を尊重する配慮も大切です。

中核病院では、通常、医師がチームリーダーとなり、看護師、管理栄養士、薬剤師、臨床検査技師、理学療法士などの職種と糖尿病医療チームを形成します。大切なのは、各自がばらばらに指導を行うのではなく、療養指導の基準をもつことです。さらに、その施設ごとに、各職種の役割分担（次ページの表参照）を決めます。

チームアプローチの実際　チーム内での情報共有化を目指す

チームアプローチは、外来診療における場合と入院診療における場合とがあります。

いずれにおいても、患者と各職種の間で緊密で良好なコミュニケーションを維持すること、できるだけ早い段階で、できるだけ多くの患者情報を得て、チーム内で情報の共有化が可能となることが

〈糖尿病療養指導チームのメンバーの役割分担（例）〉

療養指導	医師	看護師	管理栄養士	薬剤師	臨床検査技師	理学療法士
継続自己管理の意識づけ	○	○	○	○	○	○
食事療法	○		○			
栄養管理と評価	○		○			
献立、調理などの理論と実践			○			
運動療法	○	○	○			○
インスリン自己注射	○	○				
服薬指導	○			○		
血糖自己測定	○	○			○	
生活指導	○	○	○			○
療養指導の計画作り	○	○	○	○	○	○
療養指導の評価	○	○	○	○	○	○

（日本糖尿病療養指導士認定機構編『糖尿病療養指導ガイドブック 2011』5 ページより）

理想です。

もちろん、患者自身もチームの中心としてどのような治療でいくのか、その結果どのようになると予想されるのか、という情報を共有するべきです。

外来診療におけるチームアプローチ

初診時の患者情報は共有化され、個々の指導内容は医師に集約されて、治療方針の決定のために有効に活用されます。とくに、患者は医師に言えないような本音の部分を看護師には心を開いて述べることもあり、看護師は患者とのコミュニケーションに最大限心を配るようにすることが大切です。

また、チームにおける看護師の役割として、治療内容が変更になる場合（内服内容の変更、インスリン注射や血糖自己測定の導入など）の指導を行う際、患者の理解度・心理状況・実行能力などを評価し、医師やほかの職種にその内容をフィードバックすることも重要です。

入院診療におけるチームアプローチ

入院中の療養指導は、入院目的や入院期間、患者の能力に合わせて計画を立てることが行われています（クリニカルパスの作成）。

クリニカルパスの作成

医師の治療方針に沿って、ケアと教育の計画が立てられ、他部門

[クリニカルパス]
これは、医療機関によってさまざまで、2週間ほどのものから、1週間、あるいは週末を利用した3日間のパスを設定している病院もあります。

との調整の過程で各職種間の協調性、いってみればその施設でのチーム力が重要になってきます。

糖尿病のクリニカルパス入院では、いくつかの集団講義が用意されており、各診療部門や各職種がそれぞれの担当領域を担当します。回診やチームカンファレンスへの参加はチームとしての連携や、より緊密な情報共有化を図るよい機会ですから、看護師を含む各職種の参加が望まれます。

カンファレンス

カンファレンスはミニ・ディスカッション形式をとり、1人の患者の問題点をとり上げ、各職種でそれぞれの立場からの意見を交換し、医師が議長として意見をまとめ、最終的な方針を決定します。

外来診療の場合と同様、入院診療においても、患者に最も近い立場にある看護師の役割は大変重要です。患者との良好なコミュニケーションを保ちつつ、患者の理解度・心理状況・実行能力などを評価し、チームへの情報提供を行うことが求められます。

カンファレンスでの議論は、看護師としてスキルアップするための大きな糧となります。問題点の抽出、解決策の提案、ほかの職種への的確な連絡などの技術を磨いていっていただきたいと思います。

チームの方針をわかりやすく、かみ砕いて、患者に最も適切な形で伝える際にも、患者に最も近い看護師の立場がその威力を発揮します。治療に非協力的だった患者が、看護師の細やかな働きかけによって心を開き、治療に積極的にかかわるようになる事例はいくらでもあります。

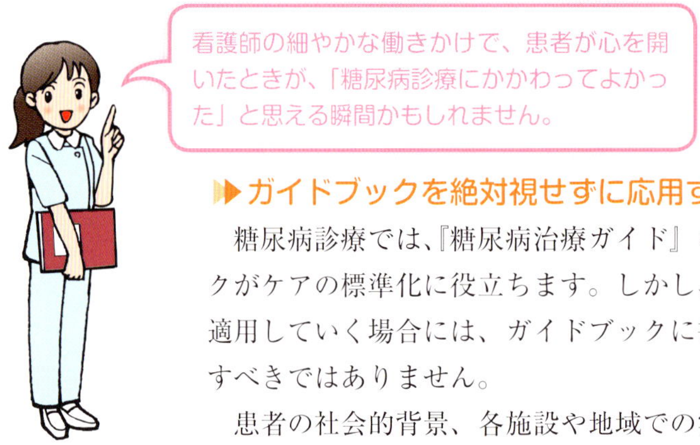
看護師の細やかな働きかけで、患者が心を開いたときが、「糖尿病診療にかかわってよかった」と思える瞬間かもしれません。

ガイドブックを絶対視せずに応用することも大切

糖尿病診療では、『糖尿病治療ガイド』などの標準的なガイドブックがケアの標準化に役立ちます。しかし、治療内容を個々の患者に適用していく場合には、ガイドブックに書かれていることを絶対視すべきではありません。

患者の社会的背景、各施設や地域での実情に合わせて、さまざまな応用やバリエーションがあることをチーム内で話し合い、意思を統一していくことが大切です。

患者教育

糖尿病療養指導士認定制度

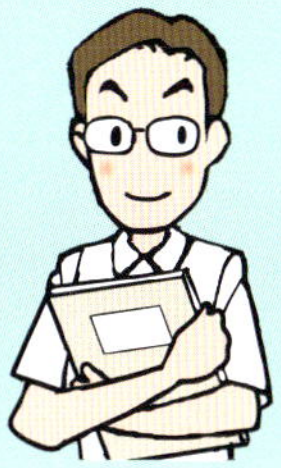

制度発足の背景

急増する糖尿病患者の療養指導にあたるのは、医師だけでは困難な状況となっている

2008 年に厚生労働省から発表された平成 19 年国民健康・栄養調査の結果では、わが国の糖尿病が強く疑われる人は約 890 万人、糖尿病の可能性が否定できない人は約 1,320 万人と推定され、成人人口の 4.7 人に 1 人は糖尿病の可能性があることになります。

これだけ多くの糖尿病患者がいるにもかかわらず、医療機関に定期的に通院している患者は約半数にすぎないといわれています。さらに、日本糖尿病学会認定の専門医数は、2009 年 11 月現在、3,941 人にすぎず、急増する糖尿病患者の療養指導にすべてかかわるのは、医師だけでは困難な状況となっています。

日本糖尿病療養指導士認定機構が 2000 年に発足

そこに糖尿病療養指導士の必要性があるのです。米国やカナダ、オーストラリアなどでは、1970 年代より糖尿病専門の療養指導者の重要性が議論され、1986 年には CDE（Certified Diabetes Educator）認定制度が発足しています。

わが国でも 7 年間の検討を経て、2000 年 2 月より、日本糖尿病療養指導士認定機構（Japanese Certification Board for Diabetes Educator）が任意団体として発足しました。第 1 回の認定試験が行われたのが 2000 年、以降毎年 2000 人近い糖尿病療養指導士の方が新たに認定されています。更新者も含めて、現在は約 16,000 人の糖尿病療養指導士の方が全国で活躍しています。職種は看護師が最も多く、以下、管理栄養士、薬剤師、臨床検査技師、理学療法士の順となっています。

［日本糖尿病療養指導士認定機構（JCBDE）］
ホームページ
http://www.cdej.gr.jp/index.html

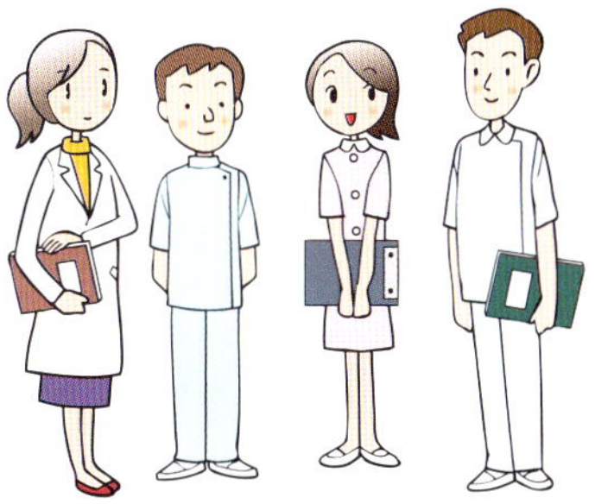

〈日本糖尿病療養指導士合格者数（第１回～第10回）〉

	第１回	第２回	第３回	第４回	第５回	第６回	第７回	第８回	第９回	第10回	計
看護師	1,846	891	1,001	778	875	856	873	899	939	928	9,886
管理栄養士	1,369	545	439	317	319	256	278	315	311	373	4,522
薬剤師	592	249	235	222	240	278	251	291	312	268	2,938
臨床検査技師	338	248	227	188	199	169	138	152	124	121	1,904
理学療法士	77	41	44	42	45	38	60	59	115	107	628
准看護師	116	60	76	48	62	-	-	-	-	-	362
栄養士	26	3	6	2	12	-	-	-	-	-	49
合格者総数	4,364	2,037	2,028	1,597	1,752	1,597	1,600	1,716	1,801	1,797	20,289

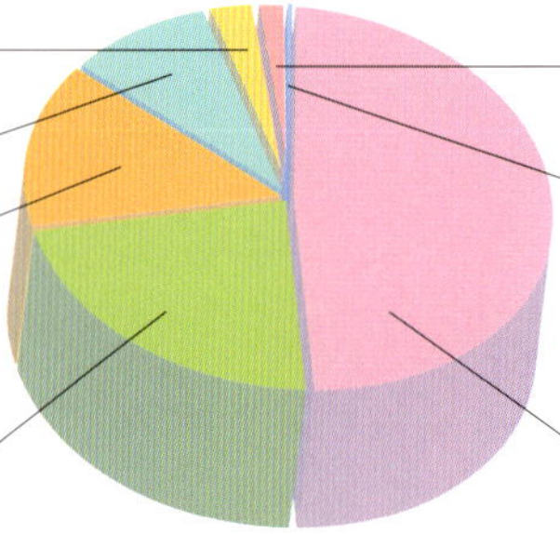

理学療法士：628
臨床検査技師：1,904
薬剤師：2,938
管理栄養士：4,522
准看護師：362
栄養士：49
看護師：9,886

（日本糖尿病療養指導士認定機構の資料より引用／准看護師、栄養士の受験資格は第５回認定試験まで）

糖尿病療養指導士の業務

糖尿病療養指導はそれ自体が治療

日本糖尿病療養指導士（Certified Diabetes Educator of Japan: CDEJ）は、所定の認定試験に合格したコメディカルスタッフ（管理栄養士、薬剤師、臨床検査技師、理学療法士）に与えられる資格で、糖尿病患者の療養指導に携わるエキスパートです。

糖尿病療養指導はそれ自体が治療であると考えられており、医療法に定められた、それぞれの専門職の業務に則って行われます。日本では、CDEJの療養指導に対する保険給付は遅れており、2011年現在でもまだ具体的な算定要件には至っていません。

[糖尿病合併症管理料]
CDEJに対する保険給付ではありませんが、2008年には、糖尿病足病変の研修を受講した、しかるべき看護師が糖尿病足病変に関する通院患者への指導を行った場合に、糖尿病合併症管理料（170点）が算定できるようになりました。

日本糖尿病療養指導士（CDEJ）

取得方法と更新

CDEJの受験資格（平成23年）については次ページの表を参照してください。3.の糖尿病療養指導の自験例では、ご自身で担当された症例の記録を10例記載し、提出しなければなりません。

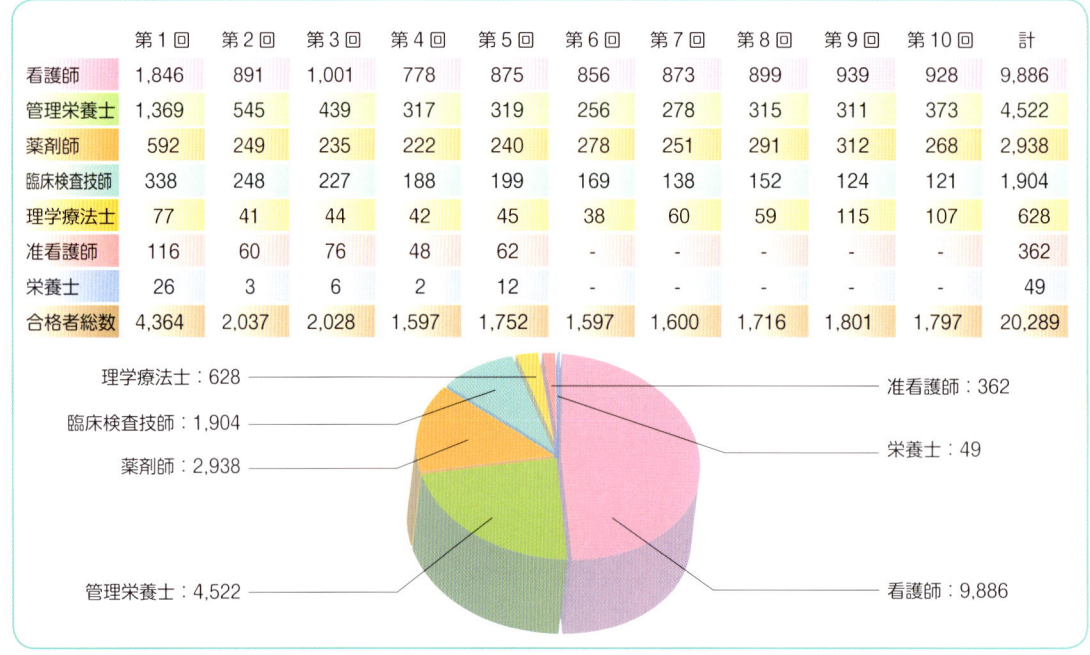

◆◆ 日本糖尿病療養指導士認定試験の受験資格 ◆◆

1. 看護師、管理栄養士、薬剤師、臨床検査技師、理学療法士のいずれかの資格を有していること
2. 下記の（1）（2）（3）の条件を全て満たしている医療施設において、現在または過去 10 年以内に 2 年以上継続（注 1）して勤務しかつ糖尿病患者の療養指導業務に従事した方で、かつこの間に通算 1,000 時間以上糖尿病患者の療養指導をおこなった（注 2）こと
   （1）当該施設に勤務する、以下の（イ）（ロ）のいずれかに該当する医師が、糖尿病療養指導にあたり受験者を指導していること
      （イ）常勤または非常勤の日本糖尿病学会専門医（非常勤の場合、勤務は月 1 回以上）
      （ロ）日本糖尿病学会の会員で糖尿病の診療と療養指導に従事している常勤の医師
   （2）外来で糖尿病患者の診療が恒常的におこなわれていること
   （3）糖尿病の患者教育、食事指導が恒常的におこなわれていること
3. 受験者が 2. の「糖尿病療養指導業務に従事した期間」に当該施設で携わった糖尿病療養指導の自験例が 10 例以上あること
4. 本機構が開催する講習会を受講し、受講修了証（注 3）を取得していること

(注 1)「2 年以上継続して」とは

1. 医療施設に所属（在籍）していても、長期病気療養、留学その他の理由により業務に従事していない期間がある場合、また、施設が（1）（2）（3）の条件のいずれかを満たしていない期間がある場合は、その期間は（2項）の「（条件を満たす施設において）業務に従事している」期間として認められません。
2. 業務に従事した期間は、継続している必要があり、1 日でも中断している場合は中断の前後の期間を合算できません。異動、転勤等により、業務に従事する施設を変更した場合、変更前後ともに（1）（2）（3）の条件を全て満たす施設で引き続き糖尿病患者の療養指導業務に従事していれば、「継続して業務に従事している」こととして申請できます。この場合、変更前後の施設で業務に従事した期間を合わせて継続 2 年以上であること・期間に中断がないことが必要です。

(注 2)
「糖尿病患者の療養指導をおこなった」時間とは、「糖尿病療養指導の業務に従事していた」時間ではなく、直接糖尿病患者に接して療養指導をおこなった時間のみです。

(注 3)
受講修了証の有効期間は原則として取得年度限りです。但し、当該年度の認定試験を受験しなかった場合に限り、取得年度の次年度まで使うことができます。

◆◆ 自験例の記載内容 ◆◆

- できれば療養指導により改善した症例を選ぶ
- 看護師としての観点からみた個々の症例の問題点を簡潔に
- 問題点に対して、どのように対応したことが改善に結びついたかを具体的に
- 主治医や院内のほかの職種と、どのような連携をとったか

自験例の記載は、上記をそれぞれ記載します。

どの症例の記載も同じようにコピー・アンド・ペーストすることは避けましょう。自験例も重要な採点の対象となるので、医師に

チェックしてもらうとよいと思います。

また、CDEJ は5年目ごとに認定更新を行わなければなりません。更新に際しては、5年間で所定の学会や研修会に参加し、単位を取得するほか、更新時にも自験例 10 例の提出が必要となります。

CDEJ は取得するのも更新するのもそれなりの労力を必要としますが、看護師のみなさんが日本糖尿病療養指導士の取得を目指されることは、専門職種として糖尿病療養指導の知識を整理し、その専門性を高めるのにきっと役立つはずです。

地域糖尿病療養指導士（LCDE）　基準に達しない施設でもスキルアップが可能

基準を満たす施設に勤務されているコメディカルスタッフにとっては、CDEJ はスキルアップのためのよい目標となります。

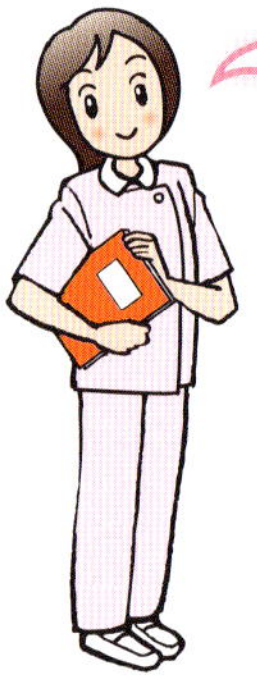

活躍している人の多い地域では、糖尿病関連の研究会や勉強会も数多く開催され、糖尿病に関するスキルアップを重ねていくことが可能です。

しかし、糖尿病専門医が勤務していない、日本糖尿病学会会員の医師がいない、など施設基準を満たさない施設に勤務している場合、地域糖尿病療養指導士（LCDE）認定制度を設けている地域があります。

看護師以外の職種でも、院外薬局勤務の薬剤師、診療所勤務の管理栄養士、臨床検査技師など、地域の糖尿病診療に深くかかわりながらも CDEJ が取得できず、LCDE の認定を受け、地域で活躍している人もいます。

◆◆ 現在運営されている地域糖尿病療養指導士認定制度 ◆◆

- 青森糖尿病療養指導士
- 神奈川糖尿病療養指導士
- 愛媛地域糖尿病療養指導士
- 島根県糖尿病療養指導士
- 新潟県地域糖尿病療養指導士
- 東北信糖尿病療養指導士
- 福岡糖尿病療養指導士
- 秋田県糖尿病療養指導士
- 山梨糖尿病療養指導士
- 西東京糖尿病療養指導士
- 静岡県西部糖尿病療養指導士
- 筑後佐賀糖尿病療養指導士
- 福井糖尿病療養指導士
- 飯田下伊那地域糖尿病療養指導士

患者教育

小児糖尿病キャンプ

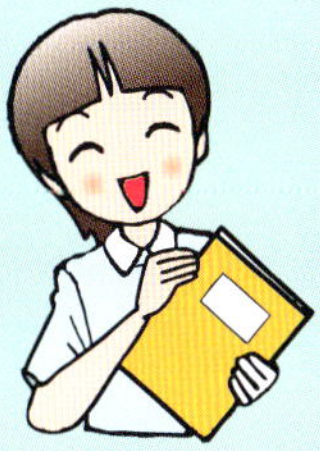

糖尿病キャンプの目的

①同じ病気の仲間作り　②療養方法の理解
③自分を見つめる

糖尿病キャンプでは、運動会、山登り、プールや海水浴の水遊び、キャンプファイヤー、飯ごう炊飯などのレクリエーションを楽しめるようなスケジュールを組んでいます。

また、子ども同士で話し合う時間をもつことで、自分を見つめ直す機会にもなります。

キャンプでは、実生活のなかでの血糖の変動について医師と話をしたり、低血糖の症状が出たときにどう対処するのかを、医療スタッフと一緒に考えます。

キャンプの意義

インスリン自己注射や低血糖時の対処など、自分で正しく行えるようにする

1型糖尿病は小児に多く、有病率は1万人に1.5人といわれています。生涯インスリン注射が必要ですが、正しくコントロールすれば、天寿をまっとうすることができます。

しかし有病率が低いため、家族、教師、友人などから、一般的に多い2型糖尿病と混同されるなど、周囲の無理解や孤立感に悩んでいる子どもや家族が多いのです。

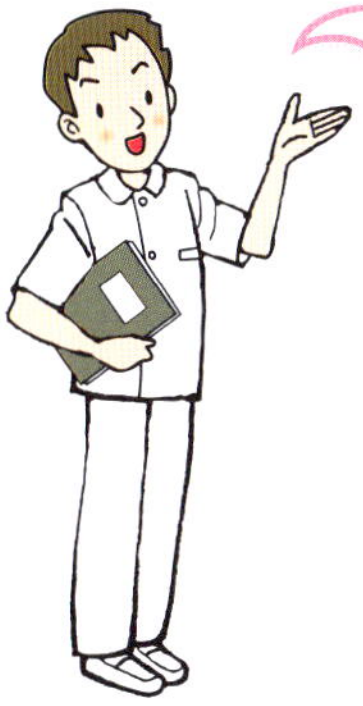
インスリン自己注射や低血糖時の対処などが、自分でうまくできればよいコントロールとなり、将来の合併症の予防ともなります。

サマーキャンプは、インスリン発見の4年後の1925年にデトロイトでWendt医師により始められました。日本では1963年に丸山博先生によって始まり、現在では全国48か所で行われています。

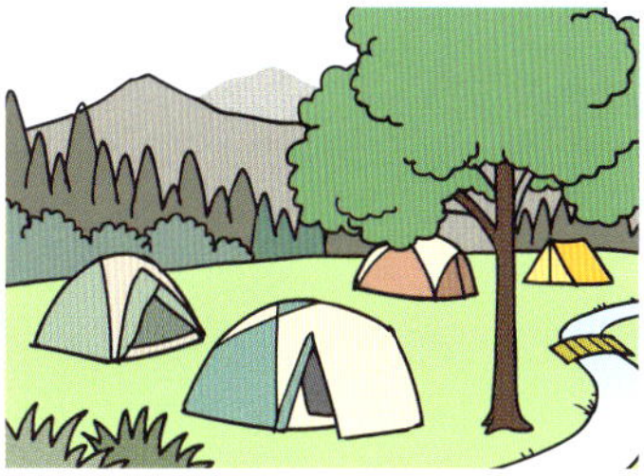

サマーキャンプの参加者	1型糖尿病患者をはじめ、医師や看護師、栄養士など総勢 100 名以上が参加して行っている

　つぼみの会サマーキャンプは丸山博先生が始められ、1980 年には福島県伊達市に、糖尿病児のための専用のキャンプ場も作られました。

　参加者は小学校 1 年生から高校 3 年生までの子ども 40 ～ 50 人、キャンプを卒業した OB、OG などの子どもの世話をする大学生たち約 20 人、食事を作る栄養士、栄養学科の学生 25 人、看護師 5 名と看護学生 15 名、医師 4 名と研修医 6 ～ 8 名、そのほか 10 名ぐらいです。最初は 10 日間でしたが、現在は 6 日間で行っています。スケジュールの一例を下に示します。

〈サマーキャンプのスケジュール〉

6:00	6:30	7:00	7:30	8:00	8:30	9:00	9:30	10:00	10:30	11:00	11:30	12:00	12:30	13:00	13:30	14:00	14:30
	起床 ラジオ体操 血糖自己測定		朝食				午前の行事					血糖自己測定・インスリン注射	昼食		午後の行事		

15:00	15:30	16:00	16:30	17:00	17:30	18:00	18:30	19:00	19:30	20:00	20:30	21:00	21:30	22:00
										[中学生] ミーティング		[中・高生] 血糖自己測定・インスリン注射		就寝
午後の行事		おやつ	自由行動・入浴				夕食							
										[小学生] 血糖自己測定・インスリン注射		就寝		

	1日目	2日目	3日目	4日目	5日目	6日目
午前	＊両国集合 ＊往路	＊採血 ＊身体検査 ＊授業	＊海	＊調理実習	＊身長・体重測定 ＊作文	＊復路
午後	＊キャンプに到着後オリエンテーション	＊運動会	＊海		＊おやつ作り	＊復路 ＊家族にミニ講習会 ＊解散
夜				＊肝試し	＊キャンプファイヤー	

キャンプ中の活動

10 人ぐらいで 1 つのグループを作り、いろいろな行事に参加する

子どもや OB、OG 合わせて 10 人ぐらいで 1 つのグループを作り、運動会、山登り、調理実習などにグループ単位で参加します。

高校生や中学生には、小学生の面倒を見てもらいます。自己注射ができない子どもたちも、先輩たちの励ましと、看護師たちの努力で、キャンプ終了時には全員ができるようになっています。

「夜会」と称して、子どもたちとの話し合いの場を設けています。中高生、OB、OG と心理療法士の人たちで、子どもたちが自分の病気をどう思っているか、友だちに話をしているかなどの話し合いをしています。

中高生には、1 か月前に、自分たちの病気である 1 型糖尿病について、インスリン、食事、低血糖に関しての宿題を出しておきます。自分の病気に関して、本人自身が勉強するという姿勢を学んでほしいからです。その宿題をもとに、キャンプ中にお互いに教え合い、スタッフは適切でない答えだったときにアドバイスをします。

小学生には、ゲームを取り入れた授業をしています。

子どもたちと話し合う

自分の病気について、患者本人が理解できるように話し合う

医師との話し合いは、個別に血糖の変動をグラフにして行います。インスリン量や、低血糖時の処置などについて、子どもと医師とが話し合い、どうしてそうなったのか、今後どうしていこうかといったことを相談します。子どもが理解できないときは、わかるように教えます。

例えば、冷や汗、手の震えなどの低血糖の症状が出ているときは、血糖値を必ず測ります。ときには、150 mg/dℓ と数値が高くても低血糖の症状が出ている人がいます。その場合は、温かいお茶を飲ませるなどすると、症状は治まります。血糖値が、200 mg/dℓ から急に 150 mg/dℓ になると、症状が出るのです。

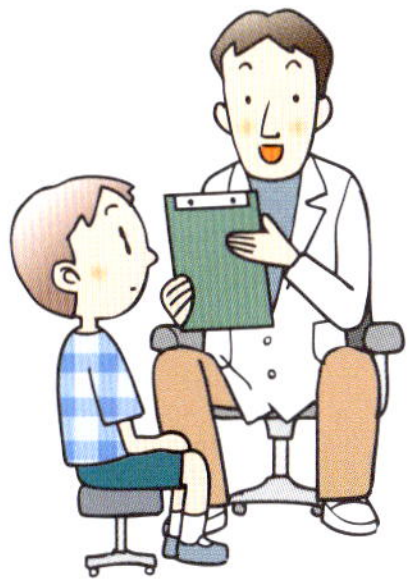

〈血糖値の変動グラフ〉

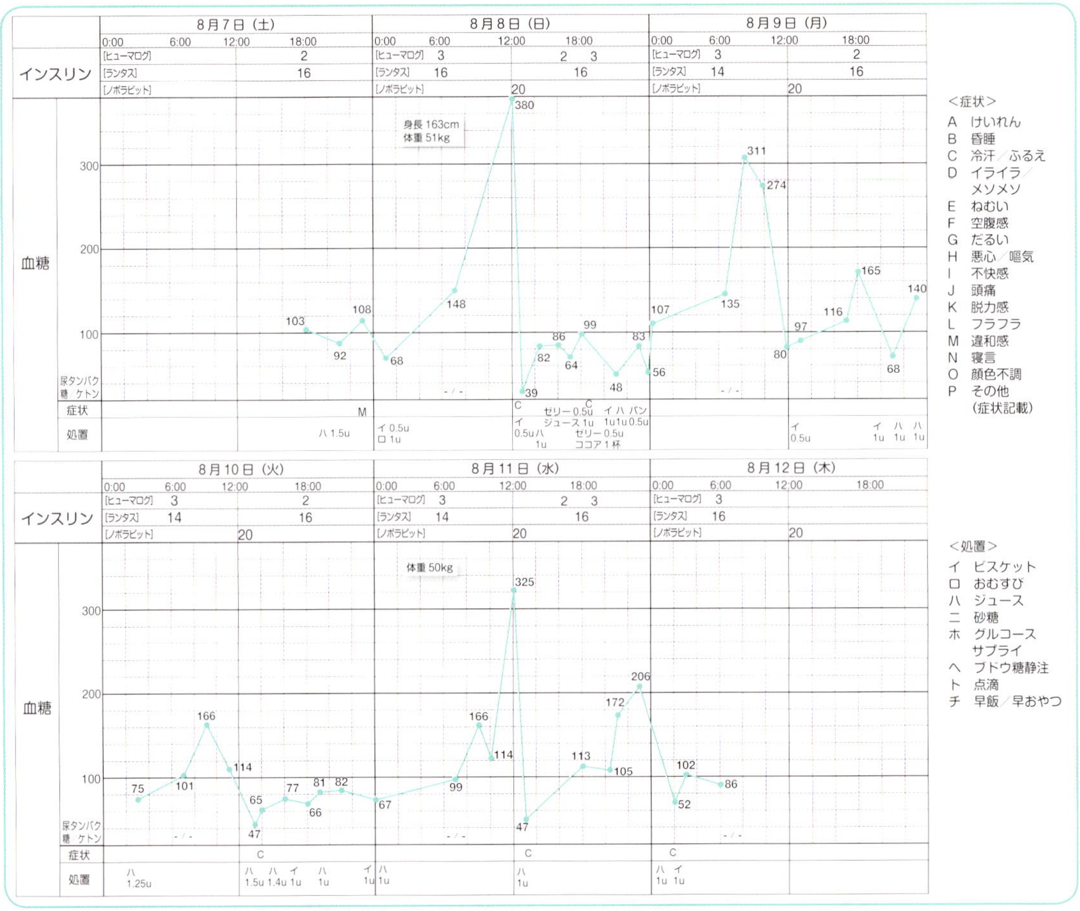

ファミリーキャンプ／ヤングキャンプ

悩みをかかえる患者や家族のためのキャンプを行う

大学生や社会人になって発症した人たちやその家族は、悩みをかかえています。私の診療所では、第4土曜日の午後3時から5時に、チャプレン（キリスト教聖職者）の指導のもとに、医師の私と栄養士も加わって、そうした人たちとのミーティングを行っています。また、2006年からは、ファミリーキャンプを1泊で行っています。

多くの医療機関で糖尿病教室を行っていますが、2型中心の教育が一般的で、1型の人は強く孤立感をもっています。大学生、社会人、そして1型糖尿病の家族を対象とした患者会、キャンプ、教室をもっと行うべきだと思います。

6章

糖尿病の生活指導

食事療法

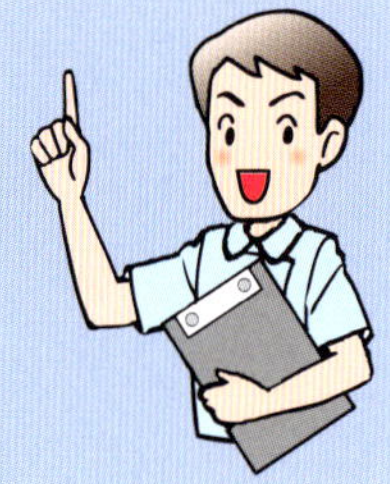

糖尿病治療での食事療法

患者によく理解してもらい、受け入れてもらうことが大切

糖尿病の治療の３本柱とは、**食事療法、運動療法、薬物療法**を指します。

患者の意識が運動療法や薬物療法に向かっていて、「1万歩以上歩いているから大丈夫なはず」「薬を飲んでいるから、あるいはインスリンを注射しているからよくなるはず」――それなのに血糖がよくならない、ということはしばしば経験します。

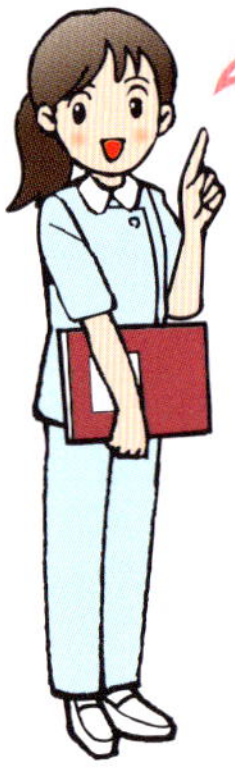
糖尿病治療では、食事療法がある程度きちんとできていなければ、良好な血糖コントロールに結びついていきません。ですから、食事療法を患者さんにどのように理解してもらい、受け入れてもらうかが重要になります。

糖尿病は、膵臓《すいぞう》からのインスリン分泌が悪い「インスリン分泌不全」と、肥満、妊娠、重度の身体的ストレスでインスリンが分泌されていてもインスリンの効きが悪くなる「インスリン抵抗性」がおり混ざって成り立っている病気です。

これは摂取カロリーの過剰や運動不足が原因となっています。そのため、食事療法と運動療法によってインスリンの働きをよくしてあげることで、糖尿病のコントロールはよくなり、糖尿病合併症を発症する危険性が低下します。

食事療法を守ることで血糖コントロールがよくなるのは当然と思われるかもしれませんが、なぜよくなるのか、膵臓、肝臓、末梢《まっしょう》組織（骨格筋や脂肪組織）に分けて、ここで改めて考えていくことにしましょう。

膵臓での食事療法の効果

膵臓の負担を軽くしてインスリン分泌能を改善する

食事摂取量に応じて小腸からインクレチンが分泌され、インクレチンの量に応じて膵臓からインスリンが分泌されますが、前述（⇨22ページ）のように２型糖尿病患者では、インスリンの立ち上がりが悪い（インスリン初期分泌障害）ことに加えて、インスリン分泌量そのものがかなり低下しています。いってみれば、膵臓の血糖処理能力が限界を超えてしまっているわけですから、エネルギー摂取量を制限することは膵臓の負担をとることにつながります。

また、高血糖はそれ自体が膵臓を疲労させ、インスリン分泌を低下させてしまうことが明らかになっています。したがって、エネルギー制限によって血糖が上がりにくくなると、そのこと自体が膵臓の負担を軽くし、膵臓のインスリン分泌能を改善することによって、制限した食事量以上に血糖が下がることがありうるのです。

肝臓での食事療法の効果　グリコーゲンの蓄積が少なくなり、血糖が下がる

次に肝臓についてですが、食事から得られた糖をグリコーゲンとして蓄え、絶食など血糖が下がった場合にグリコーゲンを分解して放出し、血糖を上昇させるのが肝臓の通常の働きです。

エネルギー摂取量を制限することにより、肝臓のグリコーゲンの蓄積は少なくなり、その分肝臓からの糖の放出量が少なくなるため、血糖を低下させることになります。

また、肝臓のグリコーゲンの蓄積が少なくなるとグリコーゲンを補充する必要があるため、肝臓における糖の取り込みが増え、血糖が下がることになります。

末梢組織での食事療法の効果　インスリンの働きが改善し、血糖が下がる

［糖毒性］
血糖値が高くなると、膵臓からのインスリン分泌や、肝臓や骨格筋におけるインスリン感受性が低下する状態をいいます。一時的なもので、血糖値が下がることで改善します。

末梢組織（骨格筋や脂肪組織）では、通常インスリン作用によって糖が取り込まれます。エネルギー摂取量の制限によって肥満が解消するとインスリンの働きがよくなるため、末梢組織（骨格筋や脂肪組織）での血糖の取り込みが上昇し、血糖が下がります。

このように、食事療法によって血糖が下がると膵臓、肝臓、末梢組織（骨格筋や脂肪組織）それぞれにおいて糖毒性が解除され、血糖のコントロールはさらに改善することになります。

食事療法の指導　適切な時間と量、バランスが大切

それでは、食事療法を具体的にどのように患者に指導していけばよいのでしょうか？

食事をとることは体に必要なエネルギーを摂取する不可欠な営みです。そして、糖尿病の食事療法では、食べてはいけないものがあるわけではありません。糖尿病の食事療法は「適切な時間に適切なエネルギー量とバランスのとれた食事をとる」ことにつきます。そのことを、いかに具体的に患者に伝えていくかを考えていきましょう。

適切な時間…1日3回、間食はなし

「適切な時間」とは、「食事は1日3回規則正しく摂取し、間食はしない」ということです。3食それぞれのエネルギー量はなるべく均等にします。朝食を抜くなど1日2回の食事摂取では、1回の食事での摂取エネルギーが多くなりがちで、不規則な食事時間の方は間食しがちになります。食事と食事の間は規則正しく4～5時間空けるようにします。また、早朝の高血糖を防ぐためにも、夜9時以降に食事をとらないようにします。

適切なエネルギー量…標準体重と身体活動から算出する

「適切なエネルギー量」とは「適正な体重を維持し、日常生活が支障なく営めるエネルギー量」をいい、標準体重と身体活動の2つから適切なエネルギー量を算出します。

標準体重は身長をメートルで表し、身長（m）^{2} × 22で求めることができます。例えば、身長165 cmの人の場合、標準体重は次のように出すことができます。凛症

［糖尿病患者における間食をどう考えるか］

糖尿病患者の血糖コントロール悪化の背景には、「間食」がかかわっていることが、しばしばあります。

＊1型糖尿病：
1型糖尿病患者でインスリン治療の内容によって、特定の時間帯に低血糖がおきやすい場合、「補食」として糖分を含む食物を許可することがよくあります。

＊2型糖尿病：
2型糖尿病患者で、コントロールが悪い場合の「間食」は考えものです。ただ、一方的に「ダメ！」と言うのではなく、なぜ「間食」をとってしまうのかについて、本人や家族を交えてよく相談してみましょう。コントロールが良好であれば、「間食」もOKだと思いますが、どんな間食をとるのか、ということも問題です。

標準体重 = 身長（m）^{2} × 22

身長165cmの人の場合

$1.65 \times 1.65 \times 22 \fallingdotseq 60$ kg

標準体重は60kg

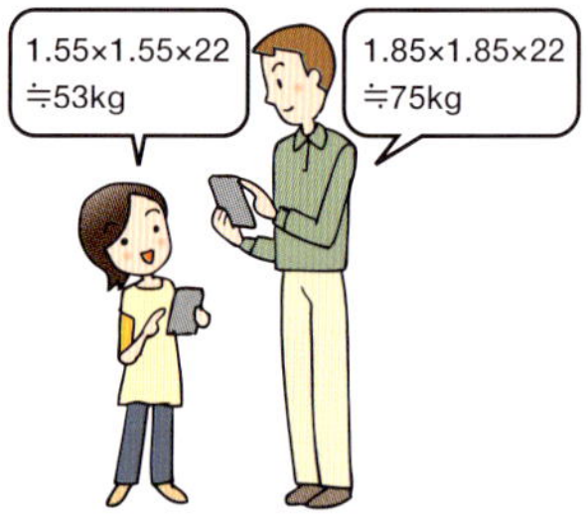
1.55×1.55×22
≒53kg
1.85×1.85×22
≒75kg

ここで、日常の運動量を考慮した標準体重 1 kg あたりの所要カロリーをかけ算して、適切なエネルギー量を算出します。

標準体重 1 kg あたりの所要カロリーを決めるときは、その人の日々の運動量によって 3 段階に分けます。軽労作（デスクワークや主婦）では 25 ～ 30 kcal、普通の労作（立ち仕事）では 30 ～ 35 kcal、重い労作（力仕事が多い職業）では 35 kcal です。身長 165 cm の人で普通の労作をしている場合、適切なエネルギー量は以下のようになります。

肥満の人や高齢者ではこのルールにとらわれず、摂取エネルギーを低くします。

標準体重 = 身長（m）^{2} × 22　→　1.65 × 1.65 × 22 ≒ 60 kg

適切なエネルギー量 = 標準体重×労作量

- 軽労作　→　25 ～ 30 kcal
- 普通の労作　→　30 ～ 35 kcal
- 重い労作　→　35 kcal

60 kg（標準体重）× 30 kcal = 1800 kcal

バランスのとれた食事

炭水化物、蛋白《たんぱく》質、脂質のバランスのとれた食事を指導する

炭水化物

［単糖類］
炭水化物は摂取すると消化酵素で分解され、最終的に単糖類として吸収されます。吸収された単糖類は体の重要なエネルギー源として使われます。

炭水化物は糖質とも呼ばれ、**単糖類**（ブドウ糖、果糖）、**二糖類**（ショ糖）、**多糖類**（でんぷん）に分けられます。

糖尿病の患者では、摂取エネルギーの 50 ～ 60 % を炭水化物からとることが勧められています。炭水化物のなかでも、主食となるごはん、パン、そば・うどん、芋のような**多糖類**を摂取します。

一方で、お菓子や清涼飲料水、果物などの甘いものはなるべく控えてもらいます。これらの嗜好品《しこうひん》に含まれる単糖類や二糖類は、摂取するとすぐに吸収され、食後の血糖が急激に上昇します。そのうえ、これらの嗜好品は食べすぎてしまうことが少なくありません。

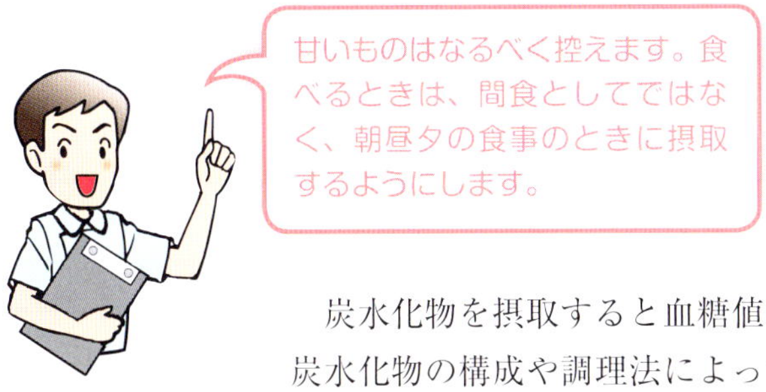
甘いものはなるべく控えます。食べるときは、間食としてではなく、朝昼夕の食事のときに摂取するようにします。

炭水化物を摂取すると血糖値は上昇しますが、同じカロリーでも炭水化物の構成や調理法によって、血糖値が上がりやすい食品と上

がりにくい食品があります。

糖尿病の患者では、血糖は上がりにくいほうがいいので、できるだけGIが低い食品をとればいいということになります。ただ、いくらGIが低い食品でも量を多く摂取すれば血糖は上がってしまうので、やはり摂取する量はある程度制限しなくてはなりません。

蛋白質

蛋白《たんぱく》質は、標準体重1 kgあたり1.0～1.2 gとします。しかし、蛋白質摂取量をどれくらいにするのが適切か、ということについての科学的根拠は乏しいようです。

脂質

摂取エネルギーのうち、糖質と蛋白質を除いた残りを脂質で摂取し、摂取エネルギー全体の25 %を超えないようにします。

脂質には、飽和脂質と不飽和脂質があります。飽和脂質は肉類や乳製品に多く含まれ、常温で固体になる脂質です。不飽和脂質は植物油や魚に多く含まれ、常温では液体です。とくに飽和脂質の摂取が多いと肥満を助長し、LDLコレステロールが高くなります。

そのほか（塩分、ビタミン、ミネラル、食物繊維など）

そのほかに重要な栄養素として、塩分、ビタミン、ミネラル、食物繊維があります。

[塩分]

味付けが濃い食事は塩分が多くなりがちです。塩分の過剰摂取は血圧を上昇させ、腎症《じんしょう》、網膜症《もうまくしょう》、動脈硬化の進行につながります。高血圧がある場合、食塩は1日6 g未満に制限します。高血圧がない場合には1日10 g未満にします。

[ビタミン、ミネラル]

ビタミン、ミネラル（カルシウム、マグネシウムなど）はエネルギー制限を行うと摂取不足になりがちです。これを避けるために、献立の食品数を多くするようにします。

[食物繊維]

食物繊維は便通をよくするだけでなく、糖質の吸収を緩やかにすることにより、食後の高血糖を抑えます。とくに食事の前半に十分量をとることが効果的です。食後高血糖を抑えることは、動脈硬化の予防に有効であることがわかっています。

［グリセミックインデックス］
glycemic index, GI
ある食品を摂取したときの、食後の血糖の上がりやすさを示す指標です。
すなわち、GIが高いと血糖は上がりやすく、GIが低いと血糖は上がりにくいといえます。
食パン（91）、白米（84）に対して、スパゲティ（65）、ライ麦パン（58）、玄米（56）は、GIが低く、血糖が上がりにくいことがわかります。

また、食物繊維にはコレステロールの吸収を抑制することによって、LDL コレステロールを低下させる効果もあります。糖尿病の患者では 1 日 20 ～ 25 g の食物繊維をとるようにします。目安として、野菜は 1 日 300 g 以上とるようにします。

具体的な食事療法は、日本糖尿病学会から出版されている『糖尿病食事療法のための食品交換表』（以下『食品交換表』）を用いて指導されるのが一般的です。

食品交換表を活用する　糖尿病患者がバランスよく食べるための手助けになる

食品交換表では 1 単位を 80 kcal と決め、カロリーを「～単位」に置き換えます。例えば、1 日の摂取カロリーが 1600 kcal であれば食品交換表では 1600 kcal ÷ 80 kcal（1 単位）=20 単位を摂取することになります。

［食品交換表］
「食品交換表」は、正確には『糖尿病食事療法のための食品交換表』（日本糖尿病学会編・日本糖尿病協会／文光堂刊）といいます。糖尿病患者さんの、食事の献立を考える手助けになることを目的に作成されています。

食品交換表ではごはん 50 g が 1 単位、食パン 30g が 1 単位、牛肉もも 40g が 1 単位のように、食品ごとに 1 単位の量が具体的に示されています。1600kcal の食事であれば、この中から 20 単位選んで食べればよいということになりますが、食事療法で大切なことはカロリーだけでなく、バランスのとれた食事をとるということです。炭水化物を多く含むものだけを食べたり、脂質を多く含むものだけを食べたりしてはいけません。

▶栄養素ごとに 6 つのグループに分けている

そこで、食品交換表では食品の中に多く含まれている栄養素ごとに 6 つのグループ（6 つの表）に分け、それぞれのグループに属する食品の栄養素がほぼ同じになるようにしてあります（⇨106 ページ）。

例えば、表 1 は炭水化物を多く含む食品（ごはん、パン、麺《めん》）ですが、このグループの食品は 1 単位の中に炭水化物 18g、蛋白質 2g、脂質 0g が含まれています。

ほかにも、表 3 は蛋白質を多く含む食品（魚、肉、卵、大豆）ですが、このグループの食品は 1 単位の中に、炭水化物 0g、蛋白質 9g、脂質 5g が含まれます。

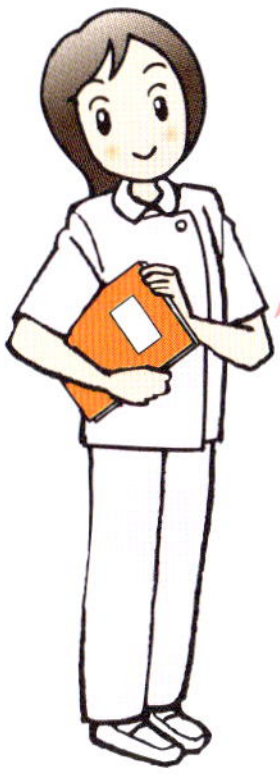
このように 6 つのグループに分けるメリットは、同じグループに含まれる食品は、1 単位中に含まれる栄養素（炭水化物、蛋白質、脂質）の量が同じですから、単位数さえ同じであれば「交換」して摂取することができることです。

〈食品交換表の活用のしかた〉

1単位（80kcal）あたりの栄養素の平均含有量

食品の分類	食品の種類	炭水化物（g）	蛋白質（g）	脂質（g）
主に炭水化物を含む食品（Ⅰ群）				
表1	●穀物　●いも　●炭水化物の多い野菜と種実 ●豆（大豆をのぞく）	18	2	0
表2	●くだもの	20	0	0
主に蛋白質を含む食品（Ⅱ群）				
表3	●魚介　●肉　●卵，チーズ ●大豆とその製品	0	9	5
表4	●牛乳と乳製品（チーズを除く）	6	4	5
主に脂質を含む食品（Ⅲ群）				
表5	●油脂 ●多脂性食品	0	0	9
主にビタミン，ミネラルを含む食品（Ⅳ群）				
表6	●野菜（炭水化物の多い一部の野菜を除く） ●海藻　●きのこ　●こんにゃく	13	5	1
調味料	●みそ，さとう，みりんなど			

日本糖尿病学会編『糖尿病食事療法のための食品交換表第6版』（日本糖尿病学会／文光堂 2002年）9ページより引用

①ごはんと食パンは表1の中に分けられる食品ですが、ごはん50gが1単位、食パン30gが1単位なので、ごはん50gと食パン30gは互いに「交換」できます。「交換」しても栄養素のバランスは変わりません。これが「食品交換表」といわれる理由です。

- 表1は主食となるごはん、パン、麺と、いもや大豆をのぞく豆など
- 表2は果物
- 表3は主菜となる魚、肉、卵、大豆
- 表4はチーズを除く牛乳と乳製品
- 表5は油脂を含む食品
- 表6は野菜や海藻、きのこ、こんにゃく

②バランスのよい食事をとるためには、6つのグループの中からどの食品を何単位とればいいのかを決めなければいけません。これは前述した炭水化物、蛋白質、脂質のバランスが適切になるようにします。

③主食となる表1（ごはん、パン、麺）、主菜となる表3（魚、肉、卵、大豆）、副菜となる表6（野菜）を決めると、だいたいの献立が決まります。そして、献立に合わせて表5（脂質を含む食品）と調味料を決め、表2（果物）と表4（乳製品）を決めます。1600 kcalの食事であれば20単位を6つのグループからバランスよく摂取するようにします。例えば表1を11単位、表2を1単位、表3を4単位、表4を1.5単位、表5を1単位、表6を1単位、調味料を0.5単位とします。
食品交換表に基づく食事療法を行うには、食品交換表に慣れ親しむことが大切です。

アルコールの摂取

血糖コントロールが悪いときは、アルコールは摂取しない

最後にアルコールについてですが、アルコールは1gあたり7 kcalのエネルギーで、食欲を亢進《こうしん》させる作用もあります。その結果、アルコール摂取は高血糖を招き、中性脂肪も上げます。

一方で、炭水化物、蛋白《たんぱく》質、脂質などの栄養素がほとんどなく、食品交換表のなかでどの食品とも交換できません。そのため、糖尿病の患者にアルコール摂取は積極的にはすすめられません。飲むとしても主治医と相談のうえ、血糖コントロールが良好であること、糖尿病の合併症が軽度であること、中性脂肪が高くないことなどを条件に2単位までは飲酒可能とします (⇨116ページ)。

[飲酒可能な単位]
アルコールの2単位とは、ビール400mℓ、日本酒140mℓ、焼酎100mℓ、ウイスキー60mℓです。

主食抜きダイエット

長期的には動脈硬化を助長する可能性がある

最近、主食抜きダイエットや低炭水化物ダイエットといわれるものが話題となっています。これは摂取カロリーを制限し、消費エネルギーを増やすことで体重を減らす、という従来のやり方と比較して、減量効果が大きいことから注目されています。

炭水化物、蛋白質、脂質のなかで摂取後に最も早く、大きく血糖を上げる栄養素は炭水化物です。炭水化物を摂取すると食後血糖が上昇しますが、炭水化物の代わりに蛋白質や脂質を摂取すると食後の高血糖は抑えられます。また、中性脂肪が高い患者では、炭水化物を少なめにすることは有効です。しかし、炭水化物の摂取を極端に少なくすると体の中でケトン体が生じやすくなり、体が酸性に傾き、ケトーシスという状態に陥る可能性があります。また、動脈硬化になりやすいモデル動物（マウス）で、低炭水化物食のグループでは、通常食のグループより動脈硬化が15.3%増加したという、2009年ハーバート大学の報告もあります（Proc Nati Acad SciUSA2009；106:15418-23）。

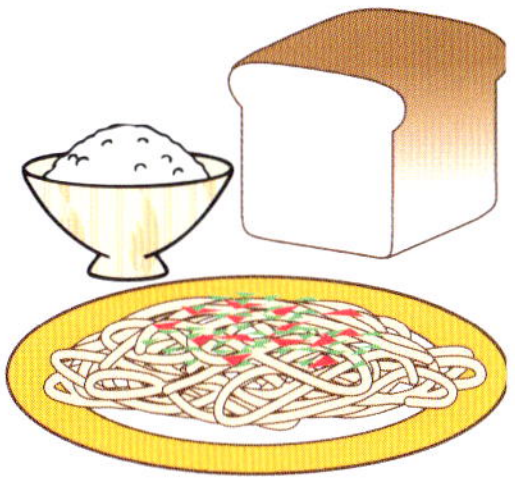

肥満患者の減量という点では一定の効果が期待できますが、現在のところ、糖尿病の患者で主食を抜くなど極端に炭水化物を減らすことは、一般的に認められた食事療法ではないといえます。

カーボカウンティング　カーボ量（炭水化物の量）に注目した考え方

炭水化物が最も早く、そして大きく血糖を上げる栄養素であることに注目した「**カーボカウンティング**」という考え方があります。

炭水化物の摂取量が食後の血糖を決めているのであれば、食後の血糖を抑える超速効型インスリンの量を、摂取する炭水化物の量で変更すればいいのではないかということになります。こうすることで、比較的柔軟な食事摂取が可能になります。

▶カーボカウンティングの考え方①：カーボ量に注目する

〈麺類・丼類の糖質の量〉

ふつう盛りのめん類の場合		糖質の量（g）	カーボ量
ざるそば（170g）	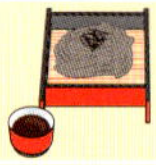	55g	5.5
きつねうどん（255g）	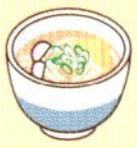	70g	7
ラーメン（130g）	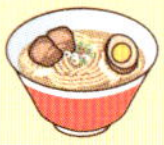	75g	7.5
冷やし中華（130g）	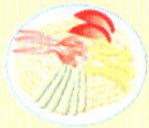	80g	8
ミートソース（250g）	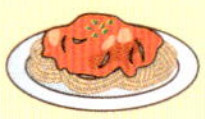	80g	8
140gのご飯の場合		**糖質の量（g）**	**カーボ量**
親子丼	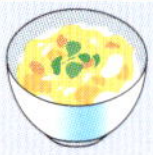	60g	6
カツ丼	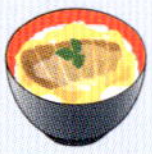	65g	6.5
牛丼／ねぎとろ丼	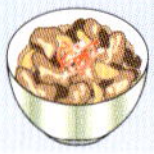 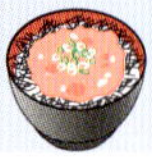	55g	5.5

カーボカウンティングではカロリーや栄養素を気にせず、炭水化物の量（カーボ量）に注目します。

カーボ量は炭水化物10gを1カーボと決めます。そして1カーボ（炭水化物10g）摂取したときに、食前の血糖値に戻すのに必要なインスリン量を決めます。これを「インスリン／カーボ比」といいます。これがわかれば、カーボ量に合わせて超速効型インスリンを打ち、食前の血糖値に戻ることができます。

しかし、そもそも食前の血糖が高い場合もあります。食事を摂取したことによる血糖上昇はインスリン／カーボ比に基づいて超速効型インスリンを打てばいいのですが、食前の血糖が 300 mg/dℓ であれば 300 mg/dℓ に戻るだけです。そこで、高血糖を是正するために追加する超速効型インスリンが必要になります。このインスリン量は、1 単位のインスリンでどの程度血糖が下がるのかがわかれば解決します。これを「インスリン効果値」といいます。

インスリン効果値が 50 mg/dℓ であればインスリン 1 単位で血糖値は 50 mg/dℓ だけ下がることになります。インスリン／カーボ比やインスリン効果値はどうやって決めるかというと、それには参考となる簡単な計算式があり、それを参考にしながら患者一人一人に合わせて決めていきます。

［例］　食前の血糖値が300mg/dℓで、食事中の炭水化物が60 g（6カーボ）とします。食後の目標値を100mg/dℓ、インスリン／カーボ比が1、インスリン効果値が50mg/dℓの場合、食事で上がる血糖を抑えるのに

「6（カーボ）×1（インスリン／カーボ比）」

で 6 単位のインスリンが必要で、目標の血糖値（100 mg/dℓ）まで下げるのに必要なインスリンは、

「300 mg/dℓ（食前の血糖値）－ 100 mg/dℓ（食後の目標値）＝ 200 mg/dℓ」÷ 50 mg/dℓ（インスリン効果値）

で 4 単位となります。つまり、6 ＋ 4 ＝ 10 単位の超速効型インスリンを打てばよいことになります。

［カーボカウンティングの落とし穴］
炭水化物のみにこだわるばかりに、全体のカロリーや脂質の割合が増えないよう、注意することも重要です。

▶カーボカウンティングの考え方②：治療の引き出しの１つ

患者は多種多様であり、食品交換表による食事療法がうまくいかない人もいます。医療者にとって治療の引き出しは多ければ多いほど、患者に合わせた治療が可能になります。

治療の引き出しのひとつとして、カーボカウンティングは有用であるといえます。

運動療法

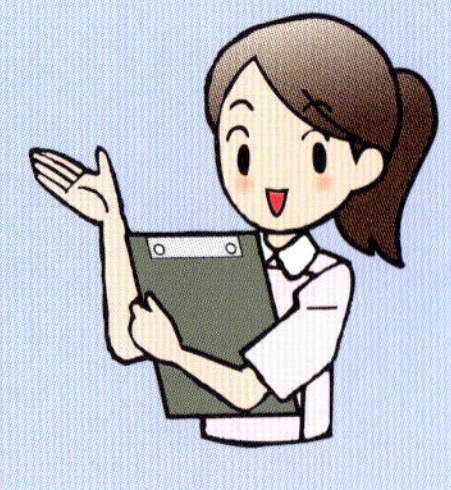

運動療法の効果

インスリン抵抗性の改善効果だけでなく、多くの効果が期待できる

運動療法は、なぜ糖尿病治療で重要なのでしょうか？

運動療法にはカロリーを消費する効果がありますが、それだけが目的ではありません。運動療法にはインスリン抵抗性の改善効果があることが、糖尿病治療で重要なのです。

運動療法を行うことで筋肉や脂肪におけるインスリンの効きが改善され、ブドウ糖の利用効率が上がります。つまり、末梢《まっしょう》組織（骨格筋や脂肪組織）での血糖の取り込みが上昇し、血糖が下がります。

しかも、長く続けることで血圧を下げる効果があります。さらに、長く続けることによって中性脂肪を下げ、善玉コレステロールであるHDLコレステロールを上昇させる効果もあります。

運動療法の内容とタイミング

軽い運動で、空腹時は避ける

それでは、どんな運動療法がよいのでしょうか？

最良の運動療法はウォーキングで、歩数計を用いて、きちんと歩数管理をしてもらうことが大切です。患者の年齢や体格、運動能力によって、1日3000～10000歩を無理のないスピードで歩くことが基本です。心臓や腰から下肢に問題がなければ、1日10000歩を目標に、リズミカルに早足で歩くのもいいでしょう。

［運動のタイミング］
食後30分から1時間くらいなら最も効果的ですが、こだわらなくてもよいでしょう。

ただし、狭心症《きょうしんしょう》の症状が安定していない場合は、運動療法は行わないようにします。

そのほか、平地を中心としたサイクリングや水中ウォーキングなども有効ですが、心臓に負担をかける重いダンベルやバーベルを持ち上げるのは、心筋梗塞の引き金になることもあるので避けるようにします。

タイミングは、低血糖を避けるため食事前の空腹時は避けるのが肝要です。1日のうち何回かに分けての少しずつの運動も、インスリン抵抗性の改善には十分効果があることがわかっています。

運動療法を避けたほうがよい場合

症状によっては運動療法を控える必要がある

運動療法を避けたほうがよいのは、血糖値が非常に高い場合（空腹時血糖が250 mg/dℓ 以上）などです（下の表参照）。血糖値が高いとインスリン分泌は抑えられる一方、運動療法を行うことでグルカゴン、カテコラミンなどの血糖を上昇させるホルモンが増加し、逆に血糖値を上昇させてしまいます。

腰、膝《ひざ》、足に問題がある場合には、水中ウォーキングなど負担をかけない工夫が必要になります。

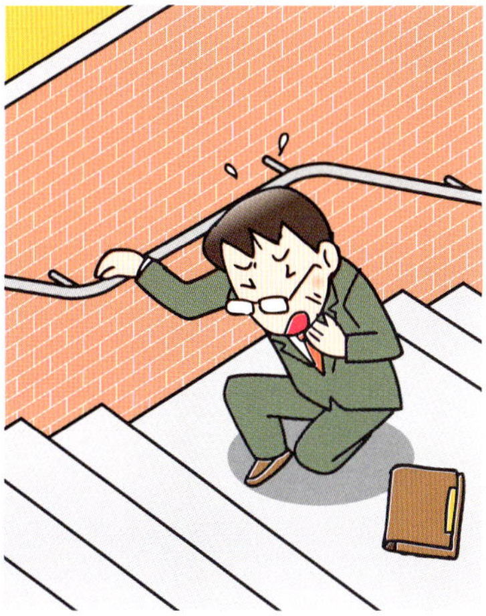

心臓に問題がある、例えば胸痛のコントロールができていない狭心症《きょうしんしょう》などがある場合、運動によって心臓に負担をかけるため、運動療法は避けるべきです。

また、網膜症《もうまくしょう》がかなり進んでいる、具体的には増《ぞう》殖網膜症《しょくもうまくしょう》の場合（⇨47ページ）には、運動強度の強い運動により、眼底出血をきたす可能性があるため、軽い歩行程度とし、階段の上り下りやペースの早い歩行は避けるべきです。

腎《じん》不全がある場合も運動制限が必要です。高度の自律神経障害で立ちくらみやふらつきが強い場合も、運動で転倒の可能性があるため避けるべきです。

◆◆ 運動療法を制限すべき条件 ◆◆

1. 血糖値が非常に高い場合（空腹時血糖が 250 mg/dℓ 以上）
2. 増殖網膜症がある場合
3. 腎機能が低下している場合
（血清 Cr　男性 2.5 mg/dℓ 以上、女性 2.0 mg/dℓ 以上）
4. 虚血性心疾患のコントロールが悪い場合
5. 高度の自律神経障害がある場合

生活習慣指導

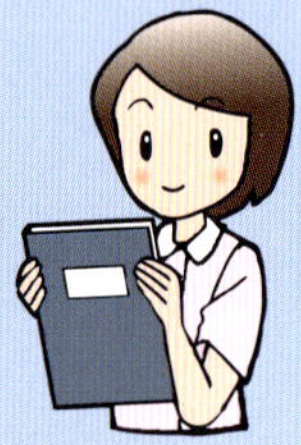

生活習慣指導のポイント　入院生活で得た知識を退院後に生かせること

生活習慣の指導は、個々の患者のライフスタイルに合わせた指導が大切になります。そのためには、患者の生活状況や社会的背景をよく理解する必要があり、看護師を含めた糖尿病チームが情報を共有化して取り組む必要があります。患者と接する機会の最も多い看護師が情報を得ることで、良好な支援につながります。

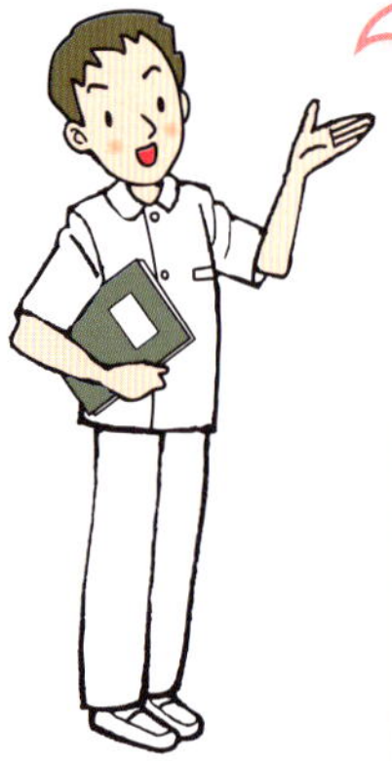
入院生活で得た知識を、退院後の生活に反映できるように、退院後の生活に置き換えて考えられるように、退院後の患者の生活をよく把握する必要があります。

とくに、以下の点について、情報を整理する必要があります。

1. ひとり暮らしか、家族がいるか。あるいは家族で治療に協力できる方がいるか。
2. ライフスタイルとの兼ね合いで食事療法がきちんと守れるか、あるいは食事摂取の時間はいつごろか。
3. 薬物の内服は決められた時間にできるか（とくに、昼食時の服薬は可能な環境か）
4. インスリン注射は患者自身で可能か、家族の援助、または家族による注射は可能か

現在の社会では、仕事時間や仕事内容も複雑です。朝９時から夕方５時までといってもさまざまな職種があります。デスクワーク、体力を使う仕事、夜間勤務があるかどうか、などによって、食事療法やインスリン注射への配慮が必要になります。

また、自動車や重機の運転、機械の操作、高所での仕事に従事し

ている患者には、低血糖昏睡《こんすい》を絶対におこさないための指導が必要です。まして、無自覚低血糖が生じるようなことがあれば、これらの仕事への就業を避けるよう指導が必要になります。

また、早朝の仕事で朝食はとらない、薬も飲まない、もちろんインスリンも打たないという患者もいます。

そのようなケースでも、なんとか食事をとる工夫や薬を飲む工夫を、患者との話し合いのなかから見いだしていきたいものです。

低血糖の対処　住宅の種類や家族の援助も確認しておく

住まいが戸建てか集合住宅か、戸建てであれば、主な生活の場は1階か2階か、なども確認しておきたいものです。

［ブドウ糖のゼリー］
「グルコレスキュー」（アークレイ㈱）などがあります。

低血糖症状がおきたときの対処や家族との連携、また、無自覚低血糖の可能性がある患者では、家族がどのようにしてチェックを行うかなど家庭内での工夫が必要です。

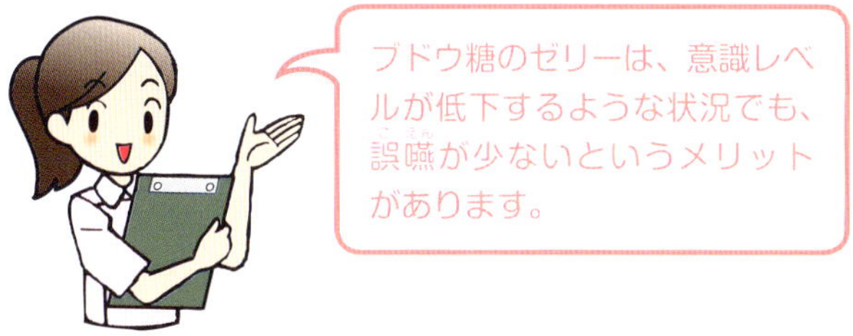
ブドウ糖のゼリーは、意識レベルが低下するような状況でも、誤嚥《ごえん》が少ないというメリットがあります。

低血糖の際に摂取するブドウ糖（あるいは砂糖）は住まいの1か所でなく寝室、浴室の脱衣所など複数場所においておくよう指導します。

日常生活での運動　日常生活でのちょっとした動作も、立派な運動療法になる

運動療法については110～111ページで述べていますが、ここでは、日常生活のちょっとした生活動作も立派な運動療法であることについて触れます。

次ページの表に記したように、布団の上げ下ろし、拭き掃除、布団干しなどもけっこうよい運動になることがわかります。

そういえば、あるテレビ番組で「食後にごろんと横になるのが血糖コントロールにはいちばんよくない、奥さんの食器洗いを手伝うだけでも違う」と紹介されていました。そのように具体例を挙げて提案すると、患者も受け入れやすいでしょう。

〈主な日常生活動作と METs〉

＊ METs とは、運動強度の単位。その動作や運動を行ったときに、安静時の何倍のエネルギーが消費されるかを示したもの

METs	リハビリ労作	日常労作や家事
2～3	ゆっくりとした歩行	●乗り物に立って乗る ●食後の片付け ●モップでの床ふき 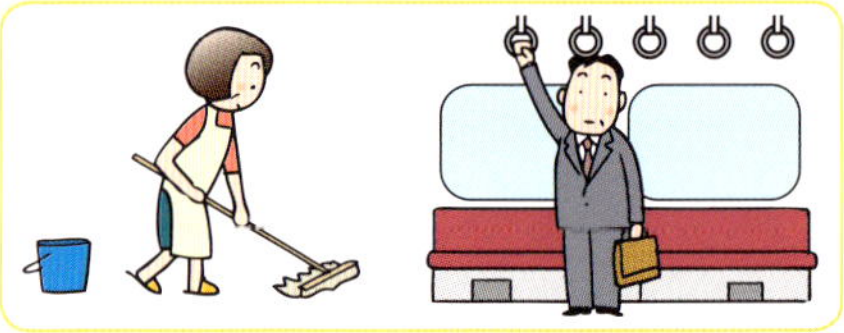
3～4	普通の歩行	●炊事一般 ●洗濯 ●布団の上げ下ろし ●窓ふき 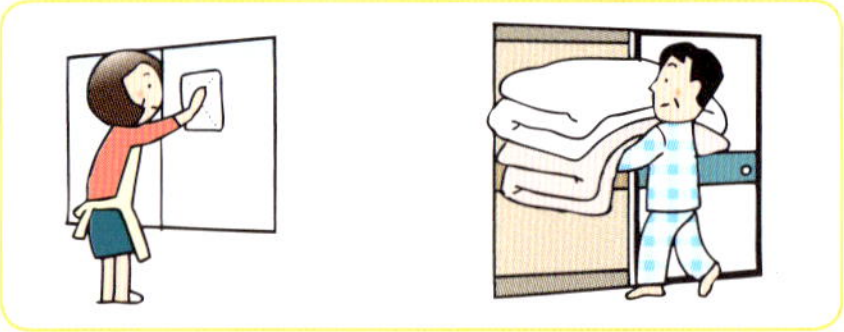
4～5	やや速めの歩行	●軽い大工仕事 ●草むしり ●ふき掃除 ●洗濯干し 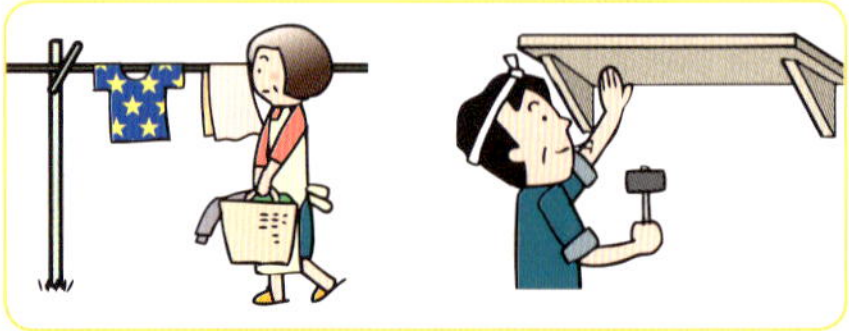
5～6	速めの歩行	●布団干し ●庭掘り 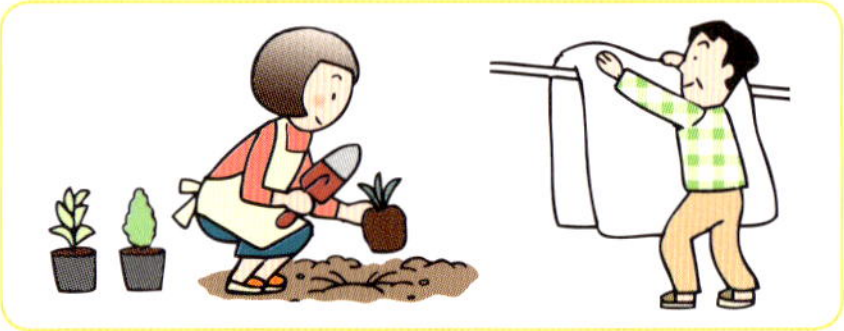
6～7	ゆっくりジョギング	●まき割り ●シャベル掘り ●雪かき ●水くみ 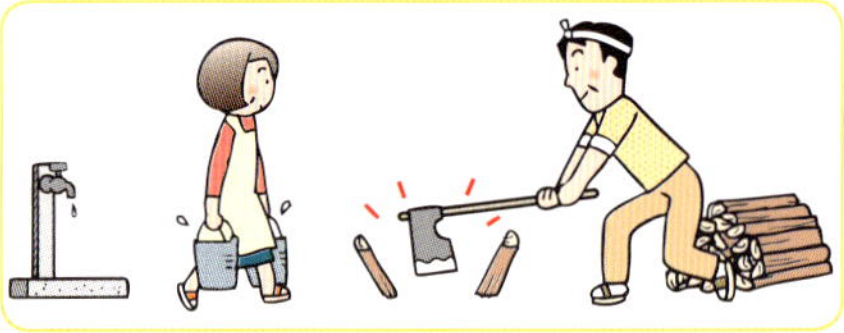

睡眠　短すぎず長すぎず、適度な睡眠が重要

最近、睡眠時間と肥満や糖尿病が関連していることが注目されています。睡眠時間は短すぎても長すぎてもよくないことが報告されています。6～7時間が適切とされており、働き盛りの世代には睡眠の重要性を指導していきます。

ただ、高齢者では通常睡眠時間は短くなるので、睡眠時間を気にしすぎて、不眠がストレスにならないようにすることも大切です。最近の睡眠導入薬は習慣性が少ないので、どうしても気になる患者

に対しては、医師と相談しながらうまく使っていくことも考慮します。

入浴

42℃以上の熱い湯は、心筋梗塞や脳卒中のきっかけとなることも

糖尿病神経障害を合併した患者で42℃以上の熱い湯を好む場合がありますが、熱い湯はかえって交感神経を活性化させ、心筋梗塞《しんきんこうそく》や脳卒中のきっかけとなることがあります。

とくに中高年以降の糖尿病患者や心臓自律神経障害合併例では、湯温計を使い、41℃以下でゆっくり入浴するよう指導することが勧められます。

アルコール摂取

体にとってさまざまな悪影響がある

アルコールを摂取することには、次のような問題点があります。

1. 気が緩み、食事摂取がおろそかになる
2. 肝臓からの糖新生を抑制するので、薬剤性低血糖の原因となりうる
3. 肥満の原因となる
4. インスリン抵抗性を増悪させ、インスリン分泌を低下させる
5. 脂質異常症（とくに高TG血症）を悪化させる
6. 高尿酸血症の原因となる
7. アルコール性肝障害や慢性膵炎《すいえん》の原因となる
8. アルコール依存症が生じうる

飲酒は糖尿病治療上、問題があると考えられる場合には禁止とします。ただ、次ページの表のように、血糖コントロールが良好である場合は医師が認めることもあり、その場合は、糖尿病医療チームで方針を統一する必要があります。許可する場合も、1日25gまでにとどめるようにします。

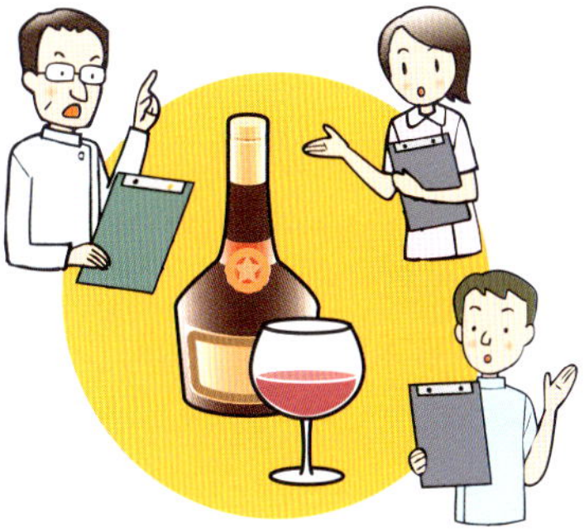

［アルコール25gに相当する量］
＊ビール（Alc 5%）500cc
＊日本酒（Alc 14%）1合（180cc）
＊ワイン（Alc 14%）180cc：グラス（120cc）約1杯半
＊ウイスキー（Alc 40%）60cc：シングル30ccで2杯、ダブル60ccで1杯
＊焼酎（Alc 25%）約半合（100cc）

◆◆ アルコール摂取を認める条件 ◆◆

1. SU 薬を服用せず、HbA1c6.5％未満で安定している
2. 糖尿病神経障害を合併していない
3. 高中性脂肪血症や高尿酸血症がない
4. 肝機能異常や膵疾患がない
5. アルコール依存状態がない

喫　煙　　さまざまなリスクを高め、百害あって一利なし

合併症の項で述べられているように、糖尿病は心筋梗塞《しんきんこうそく》や脳梗塞などの大血管障害のリスクがあるだけでなく、最近は発がんのリスクが注目されています。

喫煙は、大血管障害および発がんのいずれについても、糖尿病患者のリスクを飛躍的に高めます。また、細小血管障害については腎《じん》症のリスクが増大することや、1型糖尿病患者で神経障害のリスクが増大することが報告されています。

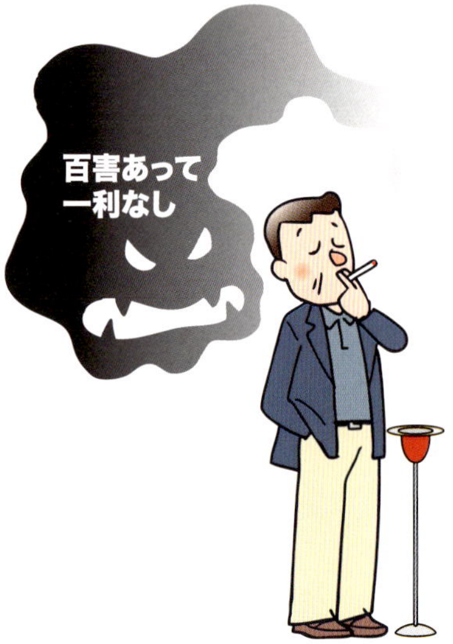

糖尿病患者の喫煙は「百害あって一利なし」であることを、患者によく理解してもらうようにしましょう。

糖尿病連携手帳・ID カードの携行　　緊急時に備えておく

現在は糖尿病健康手帳の配布は終了し、糖尿病連携手帳が配布されています。

旅行中の薬・インスリンの紛失、予期しないところでおきる低血糖・事故・緊急時のために、糖尿病連携（健康）手帳やIDカードの携帯は大切です。（⇨225～230ページ）

かかりつけの医院や病院名、主治医名・電話番号・内服薬・インスリン名・単位を記入しておくよう指導します。

7章

糖尿病の薬物治療

経口血糖降下薬の現状と歴史

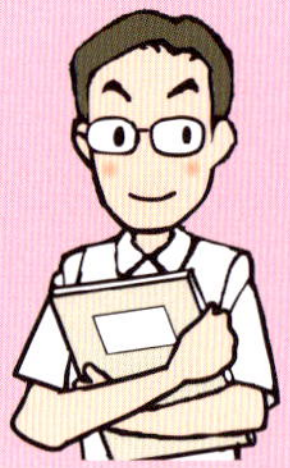

新しい経口薬が次々に登場

現在までに大きく６系統にまで増加

糖尿病の治療において、食事療法・運動療法で十分な血糖コントロールが達成できない場合、薬物療法を追加することになります。

糖尿病治療薬のうち、飲み薬は、ここ数年で大きく変化したもののひとつでしょう。みなさんもすでにご存知かもしれませんが、「インクレチン関連薬」という種類の薬が2009年末に登場したからです。患者から「新しい糖尿病のお薬が出たと聞いたんだけど」とか「テレビで糖尿病が治る薬が出たって聞いたんだ！」などと聞かれたことはありませんか？

どうも話題が先行して、患者の糖尿病を治したい、しかも食事療法抜きで治したい一心から、新しい薬の話を聞くと正確に伝わらない、あるいは番組を見てみると「あれあれ、それでは患者が早合点してしまうな」と思うようなことが少なくありません。

▶ 2009年になってから新薬が登場し、6系統に

話題いっぱいの糖尿病の経口薬物療法ですが、実は1990年代半ばまではスルフォニルウレア（SU薬）１系統のみがメインで、ビグアナイド（BG薬）が一部で用いられるといった状況でした。

しかし、α《アルファ》グルコシダーゼ阻害薬（αGI）の登場、さらにインスリン抵抗性改善剤、速効型インスリン分泌促進薬などが続々と発売されて新しい選択肢が次々に増え、2009年に入ってからさらに新しい飲み薬が登場するに至り、大きく６系統にまでになりました。

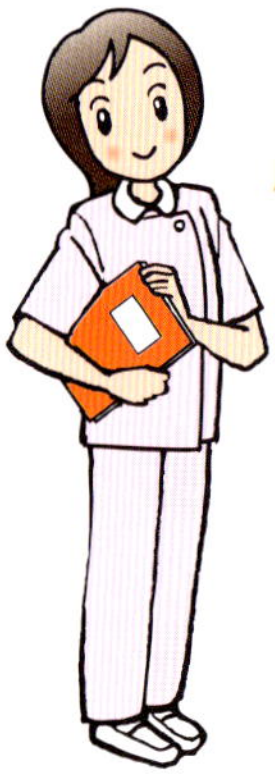
6系統になったことで、患者に応じたきめ細かい処方が可能になった一方、どれをどの場合に使用したらよいのか、使い分けに迷うケースが多くなりました。
また、飲み方や注意点が変わった薬もあって、教えるほうも覚えるのが大変です。

覚えるのは患者側も大変で、

昔は前記のように飲み薬はSU薬だけでよかったのが、現在はこれだけの種類を（全部とはいいませんが、最大併用可能なのは5種類！）覚えなければなりません。

糖尿病教室でも、内服薬の部分は以前とくらべて大忙しになりました。

◆◆ 経口薬の種類 ◆◆

インスリン分泌促進
- スルフォニルウレア薬（SU薬）
- 速効型インスリン分泌促進薬（グリニド薬）
- DPP-4阻害薬

糖類吸収阻害（血糖上昇の遅延）
- α-グルコシダーゼ阻害薬（αGI）

インスリン抵抗性改善
- ビグアナイド薬（BG薬）
- インスリン抵抗性改善薬（チアゾリジン薬）

薬が増えた理由　病態の複雑さと合併症予防の観点から

なぜ、これだけ薬が増えたのでしょうか。

それにはいろいろな理由がありますが、ひとつには糖尿病の病態が単純ではないことがあります。

糖尿病は、主にインスリンを出す膵臓《すいぞう》のβ《ベータ》細胞のインスリン分泌の異常と、インスリンが効果を発揮する臓器（肝臓、筋、脂肪組織）でのインスリン抵抗性があいまっておこります。

また、インスリン分泌の異常の中には、全体として不足しているという要素と、インスリンの分泌パターンの異常（スタートダッシュが遅くて、あとからドカーンと出る）といった要素があります。これらそれぞれの異常に対して、1種類の薬ですべてのケースの患者の治療をすることができないのが現状で、このために複数の薬が必要となってきます。

もうひとつの観点として、合併症の予防を考えた場合、仮に血糖が正常になったとしても、インスリン抵抗性が残ったらどうなるでしょう？　糖尿病網膜症《もうまくしょう》や腎症《じんしょう》は防げたとしても、動脈硬化性の合併症は防げませんね。

また、血糖の平均値が下がったとしても、食後の高血糖が残ればやはり動脈硬化性合併症の危険性は十分には下がりません。かといって、食後血糖を下げようとして食前に低血糖をおこしてしまうのも困ります。

［健常人の血糖値］
70mg/dℓから140mg/dℓにほぼおさまります。

「血糖はただ下がればよいか？」というと、「そうではない」ということです。理想をいえば、「できるだけ少ないインスリンで、できるだけ血糖を正常に近づける」ことが求められるのです。

経口血糖降下薬の歴史

試行錯誤が繰り返され、1990年代には次々に新しい薬剤が登場

さて、ここで糖尿病の薬物療法の歴史について簡単にふれてみたいと思います。

［紀元前1500年ごろ］

エーベルス・パピルスという記録に、ある種の植物が、糖尿病（と思われる病気）に使用されていたらしい記載があるといわれています。これが記録に残るといわれる最古のものですが、現代医学において経口血糖降下薬の発見の発端となったのは、1918年にグアニジンが低血糖を引きおこすことが示されたことです。

［1918年］

エール大学病理化学のC. K. ワタナベは、ガレガソウの抽出物である「グアニジン」に血糖降下作用があることを報告したのでした。

ただし、グアニジンそのものは毒性が強く、そのままでは薬として使用できませんでした。

［ガレガソウ（別名：フレンチライラックあるいはゴーツルー、学名：Galega Officinalis L.］
低血糖を引きおこすことが示された背景には、中世ヨーロッパでは、多年草マメ科の植物であるガレガソウに、多尿や口渇などの糖尿病症状を緩和する作用があることが知られていたことがあります。

［1926年］

フランク.Eらが、グアニジン化合物の「ジンタリン」を開発しましたが、これも肝臓に対して毒性が認められ、その後いったん開発は中止されてしまいました。これらは、のちのビグアナイドの元になった化学物質・薬剤です。

［1946年］

そうしているうちに今度は、スルホンアミドであるIPDと呼ばれる抗菌薬で低血糖の副作用の報告があり、それに基づいて以後、スルフォニルウレア（SU）系の薬剤の開発・発売が相次ぎました。

◆◆ SU 系の薬剤の開発 ◆◆

1955 年	カルブタミド（carbutamide, 1951 年開発）の商品化	
1956 年	トルブタミド（tolbutamide）発売	［第 1 世代］
1969 年	グリベンクラミド（glibenclamide）	［第 2 世代］
1984 年	グリクラジド（gliclazide）	
2000 年	グリメピリド（glimepiride）	［第 3 世代］

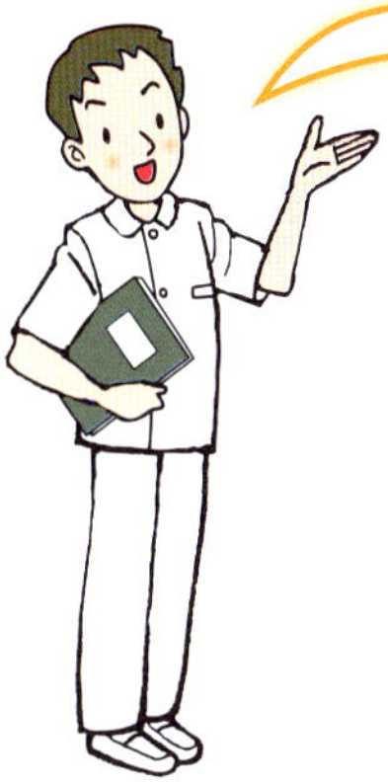
ここに示した以外にも SU 系の薬はありますが、大きな流れは上のようになります。

このように、順調にきたかと思われる SU 薬ですが、問題がなかったわけではありません。大きなものが「UGDP 事件」です。1970 年、トルブタミド群、インスリン定量群、インスリン調節群、フェンホルミン群、食事療法単独群の 5 つの群に分け、追跡調査したところ、薬剤使用群、とくにトルブタミド群において、心血管事故が有意に増加したという結果が出てしまいました。

その後の検証で、この結果は研究デザインなどの問題から疑問も呈されましたが、疑惑は残りました（しかし、いずれにしても当時 SU 薬に代わる飲み薬はなかったわけですから、選択の余地はなかったとは思いますが）。その後の UKPDS で、「経口薬でとくに心血管事故の増加は認められず」という結果にはなっています。

［UKPDS］
United Kingdom Prospective Diabetes Study（⇨21 ページ）

ただし、最近さまざまな研究から、今まで最もよく使われてきたと思われるグリベンクラミドについて、心筋虚血《しんきんきょけつ》発生時の心筋防御システムを抑えてしまうことが報告され、心筋梗塞《こうそく》発症時の病状悪化の危険性が指摘されるようになってきており、筆者の病院では少なくとも新規処方としてグリベンクラミドを使うことは 2000 年以降皆無となりました。

また、虚血性心疾患を合併した患者がグリベンクラミドを使っている場合は、前記のような心配のないグリメピリドかグリクラジドに変更しています。

一方、実はSU薬より前にきっかけが発見されていたにもかかわらず、ビグアナイド薬（BG薬）の発売は遅れ、最初のSU薬より1年遅れの1957年、最初のBG薬であるフェンホルミンが登場。続いて、ブホルミン（buformin）、メトホルミンが発売となっています。

［ブフォルミン／メトホルミン］
アメリカなどでは発売注意となりましたが、日本では「ブフォルミン」と「メトホルミン」を細々と販売継続していました。

ところが、BG薬には大きな落とし穴が待っていました。

1959年を皮切りに、乳酸アシドーシスの報告が相次ぎ、致死率50％強という副作用のため、1977年、BG薬はアメリカ及び各国で発売中止となってしまったのです。

ところが、1990年代になってからメトホルミンの再評価が行われるようになり、1995年にはアメリカのFDAで認可されました。1998年のUKPDSでは、肥満群におけるメトホルミン使用群で、心血管事故の減少が認められたとの結果も報告され、一躍経口血糖降下薬の主流となって返り咲いたのでした。このような劇的な復活を遂げた薬はあまりないのではないでしょうか。

［FDA］
Food and Drug Administration
アメリカ食品医療品局。医薬品や健康食品などの検査、承認審査を行う公的機関で、日本の厚生労働省にあたる機関です。

これら2系統しかなかった経口血糖降下薬がにぎやかになったのは、1990年代に入り、次々と新しい薬剤が登場したことによります。

◆◆1990年以降の新しい薬剤の登場◆◆

- 1993年　α《アルファ》－グルコシダーゼ阻害薬（αGI）
- 1996年　インスリン抵抗性改善薬のトログリタゾン
- 1999年　速効型インスリン分泌促進製剤のナテグリニド、新しいチアゾリジン薬のロシグリタゾン（日本未発売）・ピオグリタゾン発売
- 2000年　第3世代のSU薬グリメピリド、日本で発売
- 2009年　DPP-4阻害薬の登場

（いずれも日本での発売年で、海外では先行発売されているものもある）

ただ、この中には、トログリタゾン（劇症肝炎により1997年発売中止）やロシグリダゾン（心血管事故増加により2010年ヨーロッパで発売中止、アメリカで使用制限）のように、副作用のためすでに姿を消した（消しつつある）ものもあります。

今後またどのような歴史が作られていくのでしょうか。

インクレチン・インクレチン関連薬

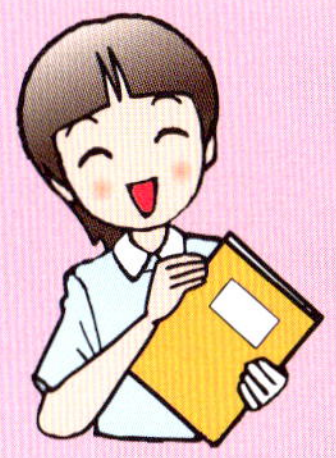

インクレチンの歴史　はじまりは 1 世紀以上前にさかのぼる

各論に入る前に、最近話題のインクレチン関連薬の理解の基礎となる「インクレチン」についてお話しします。

はじまりは 1902 年といいますから、もう 1 世紀以上前の話です。Bayliss と Starling によって腸管で産生された因子によって膵臓《すいぞう》からのインスリン分泌が刺激されるということが初めて報告されました。ただ、これは膵臓の外分泌刺激作用をもつ物質で「セクレチン」と名づけられました。

続いて 1906 年に、Moore らによって腸管粘膜抽出物が糖尿病患者の尿糖を改善することが報告され、1930 年ごろ、Barre らは抽出物中に血糖降下物質を発見し「インクレチン」と名づけました。

しかし、その後これ以上の研究は進まず、次にインクレチンが脚光を浴びるようになったのは 1960 年代、新しいインスリン測定法（radioimmunoassay：RIA）が開発されてからです。次ページの下図のように、ブドウ糖を経口的に投与した場合と、軽静脈的に投与した場合で血中のインスリン濃度・上がり方に差があることが発見され、「インクレチン効果」と名づけられました。

その後、インクレチンとして、1971 年に GIP が発見され、1973 年にインクレチン作用が確認されました。

しかし、GIP を除いた抽出物にもインクレチン作用が残っていることから、さらに探索が進められ、それらの一連の研究から GLP-1 が第 2 のインクレチンであることが明らかになりました。

その後、1990 年代に入り、分子生物学的手法の発達により、日本の清野先生らのグループを含む複数のグループから GIP と GLP-1 の受容体の発見などが報告され、最終的に GIP と GLP-1 がインクレチンであることが確認されたのです。

［インクレチンの命名］
Barre らによって「インクレチン」と名づけられましたが、それは以下のように言葉の一部をとったものです。
intestine secretion
insulin

［インクレチン］
発見された当初は「gastric inhibitory polypeptide」、現在は「glucose-dependent insulinotropic polypeptide」です。

［インクレチン作用］
1983 年に Bell らが、グルカゴンに似ているが違う物質を 2 種類発見、1985 年に Schmidt らが GLP-1（glucagon like peptide-1）のラットでのインクレチン作用を、1987 年に Kreymann らがヒトでのインクレチン作用を証明しています。

〈インクレチン効果の発見と臨床応用の歴史〉

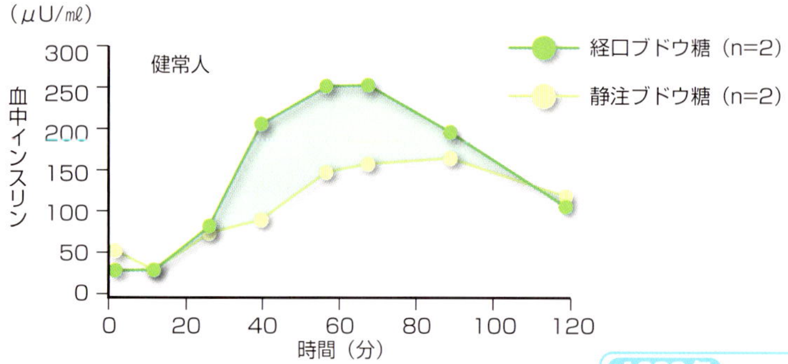
(μU/mℓ)
血中インスリン
健常人
経口ブドウ糖（n=2）
静注ブドウ糖（n=2）
300
250
200
150
100
50
0
0
20
40
60
80
100
120
時間（分）

McIntyre N et al. Lancet. 1964;2(7349):20-1 より改変

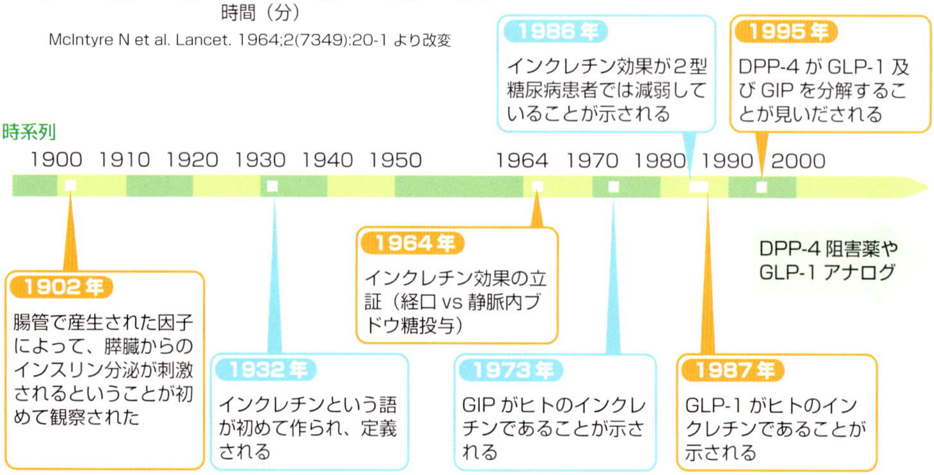
時系列
1900
1910
1920
1930
1940
1950
1964
1970
1980
1990
2000
1902年
腸管で産生された因子によって、膵臓からのインスリン分泌が刺激されるということが初めて観察された
1932年
インクレチンという語が初めて作られ、定義される
1964年
インクレチン効果の立証（経口 vs 静脈内ブドウ糖投与）
1973年
GIP がヒトのインクレチンであることが示される
1986年
インクレチン効果が２型糖尿病患者では減弱していることが示される
1987年
GLP-1 がヒトのインクレチンであることが示される
1995年
DPP-4 が GLP-1 及び GIP を分解することが見いだされる
DPP-4 阻害薬や
GLP-1 アナログ

監修：門脇孝

〈インクレチン効果〉

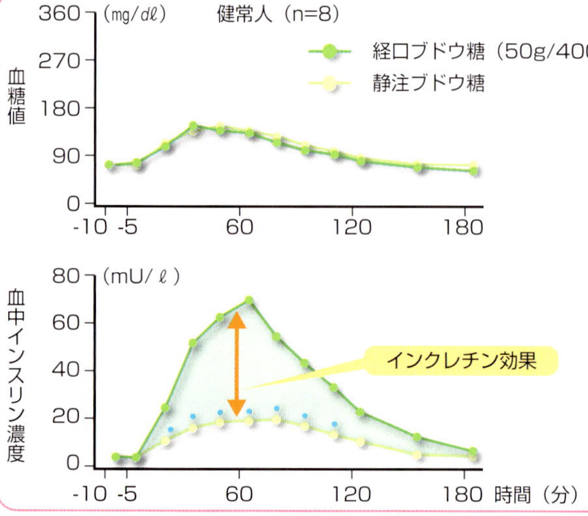
(mg/dℓ)
健常人（n=8）
経口ブドウ糖（50g/400mℓ）
静注ブドウ糖
血糖値
360
270
180
90
0
-10
-5
60
120
180
(mU/ℓ)
血中インスリン濃度
80
60
40
20
0
インクレチン効果
-10
-5
60
120
180
時間（分）

インクレチン効果

ブドウ糖を経口あるいは静注で負荷し、血糖値を同程度に上昇させた場合、経口で負荷したほうが経静脈で負荷したほうよりインスリン分泌がはるかに増大している

↓

ブドウ糖が腸管内を通過するときに、インスリン分泌を促進する物質の分泌を刺激する

Nauck M et al Diabetologia 1986;29:46-52. より改変

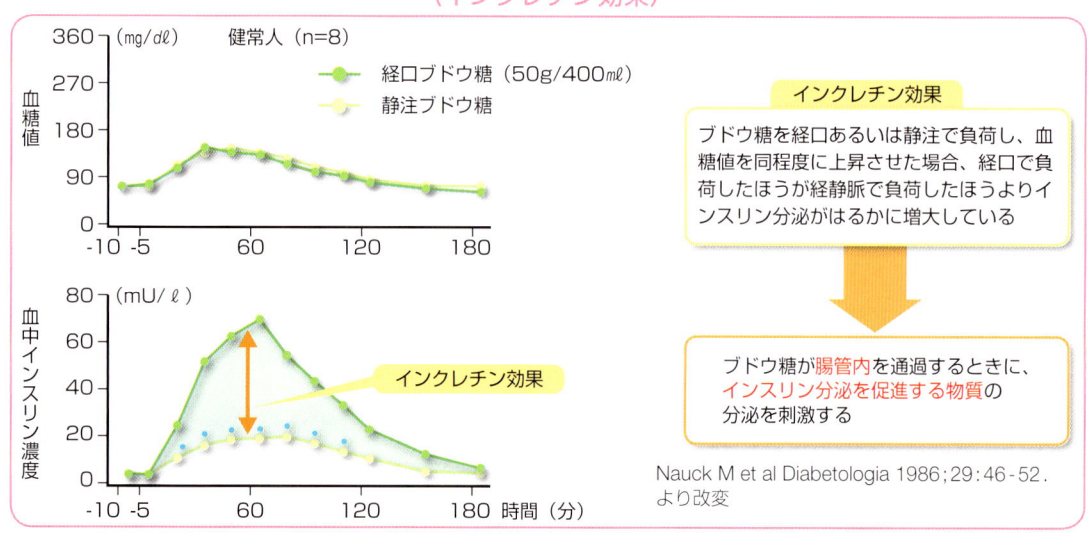

治療薬としてのインクレチン　研究の結果、2つの方向ができる

一方、治療薬としてのインクレチンですが、1986年にNaukらが2型糖尿病の患者に対するインクレチン作用の低下を報告すると、インクレチンの臨床応用が模索され始めました。

〈GIPとGLP-1の作用〉

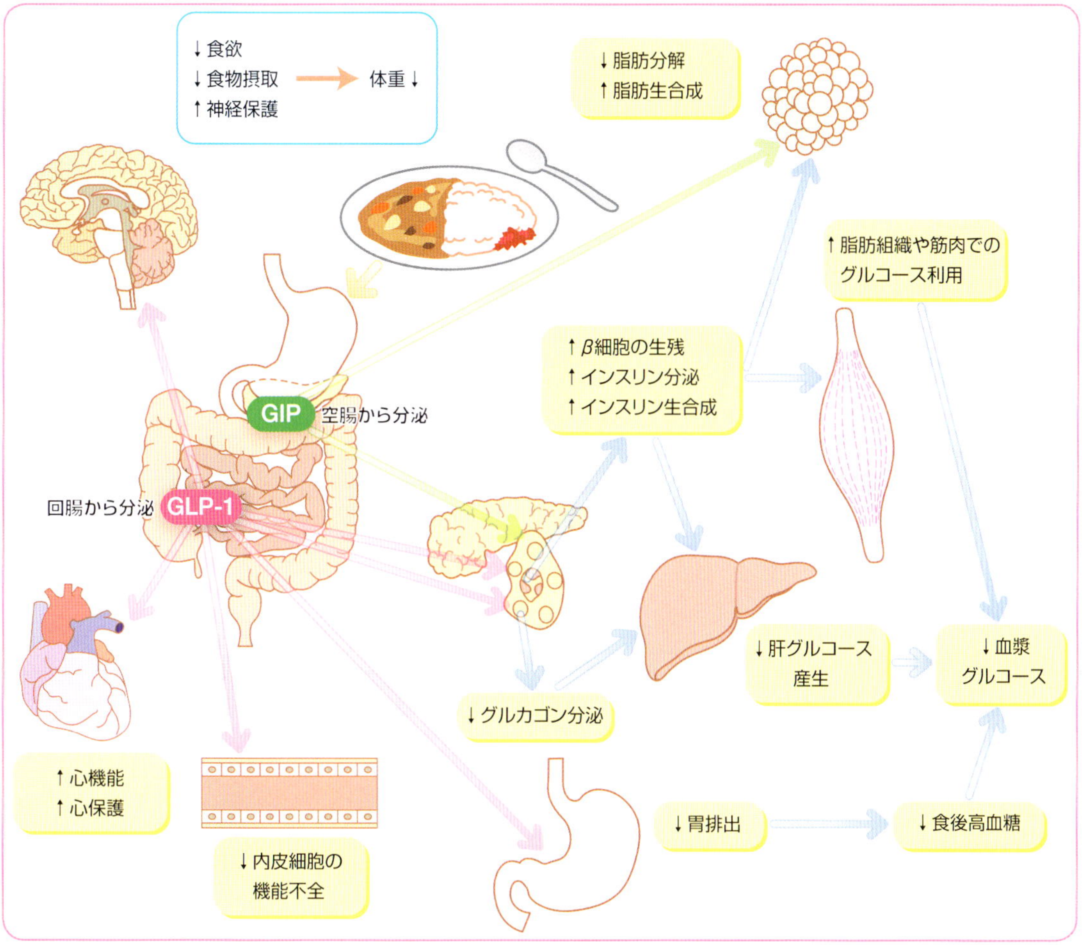
↓食欲
↓食物摂取
↑神経保護
体重↓
↓脂肪分解
↑脂肪生合成
↑脂肪組織や筋肉での
グルコース利用
↑β細胞の生残
↑インスリン分泌
↑インスリン生合成
GIP
空腸から分泌
回腸から分泌
GLP-1
↓肝グルコース
産生
↓血漿
グルコース
↓グルカゴン分泌
↑心機能
↑心保護
↓内皮細胞の
機能不全
↓胃排出
↓食後高血糖

GLP-1とGIPの作用は多岐にわたる。GLP-1（ピンク色の矢印）の機能は、主に膵島でのインスリン分泌促進とグルカゴン分泌の抑制である。その結果、肝グルコース産生は低下し、また、筋肉や脂肪組織でもグルコースの取り込みが増加することで、血漿グルコース濃度が低下する。胃排出の抑制作用も食後血糖値の低下に寄与する。さらに、食欲と食物摂取が減少する。また、GLP-1は心血管系への作用も考えられている。GIP(緑色の矢印)は、主にβ細胞で作用すると考えられているが、脂肪組織の脂肪取り込みと、脂肪生合成の亢進にも作用すると考えられている。

Holst JJ et al.Trends Mol Med 2008;14:161-8. より改変

この際、GIP と GLP-1 の作用の差が研究され、現在、下の図のような作用が示されています。両者ともインスリン分泌を促進する作用をもつことから、糖尿病薬として有望視されたのは当然です。

〈インクレチンはグルコース依存的にインスリンを分泌させる〉

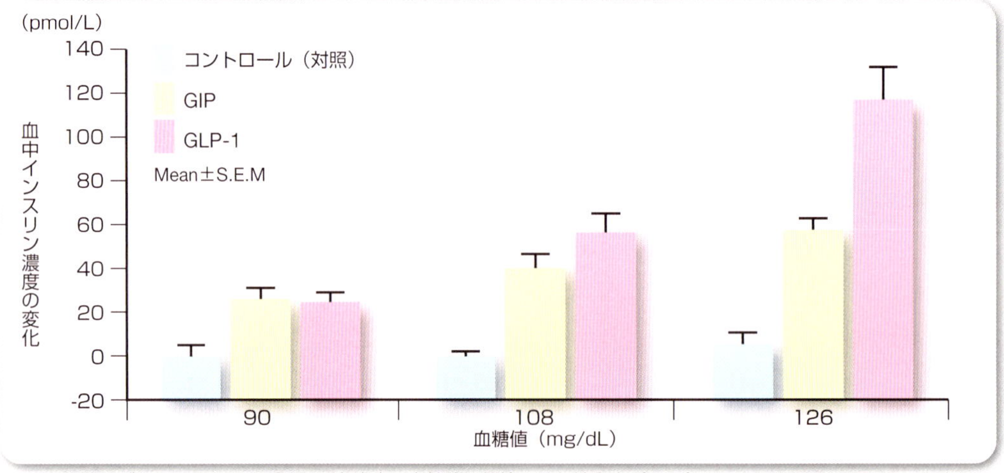

方法：グルコースクランプ法にて各濃度に血糖値を保持させた健康人（n=8）に GLP-1(0.33pmol/kg/min) または GIP（1.5pmol/kg/min）を 30 分間注入し、注入前後の血中インスリン濃度の変化を検討

Vilsboll T et al. Regulatory Peptides 2003;114:115-121.

〈インクレチン（GLP-1 および GIP）の糖代謝への影響〉

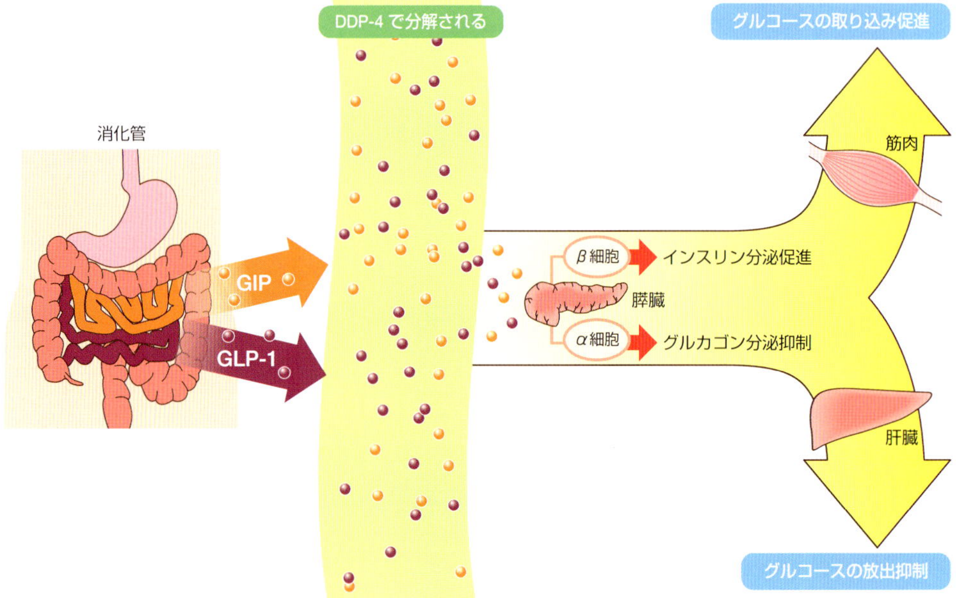

しかも、その後の研究で、インクレチンのインスリン分泌作用には、血糖があまり高くないときには弱く、血糖が高くなるにつれて作用が増強される、すなわち、血糖値依存性に効果を発揮するといった特徴があることがわかりました（下の図を参照）。これは、薬として用いた場合に、「低血糖をおこしにくい」という利点を備えることを意味します。糖尿病の治療上、低血糖は厄介なもののひとつですから、それが少ないということは薬として有利といえます。

GIP と GLP-1 でとくに差があるのは、GIP が脂肪蓄積作用をもち食欲抑制作用をもたないのに対して、**GLP-1 は脂肪蓄積作用をもたずに食欲抑制作用をもつ**ことです。糖尿病治療薬として望ましいのは GLP-1 ということになります。

GIP の半減期は約 5 分、GLP-1 に至っては 1 ～ 2 分といわれます。

ところが、GLP-1 にしろ GIP にしろ、研究の結果、通常の状態ではすぐに分解されて効果を失ってしまうことがわかりました。これには、**DPP-4（DPP-IV、dipeptidyl peptidase-4）**という酵素がかかわっており、腸管から血中に分泌された GIP と GLP-1 は速やかに分解されてしまいます。正常であればこれで問題ないのですが、糖尿病の治療薬として使おうとすると、これはちょっと困ったことです。第一、GLP-1 はインスリンと同じようなポリペプチドで、経口では分解・吸収されてしまいます。

［ポリペプチド］
polypeptide
アミノ酸がペプチド結合で連なった構造です。

〈DPP-4 阻害薬によるインクレチン分解抑制〉

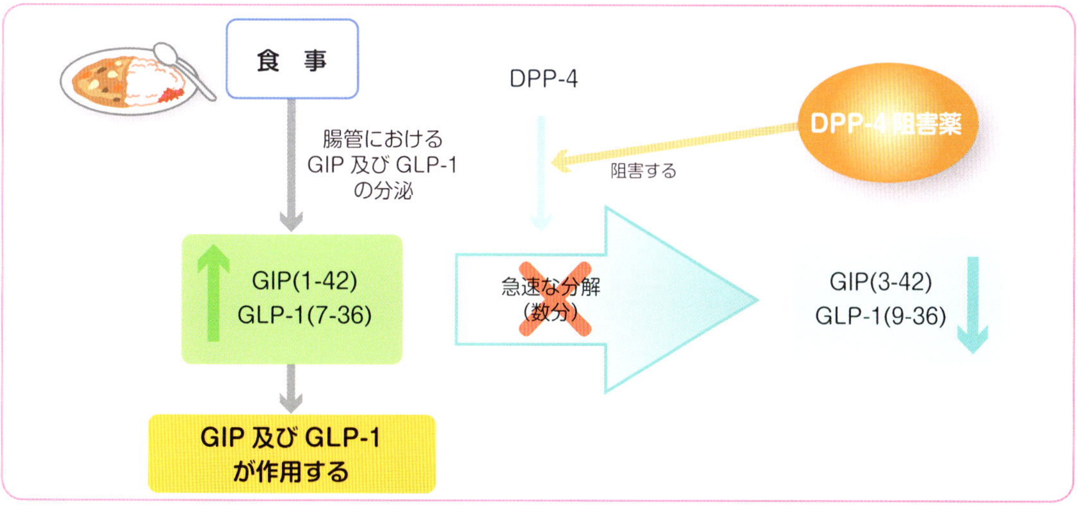
食 事
腸管における
GIP 及び GLP-1
の分泌
DPP-4
DPP-4 阻害薬
阻害する
GIP(1-42)
GLP-1(7-36)
急速な分解
(数分)
GIP(3-42)
GLP-1(9-36)
GIP 及び GLP-1
が作用する

Deacon CF et al Diabetes 1995；44；1126-1131；Kieffer TJ et al Endocrinology 1995；136；3585-3596；Ahrén B Curr Diab Rep 2003；3：365-372；Deacon CF et al J Clin Endocrinol Metab 1995；80：952-957；Weber AE J Med Chem 2004；47：4135-4141．より改変

そこで、糖尿病治療薬としての応用として2つの方向ができました。ひとつは、分解されにくいGLP-1と同じような物質を注射で投与する方法、もうひとつは、分解酵素であるDPP-4を阻害する物質を薬として開発する方法です。

前者については、GLP-1アナログ・GLP-1作動薬として結実し、日本では2010年から臨床の現場で使用されるようになりました。これについては、経口薬ではありませんので、別項で解説します（⇨154ページ）。

後者は経口薬として、日本では2009年末から臨床で試用可能になりました。

［インクレチン関連薬の効果］
ヒトでは未確認ですが、β《ベータ》細胞の機能の正常化・細胞数維持・増加などの効果もあるかもしれないといわれています。

DPP-4阻害薬の最大の特徴は、飲み薬であることです。やはり注射と飲むのとでは、敷居の高さが段違いです。

これら、GLP-1作動薬・アナログとDPP-4阻害薬をまとめて「インクレチン関連薬」と呼びます。インクレチン関連薬は、以下のような効果が期待できます。

- グルコース依存的にインスリンを分泌させる（単独では低血糖をおこしにくい）。
- グルカゴンの分泌を抑制する（125下の図参照）。
- GLP-1のみ、食欲抑制効果から体重減少が期待できる（DPP-4阻害薬はGIPも増やすことから体重減少効果は期待できない。ただし、基本的に体重を増やすということもない）。

Column

GLP-2はあるの？

「GLP-1があるからには、GLP-2はないの？」といった疑問も出てくることかと思います。

実は、GLP-2もあります（ただし、GLP-3以降は現時点では見つかっていません）。

GLP-1とGLP-2は、いずれもプログルカゴンというグルカゴンの前駆体から一部のペプチドが切り離されて作られますが、その切断部位によって異なるものになるわけです。

GLP-2はインスリン分泌刺激効果はもたず、腸管の細胞の増殖効果が認められています。また、脳の摂食中枢に対して抑制的に働くとの報告もあります。

腸管細胞増殖効果を、腸の病気の治療に使おうという動きもあるようですが、まだ実用化には至っていません。

糖尿病の薬物治療

経口薬の使い方と薬剤の特徴

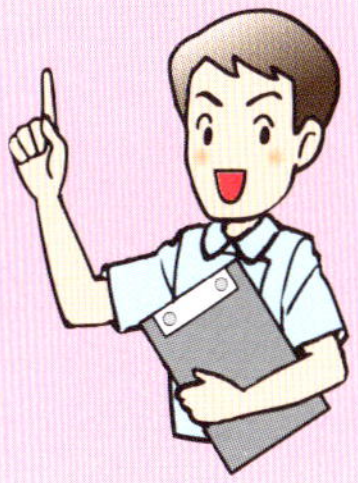

経口薬の使い方　使用できないケースに注意する

経口薬は、食事療法・運動療法が十分守られていることが、使用の大前提です（実際には食事療法や運動療法を 100％守れる方はなかなかいないのが現状ですが）。そして、経口薬を使用できない場合があります。

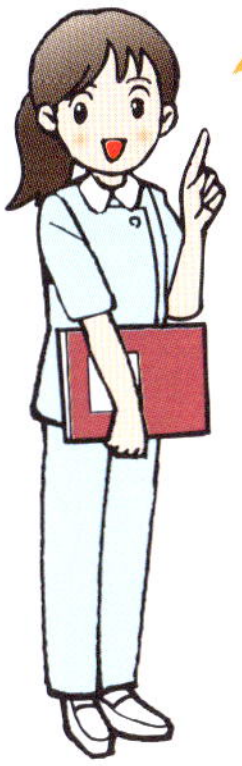

次のような場合は、インスリン療法が大原則になります。

◆◆ 経口薬を使用できない場合 ◆◆

- 糖尿病性昏睡《こんすい》時
- 重症感染症などによるコントロール悪化時、手術時などストレスが多く、血糖の大幅な変動が予想されるとき
- 妊娠中

また、

- １型糖尿病にはインスリン分泌系薬剤は使わない
- 腎機能障害・肝機能障害例
  （インスリン投与が難しい患者で、障害が軽度の場合に、投与前に十分適応を検討して、やむを得ないと判断されれば開始とすることもありますが、開始後も低血糖や肝機能障害の悪化などに注意深い経過観察を必要とします）

さて、ここからは、それぞれの飲み薬の特徴などを述べていきましょう。

経口薬の分類については最後に少し補足しますが、ここでは 119 ページの「経口薬の種類」に従って、その順に解説します。

経口薬の特徴①　スルフォニルウレア薬（SU 薬）

膵臓《すいぞう》からのインスリン分泌を促す、インスリン分泌促進薬の代表です。

膵臓の β《ベータ》 細胞の SU 受容体に結合して、β 細胞からのインスリン分泌をおこさせます（下図参照）。この作用は、血糖の値にかかわらずおきるので、血糖が低いときは低血糖をおこしてしまいます。

SU 薬使用後の血糖・インスリンパターンの変化の模式図（下図参照）に示します。

SU 薬の問題点は、血糖にかかわらずインスリンの分泌を増やすことから、低血糖の危険性が大きいということです。

〈SU 薬の作用〉

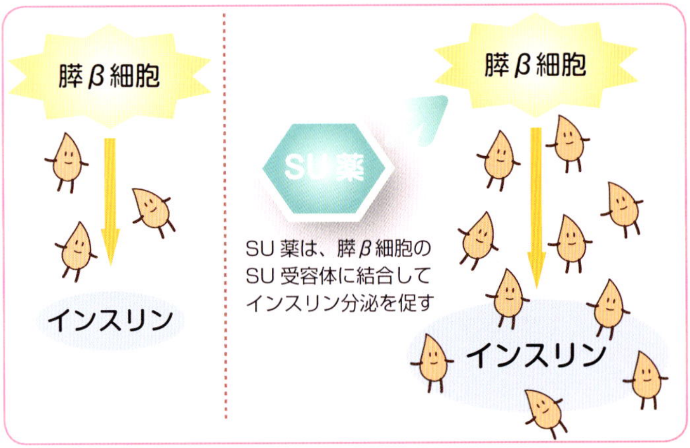
膵β細胞
インスリン
SU薬
SU 薬は、膵β細胞の
SU 受容体に結合して
インスリン分泌を促す
膵β細胞
インスリン

〈SU 薬使用後の血糖の変化〉

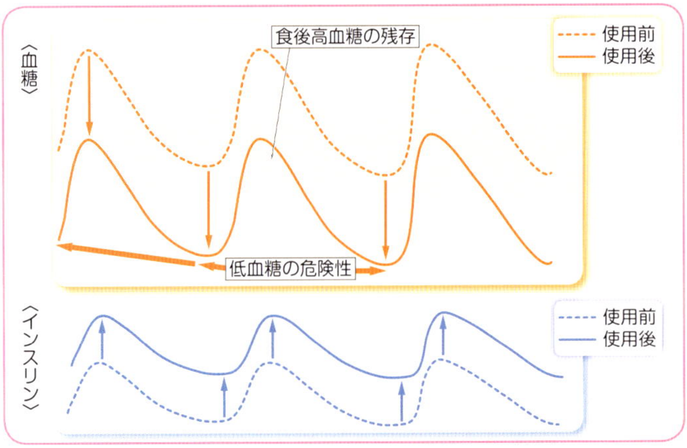
〈血糖〉
食後高血糖の残存
使用前
使用後
低血糖の危険性
〈インスリン〉
使用前
使用後

とくに最近は、高齢者での低血糖が増えています。高齢になると次第に腎《じん》機能が低下してくることが多く、それまでコントロール良好だった人が、さらに血糖が下がって低血糖昏睡《こんすい》になって救急で運ばれてくることが少なくありません。

たいてい血糖コントロールは悪くなるケースが多いから、あるいは今までコントロールがよかったから大丈夫と思い込むと、気がつかないうちに低血糖ということになってしまいますし、はっきりとした低血糖発作ではなく、認知症のような症状のある患者もいることから、とくに高齢者では十分な注意が必要です。

次に、SU 薬はインスリン分泌を増やすことから、食事療法が守られないと肥満につながってしまいます。

そもそも、空腹感を増すこともよくあり、そうなると食事療法を守ることが難しくなり、血糖コントロールもかえって悪化してしまいます。また、高インスリン血症をきたすとともに、食後高血糖を十分是正できないため、動脈硬化を促進してしまう危険性もあります。

先にも書きましたが、最近では、グリベンクラミド（オイグルコンやダオニール）は、心筋梗塞《しんきんこうそく》時の心筋のダメージを悪化させる可能性が指摘されており、日本でも海外でも、ガイドライン上推奨されていません。（⇨ 欄外）

最後に、血糖コントロールが悪いまま長期間使用することで、膵臓のβ細胞を痛める可能性があるという指摘があります。

グリベンクラミド以外の、SU 薬についてはインスリン分泌を促進する強力な武器であることは間違いなく、場合によってはほかの薬と併用しながら、少量でうまく血糖をコントロールする手段として、現在でも重要な薬です。

［虚血プレコンディショニング（Pre-conditioning）］
短時間だけ冠動脈血流が少なくなった後に血流が回復すると、その後に起きる心筋梗塞のときの心筋障害が少なくなるしくみのことです。グリベンクラミドは、この働きを妨げることが明らかとなっています。

Column

低血糖の症状と対処法

低血糖とは、血液中の糖分が少なくなりすぎた状態です。低血糖になると体が活動できなくなり、最終的には昏睡状態になって、悪くすると死に至る怖い状態です。

低血糖の症状としては

- 初期には、ボーっとする感じ、空腹感
- 進むと、冷や汗、動悸、手足がふるえる
- 目のちらつき、頭痛、ふらつき、イライラする
- 落ち着かない

などが認められます。これらを放置すると、脱力から意識障害、昏睡、最悪の場合は死亡となってしまいます。

自分で症状が自覚できない患者や、まったく症状が出ずにいきなり意識を失う無自覚低血糖などもあります。とくに後者はかなり危険なため、こうなると、とくに血糖変動が大きい患者は血糖を高めに保たざるを得ず、コントロールはほぼ不可能になってしまいます。

低血糖には即刻対処が必要で、低血糖症状があったらすぐに糖分をとる必要があることを、患者に十分説明しておかなくてはなりません。とくに、SU 薬と速効型インスリン分泌薬では必須です。

一方、αGI、ビグアナイド薬、インスリン抵抗性改善薬、DPP-4 阻害薬は、単独では低血糖はおこしにくい薬ですが、一応説明はしておいたほうがよいでしょう。

私たちの病院では、41 ページでも紹介しましたが「低血糖ハ行五段活用」を用いて、低血糖の症状を患者に説明しています。

［低血糖ハ行五段活用］

- は　腹が減り
- ひ　冷や汗
- ふ　ふるえは低血糖
- へ　へんにドキドキ
- ほ　放置は昏睡

経口薬の特徴② 速効型インスリン分泌促進薬（グリニド薬）

次もインスリン分泌系の薬です。

SU 薬とほぼ同じしくみで、膵臓《すいぞう》からのインスリン分泌を促します。下の図を見てください。

〈速効型インスリン分泌薬の作用〉

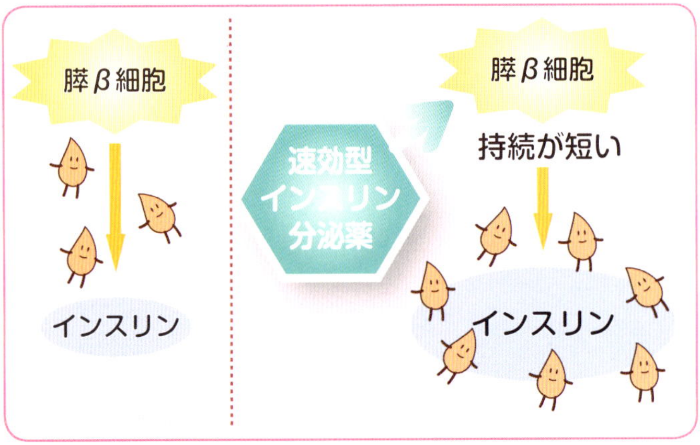

130 ページの「SU 薬の作用」の図と異なるのは、インスリン分泌の強さと持続時間です。もちろん成分も違いますが、異なるのは作用時間です。服用してからすぐに効果を発揮し、早々に効果がなくなっていくところが SU 薬と異なります（SU 薬は「ベッタリ」という感じに対して、グリニド薬は「ポン」といった感じです）。

この特徴から、この薬の得意技は食後高血糖を抑えることです。その一方、効果が短いため次の食前には効果が薄れていて、食前低血糖の危険性が低いところが SU 薬とくらべての利点です。グリニド薬の内服前後の血糖とインスリン分泌の変化のイメージを下に示します。

〈速効型インスリン分泌薬使用後の血糖の変化〉

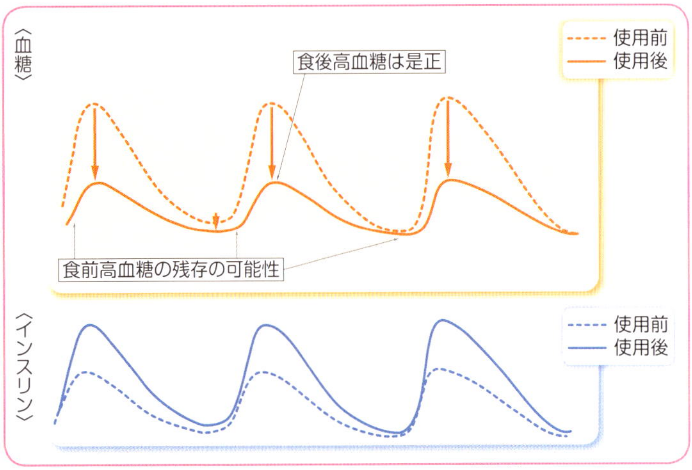

ただし、SU 薬にくらべると膵臓の β《ベータ》 細胞に結合する力が弱く、短いことから、全体としての血糖降下作用は弱いため、食前から 200 mg/dℓ を超えるような高血糖の方には、効きづらいケースが多くなります。

また、SU 薬で食前低血糖になってしまう患者では、SU 薬からの切り替えも考えられますが、膵臓の β 細胞への結合力の弱さから、この際に少なくとも

2 週間、できれば 1 か月程度あけないと効果が出ないことが多く、その間の血糖の上昇を考えて切り替えが難しくなります。

反対に、グリニド薬から SU 薬への切り替えには、このような問題はありません。ですから、どちらを先に使うかといったときは、グリニド薬を先に使ってみるということもよく行われます。

なお、たまに SU 薬とグリニド薬を併用しているケースがみられます。SU 薬で全体を下げ、残った食後高血糖をグリニド薬で抑えるという一見理想的な組み合わせですが、前述のような結合力の違いから、この組み合わせの場合、グリニド薬はまったく効かずに無駄ということになります。

[服薬時間に注意]

さて、この薬の内服上の特徴はなんといっても「**食直前に飲む必要がある**」というところです。早すぎると食前に低血糖をおこしますし、食べ始めてしまうと（ひと口でも食べたらアウト）食べ物に紛れてしまい、十分吸収されずに効果が発揮できません。

後述の α《アルファ》 GI にくらべて、飲む時間帯により厳しい薬といえます。また、作用時間が短いため、各食事の前に飲むということで、基本的に 1 日 3 回内服「しなければならない」ことになります。

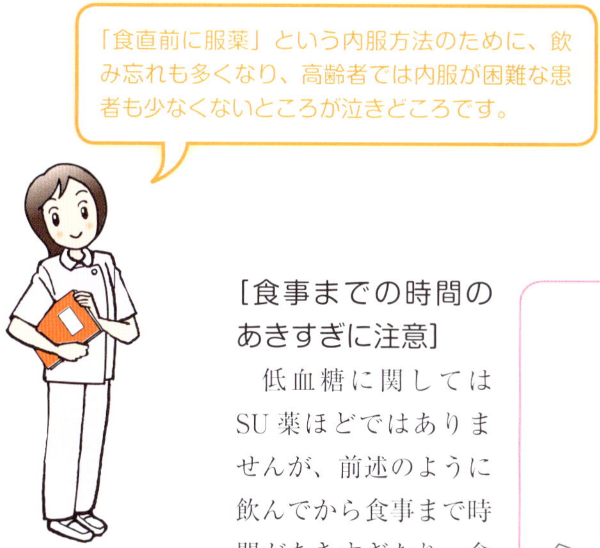
「食直前に服薬」という内服方法のために、飲み忘れも多くなり、高齢者では内服が困難な患者も少なくないところが泣きどころです。

[食事までの時間のあきすぎに注意]

低血糖に関しては SU 薬ほどではありませんが、前述のように飲んでから食事まで時間があきすぎたり、食事の量にくらべて多すぎたりした場合は、低血糖をおこします。

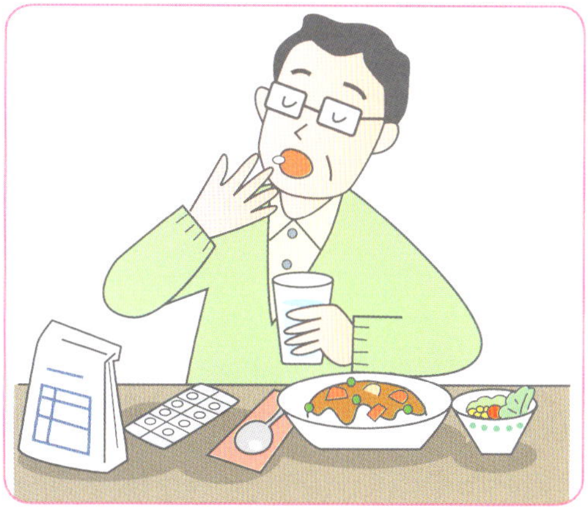

経口薬の特徴③ DPP-4 阻害薬

DPP-4 阻害薬については、すでにインクレチンのところで解説しました。インスリン分泌促進作用をもつインクレチン（GLP-1、GIP）を分解する酵素を邪魔することで、これらインクレチンの血中残存期間を延ばす → 血中濃度を上げることにより、膵《すい》β《ベータ》細胞からのインスリン分泌を促します。

SU 薬やグリニド薬と違うところのひとつは、「血糖が高いときにより効果が強く出て、低いときはあまり出ない」ことで、低血糖のリスクが比較的低いことです。ただ、単独の場合は確かにそうですが、効果が不十分で SU 薬と併用する場合は、SU 薬の効果を増強するように作用することで、むしろ重症低血糖をおこす可能性があり、実際に少なくない重症低血糖の報告が出ています。この点には注意が必要でしょう。

内服のタイミングは薬によって異なり、1 日 1 回でよいものと 1 日 2 回内服するものがあります。ただ、効果には個人差があり、1 日 2 回のものも 1 回ですむこともあります。食前でも食後でもよいのも、患者にしてみると気が楽です。

DPP-4 阻害薬を内服したときの血糖・インスリンのパターンの変化のイメージを下に示します。

〈DPP-4 阻害薬使用後の血糖の変化〉

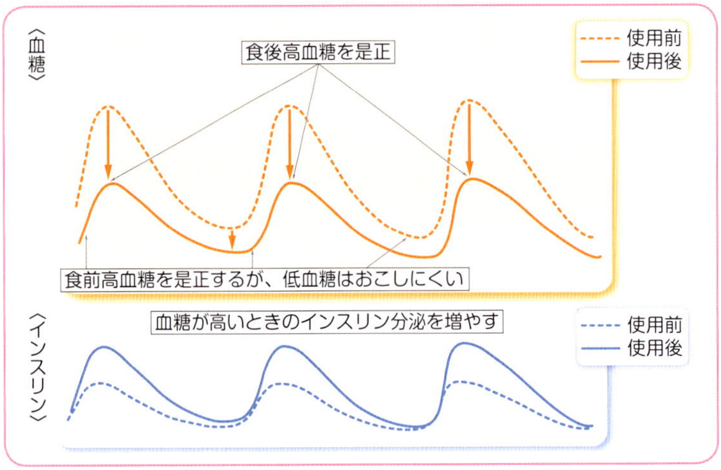

〈血糖〉
食後高血糖を是正
使用前
使用後
食前高血糖を是正するが、低血糖はおこしにくい
〈インスリン〉
血糖が高いときのインスリン分泌を増やす
使用前
使用後

副作用については、低血糖以外に悪心《おしん》・嘔吐《おうと》、膵炎《すいえん》、間質性肺炎、また薬疹《やくしん》・下痢《げり》などがありますが、頻度《ひんど》は多くありません。

このように膵炎の副作用報告があるので、膵炎や間質性肺炎の既往《きおう》あるいはリスクの高い患者には、現時点では避けたほうが無難と思われます（添付文書上では禁忌《きんき》や慎重投与にはなっていませんが）。

経口薬の特徴④　α-グルコシダーゼ阻害薬（αGI）

人間は、糖質を最終的には単糖類というブドウ糖や果糖にまで分解して吸収するようになっています。この分解酵素であるα《アルファ》-グルコシダーゼを阻害する薬がαGIです。

〈α-グルコシダーゼ阻害薬の作用〉

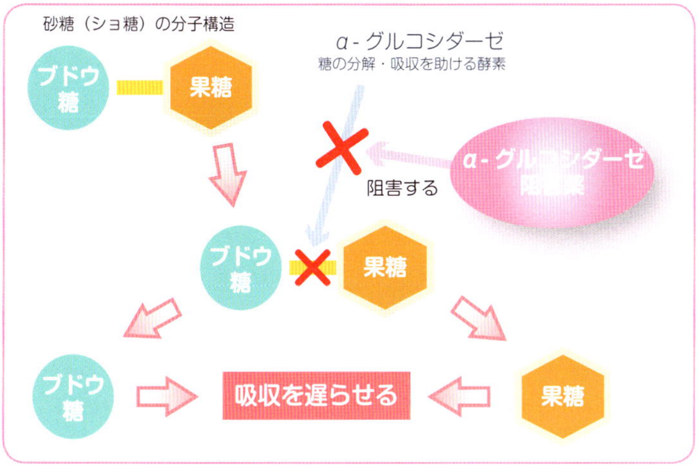

この作用によって小腸での糖質の分解、ひいては吸収を遅らせることにより、糖類の吸収がゆっくりとなります。

糖尿病の患者では、食事に対するインスリン分泌反応の遅れがあり、このためにとくに食事の直後の血糖が上がりやすくなっています。

αGIは、前記のようにいちばん血糖を上げやすい糖類の吸収を遅らせることにより、食後の血糖上昇を緩やかにし、遅れて増えるインスリン分泌に合わせるよう働き、血糖の上がりを抑えます。

αGIの服用前後の血糖・インスリン分泌パターンの変化を下に示します。

〈α-グルコシダーゼ阻害薬使用後の血糖の変化〉

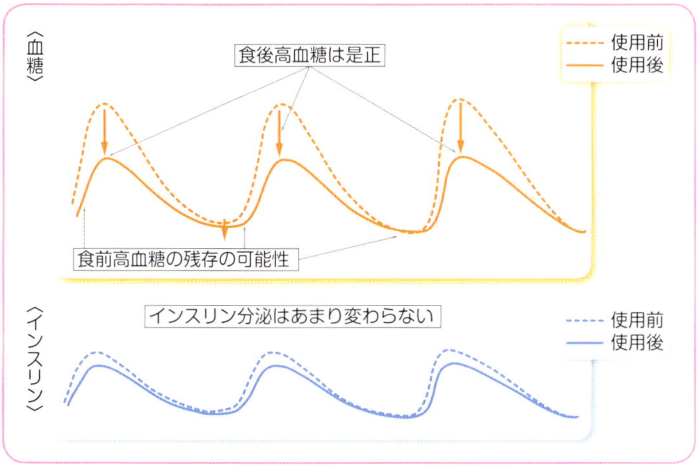

αGIは「インスリンの分泌を増やさずに」食後の高血糖を抑えるというところが特徴です。低血糖も単独ではまずおこしません。

ただ、「血糖を下げる」というより「上がらないようにする」といった感じですので、あまりに全体の血糖が高いと、食後の血糖はともかく、食前の血糖は下がらない、すなわち全体としては十分な血糖降下作用を示さないということがあります。すると、SU 薬などのほかの経口薬との併用が必要になり、実際にそのようなケースはかなり多いのです。また、インスリンと併用されるケースも少なくありません。

こうなると、αGI の「低血糖をおこしにくい」といった特徴はなくなり、「今度は低血糖時の対処にブドウ糖が必要」といった αGI 特有の問題点が浮上してきます。

通常、低血糖のときには、最近でこそブドウ糖がより即効性があるため推奨されますが、いざとなればブドウ糖ではなくても砂糖の入った甘いものでもよいのです。ところが、αGI 内服中の患者は、この薬の作用のためにブドウ糖以外のものだと、その分解・吸収が遅れ、低血糖からの速やかな改善が望めません。このために、**この薬を飲んでいて、SU 薬・グリニド薬・DPP-4 阻害薬・インスリンを併用している患者には、必ずブドウ糖（メーカーから無償で提供されます。ただし、粉末で飲みやすいとはいえませんので、自費購入になりますが「グルコレスキュー®」などの飲みやすいタイプのブドウ糖を用意してもらうこともあります）を携帯し、低血糖時にはブドウ糖を摂取するように指導する必要があります。**

また、作用からわかるように、一種の消化不良をおこすわけですから、腸管の中のガスを増やすため、放屁《ほうひ》がかなり多くなります。また、このために腸閉塞《へいそく》の既往のある患者はもちろん、腹部の手術歴のある患者では腸閉塞を誘発する危険があり、避けるべきです。

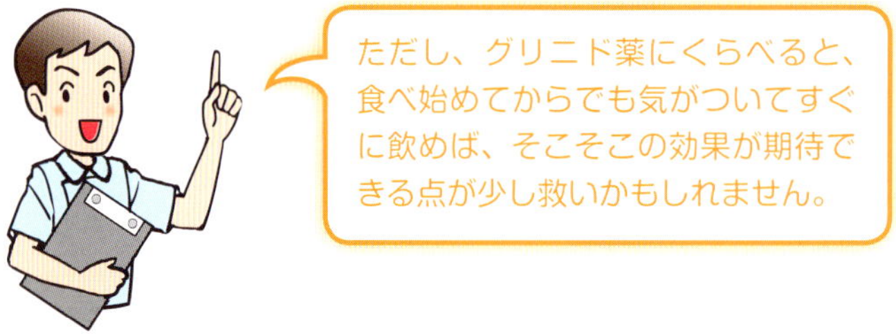
ただし、グリニド薬にくらべると、食べ始めてからでも気がついてすぐに飲めば、そこそこの効果が期待できる点が少し救いかもしれません。

内服方法は、作用が食後の血糖の抑制ですので、各食事の前、通常 1 日 3 回、食事の直前に飲む必要があります。この点がグリニド薬と同じで、ときに高齢者の内服上の困難として問題点となります。

経口薬の特徴⑤　ビグアナイド薬（BG 薬）

経口血糖降下薬の歴史（⇨ 120-122 ページ）でふれましたが、「少ないインスリンで血糖を下げる」という意味で優れた薬です。しかも

「安い」という利点もあります。最近では、各種のがんのリスクを減らすなどの報告もいくつかあります（⇨62ページ）。

腸管からの糖の吸収を抑えたり、肝臓の糖新生（⇨6-7ページ）を抑えたり、筋肉、脂肪組織など末梢《まっしょう》での糖分の利用を促進することで効果を発揮するといわれます。これらはすべてインスリン分泌促進とは異なる作用で、むしろ内因性にせよ外因性にせよ、インスリンの必要量を減らします。食欲を増さない点も利点です。

主に２型、とくに肥満（BMIが高くなくても内臓脂肪肥満がある患者を含む）の糖尿病患者に使われますが、肥満していなくてもこのような多くの利点をもつために、糖尿病の最初の薬として頻用《ひんよう》されます。

また、１型糖尿病の患者でも、肥満があればインスリン治療を前提に併用されることもよくあります

血糖・インスリン分泌パターンの変化を下に示します。次のチアゾリジン薬とほぼ同じです。

緩徐進行型１型糖尿病の患者に対しては、ビグアナイド薬が単独で使われることもあります。

副作用は、主に嘔気《おうき》（嘔吐《おうと》までは少ないですが）・下痢《げり》などの消化器症状ですが、重篤《じゅうとく》な副作用として「乳酸アシドーシス」が挙げられます。ただ、メトホルミンでの乳酸アシドーシスの報告は比較的少なく、おこしているのは高齢者など腎《じん》機能が低下している患者が多いです。

〈ビグアナイド・インスリン抵抗性改善薬使用後の血糖の変化〉

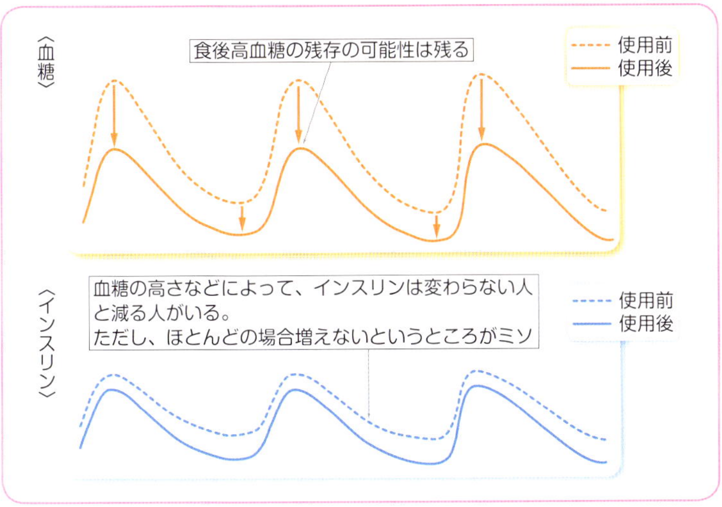
〈血糖〉
食後高血糖の残存の可能性は残る
使用前
使用後
〈インスリン〉
血糖の高さなどによって、インスリンは変わらない人と減る人がいる。
ただし、ほとんどの場合増えないというところがミソ
使用前
使用後

また、中等度以上の心不全例でも発症のリスクが高いといわれています。

ですから、腎機能の低下している患者（日本腎臓学会出版の「CKD診療ガイド」では、CKDのステージ３以降（GFR＜60㎖／min／1.73 m^2）では、ビグアナイド薬は使用しない、と記載されています）、中等度以上の心不全のある患者には避けます。

重要なのは、**CTなどの**

ヨード系造影剤を使う検査の際に、一時的に投与を中止する必要があることです。これは、ヨード系造影剤によって腎《じん》機能が低下することがあり、乳酸アシドーシスの危険性が高まるからです。具体的には、CT などの検査の造影剤投与 2 日前から投与 2 日後までのメトホルミン投与を中止し、検査後に腎機能が正常であることを確認してからメトホルミンの投与を再開となります。

このことを患者に十分説明しておかなければなりません。ただ、緊急に検査が必要な場合は、この限りではありません。ただし、検査後十分な観察と必要な処置（輸液など）をとる必要があります。

また、脱水状態などでも乳酸アシドーシスの危険が高くなるということから、いわゆるシックデイ (⇨171 ページ) などのときには真っ先に中止するような指導も必要です。

経口薬の特徴⑥　インスリン抵抗性改善薬（チアゾリジン薬）

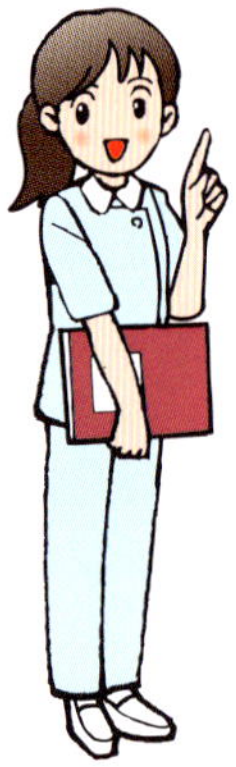

肥満の助長は、小型脂肪細胞の増加とも関連しますが、薬そのものが肥満をおこすというより、この薬を飲みながら食事療法が守れない人で肥満が助長されるということです。やはり食事療法は薬物療法の際にも避けては通れないということです。

読んで字のごとく、インスリンの抵抗性を改善します。作用としては、**大型の脂肪細胞（悪い脂肪細胞）**に働きかけて**小型の脂肪細胞（よい脂肪細胞）**を増やすこと、インスリン抵抗性をおこす TNF- α《アルファ》 という物質を抑制する、アディポネクチンというインスリン感受性を高める物質を増加させるなどによってインスリン抵抗性を改善するとともに、炎症（動脈硬化の病態の一部は炎症である）を改善したり、凝固系を改善するなどの作用の報告もあります。

血糖・インスリン分泌の改善パターンは前項のビグアナイド薬（BG 薬）と同じなので、137 ページの図を見てください。

副作用としては、やはり単独では低血糖はおこしにくいのですが、SU 薬などとの併用で低血糖のリスクがあります。それ以外の副作用として、肥満助長、浮腫《ふしゅ》、骨粗鬆症《こつそしょうしょう》などがあります。

浮腫はこの系統の薬というより、ピオグリタゾンにかなり特徴的な副作用です。循環血漿《けっしょう》量が増えることによります。このことが単

この薬は代謝を落とすことはなく、とすれば増えた体重はどこから来たかというと、余分に食べすぎたことです。もう少し解説すると、せっかく増えてアディポネクチンを出すようになった小型脂肪細胞が、食べすぎで肥大脂肪細胞になってしまう、小型脂肪細胞が増えているので、そういう意味では肥満しやすくなっているともいえます。

［ピオグリタゾン］
ごく最近、ピオグリタゾンで男性の膀胱がんが増加（約1.2倍）することが報告されました。
この薬剤のすぐれた動脈硬化抑制作用から、すべて中止ということではありません。検尿で血尿がないかどうか、血尿がある場合は、膀胱がんがないかどうかのチェックが重要です。

なる浮腫にとどまっていればまだしも、心臓が悪い人だと一気に心不全を引きおこしたり、悪化させたりしてしまいます。このため、心不全のある患者には禁《きん》忌《き》、心臓の悪い患者にも投与する際にはかなり注意しなければなりません。浮腫は女性に多い傾向があり、効果がある患者ほど多いということがあり、効いているのにむくみのために残念ながら中止ということがよくあります。

副作用として骨粗鬆症の報告がありますので、とくに閉経後の女性での使用は、慎重に行う必要があるといわれています。

BG薬やインスリン抵抗性を改善する薬を使うと、同じインスリン量でも血糖が下がりやすくなる → つまり、インスリンが不足気味でも血糖が下がる・インスリンを増やさずに血糖が下がる・SU薬やインスリンとともに使用すると、それらの量を減らすことができる可能性がある、といった効果が期待されます。

実際、BG薬投与やインスリン抵抗性改善薬の投与で動脈硬化が抑制されるといった報告が出てきています。

これはインスリンの濃度を下げることで、動脈硬化の予防効果が期待できるということになります。

DPP-4阻害薬などインクレチン関連薬が出てきた現在でも、BG薬やインスリン抵抗性改善薬は依然として重要な地位にあり、今後も使われていくのは間違いありません。

以上の各種の糖尿病薬の一般名と実際の商品名を下に示しました。ジェネリックについてはすべてを網羅するのは難しいため、代表的なもののみ挙げてあります。

〈経口薬の一般名と代表的な商品名〉

一般名	商品名
SU薬	グリメピリド（アマリール®）、グリクラジド（グリミクロン®）
グリニド薬	ナテグリニド（ファスティック®、スターシス®）、ミチグリニド（グルファスト®）
DPP-4阻害薬	シタグリプチン（ジャヌビア®、グラクティブ®）、ビルダグリプチン（エクア®）、アログリプチン（ネシーナ®）
α-グルコシダーゼ阻害薬（αGI）	アカルボース（グルコバイ®）、ボグリボース（ベイスン®）、ミグリトール（セイブル®）
ビグアナイド薬（BG薬）	メトホルミン（メデット®、メトグルコ®、メルビン®、ネルビス®）
インスリン抵抗性改善薬（チアゾリジン薬）	ピオグリタゾン（アクトス®）

経口薬の分類

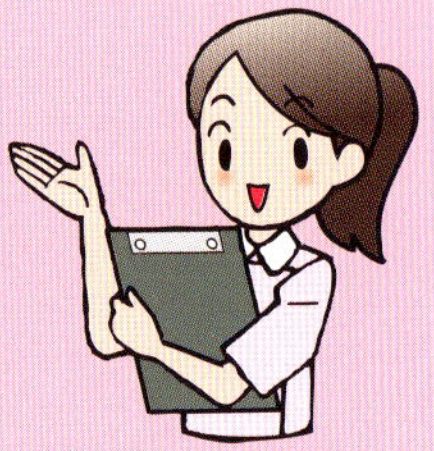

2つの分類　経口薬を分類する際の2つの方法

さて、ひととおり各種の内服薬の解説を終えたところで、その分類の切り口を2つ紹介します。

ひとつは、インスリンの分泌を促進するかどうか（インスリン分泌促進系と非分泌促進系）、もうひとつは糖尿病の成因（インスリンの分泌異常とインスリン抵抗性）です。この2つは似ていますがちょっと違います。

▶インスリン分泌促進系と非分泌促進系

まずは、インスリン分泌促進系と非分泌促進系で分けてみます。

◆◆インスリン分泌促進系と非分泌促進系による分け方◆◆

1 インスリン分泌促進系薬剤…SU薬、グリニド薬、DPP-4阻害薬
2 インスリン非分泌促進系薬剤…α《アルファ》-グルコシダーゼ阻害薬（αGI）、ビグアナイド（BG）薬、チアゾリジン薬

この分類は、1型糖尿病に使えるかどうかのときに大切です（DPP-4阻害薬はまだ微妙ですが、現時点では1型糖尿病には使いません）。1型糖尿病には、基本的にインスリン分泌促進系の薬剤は使用しないで、インスリン分泌が不足するなら素直にインスリンを使うことが大原則だからです。

ただし、非分泌促進系薬剤についてはインスリンと併用して使うことがあります（αGI、BG薬。チアゾリジン薬は現在保険適用なし）。

▶インスリンの分泌異常とインスリン抵抗性

それでは今度は、インスリンの分泌異常とインスリン抵抗性による分け方で分けてみます。

◆◆ インスリンの分泌異常とインスリン抵抗性による分け方 ◆◆

A インスリン分泌異常に対する薬

1）スルフォニルウレア（SU 薬）
　インスリン分泌不足全般に対して

2）グリニド薬・αGI
　食直後のインスリンの初期分泌不足に対して

3）DPP-4 阻害薬
　インスリン分泌不足全般に対して（とくに食後）

B インスリン抵抗性に対する薬

BG 薬、チアゾリジン薬

先の分類とは、αGI の位置が異なりますね。

これは、薬が糖尿病のどういった血糖異常の原因に対して使われるか、ということを考えるときに役に立ちます。

経口血糖降下薬の開発

まだ開発中のものもあり、「合剤」も登場。今後も目の離せない分野である

糖尿病の経口薬は、まだ開発中のものもあります。なにしろ、日本中、いや世界中で糖尿病患者の数は爆発的に増えており、薬物療法の対象者が多いことから、開発も多くなされるということになります。

また、降圧薬で続々と登場しているのが、作用の違う薬を合わせた「合剤」ですが、経口血糖降下薬でも登場してきています。いずれにしても、今後も目の離せない分野であることは間違いありません。

さらに、これだけたくさんの患者がいて、かつ糖尿病が各種の合併症をおこしやすいことを考えると、糖尿病に直接関係ない診療科でも、多くの糖尿病患者と接することになるでしょう。その患者たちが、自分の飲んでいる糖尿病の薬について知りたくなって看護師などに尋ねたときに、本書が少しでも役立つことを願っています。

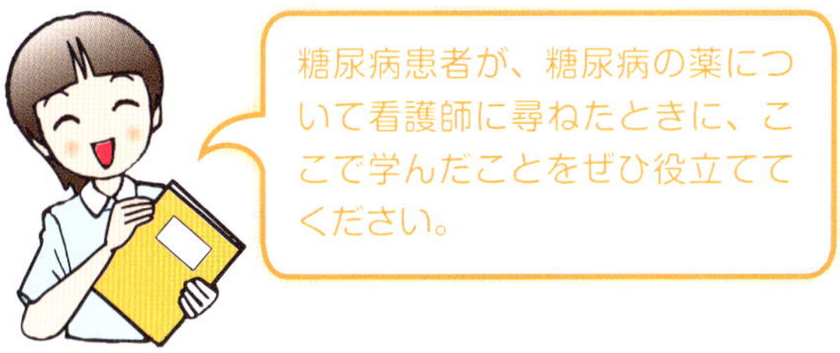
糖尿病患者が、糖尿病の薬について看護師に尋ねたときに、ここで学んだことをぜひ役立ててください。

インスリン療法の現状と適応

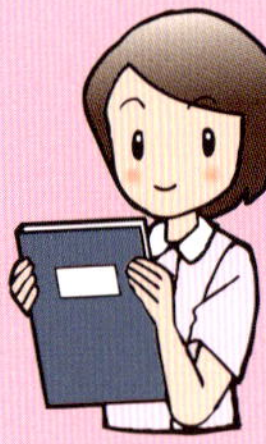

インスリン治療の現状　今日ではオーダーメイド治療ができるように

インスリン治療をとりまく状況は、近年著しい進歩をとげています。

インスリン製剤、インスリン注入器（「デバイス」といいます）、注射針、インスリン治療を支える血糖自己測定器のいずれもが格段に改良され、インスリン治療は患者の涙なしに受け入れられる状況になってきました。

１型糖尿病の患者はもちろんのこと、２型糖尿病の患者であっても、最良の血糖コントロールを得るために、インスリン治療は大きな役割を果たしています。

今日のインスリン治療の特徴は、インスリン製剤が大きく進歩した結果、個々の患者の状態に合わせたきめ細かなオーダーメイド治療が可能になってきたことです。

インスリン導入に対して心理的に抵抗を示す患者への対応については、インスリン自己注射指導（⇨79ページ）を参照してください。

インスリン療法の適応　インスリンの絶対的適応と相対的適応

▶インスリンの絶対的適応

まず、**インスリンの絶対的適応**について考えてみましょう。

インスリン依存状態とは、インスリンが絶対的に不足しており、インスリン療法を中止すると命にかかわるような状態のことをいいます。１型糖尿病がほとんどですが、２型糖尿病でも経過が長く、血糖コントロールの悪い患者では、最終的にインスリン依存状態になる場合があります。

◆◆ インスリン療法の絶対的適応 ◆◆

①インスリン依存状態（主に１型、２型糖尿病でも移行しうる）
②高血糖性の昏睡《こんすい》（糖尿病ケトアシドーシス、高浸透圧高血糖症候群、乳酸アシドーシス）
②重症の肝障害、腎《じん》障害を合併しているとき
④重症感染症、外傷、中等度以上の外科手術（全身麻酔《ますい》施行例など）のとき
⑤糖尿病合併妊娠（妊娠糖尿病で、食事療法だけでは良好な血糖コントロールが得られない場合も含む）
⑥静脈栄養時の血糖コントロール

日本糖尿病学会編『糖尿病治療ガイド2010』（日本糖尿病学会／文光堂2010年）54ページから一部改変

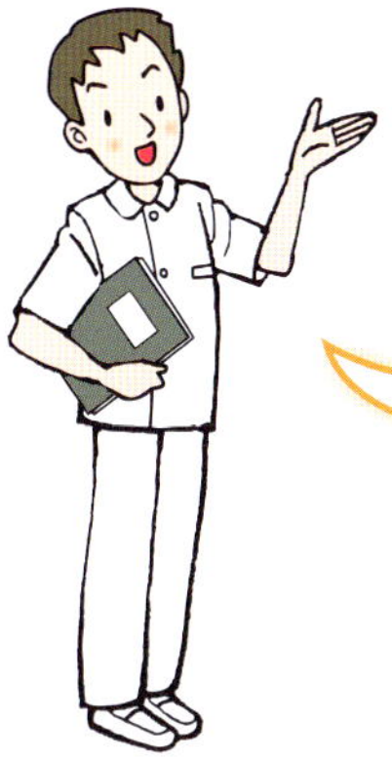
高血糖性の昏睡《こんすい》の場合は、当然インスリン治療でないと患者を救えません。

肝機能が悪い場合、例えば、AST>100 IU/ℓ、ALT>100IU/ℓ の場合、腎《じん》機能では、クレアチニン 2.0mg/dℓ 以上の場合、内服薬を用いるのは大変抵抗があります。薬剤の代謝排《はい》泄《せつ》に支障をきたすため、薬剤の血中濃度が高くなりやすいなどの問題があるからです。

重症感染症や外傷、外科手術では、内服薬が効かないわけではないのですが、インスリンが効きにくい状況のために効果が発揮しにくかったり、逆に効き過ぎて低血糖になったり、と血糖の変動が予測しにくいことから、インスリンの絶対的適応とされます。

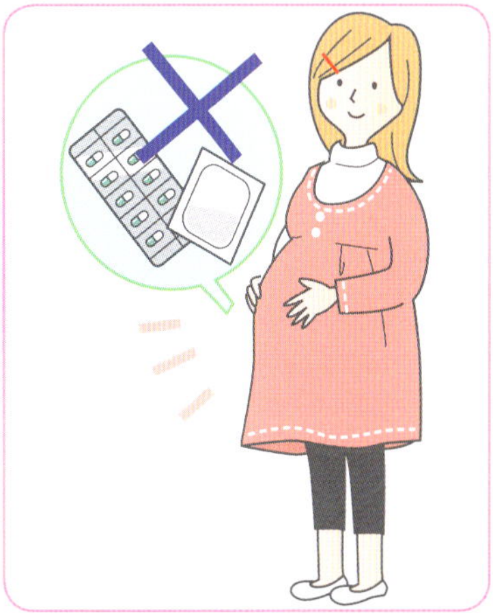

妊娠中の血糖管理でも、内服薬は種類によっては催《さい》奇《き》形性《けいせい》のあるものがあるので、食事療法で十分な血糖コントロールができない場合は、内服薬ではなくインスリンの絶対的適応となります。

静脈栄養時の高血糖も、内服薬では効果が乏しいことや、禁食であることが多いため、イン

［AST］
アスパラギン酸アミノトランスフェラーゼ。GOT と呼ばれることもあります。
［ALT］
アラニンアミノトランスフェラーゼ。GPT と呼ばれることもあります。

［催奇形性］
妊娠している女性が、薬物を服用したときに胎児に奇形がおこることです。

スリンの絶対的適応になります。

▶インスリンの相対的適応

次に、**インスリンの相対的適応**について考えます。

> **◆◆インスリン療法の相対的適応◆◆**
>
> ①インスリン非依存状態であっても、著明な高血糖（例えば、空腹時血糖値 250 mg/dℓ 以上、随時血糖値 350 mg/dℓ 以上）の場合
> ②経口薬療法では良好な血糖コントロール（HbA1c<7.5%）が得られない場合（SU 薬を開始しても効果が不十分（一次無効）な場合や、一時改善しても効かなくなる（二次無効）場合）
> ③やせ型で栄養状態が低下している場合
> ④ステロイド治療時に高血糖を認める場合
> ⑤糖毒性を積極的に解除する場合

日本糖尿病学会編『糖尿病治療ガイド2010』（日本糖尿病学会／文光堂2010年）54ページから一部改変

インスリン非依存状態とは、2 型糖尿病でインスリンの絶対的欠乏はない、すなわち、インスリンを注射しなくても直ちに命にかかわるわけではない状態という意味です。2 型だけでなく、1 型糖尿病でも緩徐進行 1 型糖尿病のようにゆっくりとインスリン欠乏が進行する状態は、インスリン非依存状態ということになります。直ちに命にかかわるわけではなくとも、血糖値が高い状態が続いていれば感染症に罹《り》患《かん》したり、中・長期的には、さまざまな合併症が生じてきますから、治療しなくてはなりません。

ガイドラインに示されている、空腹時血糖値 250 mg/dℓ 以上、随時血糖値 350 mg/dℓ 以上という著明な高血糖の場合は、膵《すい》β《ベータ》細胞からのインスリン分泌が糖毒性（⇨101 ページ）によって抑え込まれていることが多く、この状態で内服薬を用いても効果が期待できないことが多いのです。したがって、インスリンの相対的適応となることが多くなります。

同様に、最初の薬物治療として経口血糖降下薬を開始しても効果が不十分な場合を一次無効と呼びます。また、内服薬を開始して最初は順調に血糖値が下がってきたけれど、時間がたつとまた血糖が

［ナイーヴ（naive）］
薬物治療が初めてのことをこういいます。「drug-naïve」は「薬物療法が初めて」、「insulin-naïve」は「インスリンが初めて」という意味です。

上がってきて内服薬の効きが悪くなることを二次無効と呼びます。このような場合も、インスリンの相対的適応となります。

また、肥満患者とくらべて、やせ型の糖尿病や栄養状態が低下している場合は、インスリンの量的な不足状態と考えられるため、インスリンの相対的適応となります。

ステロイド治療で高血糖となる場合は、食後の血糖が上昇するパターンが多く、やはりインスリン治療の適応となることが多くなります。

生理的なインスリン分泌

インスリン療法の理解のために不可欠な知識

さて、インスリン療法を理解するためには、まず、生理的なインスリン分泌について理解する必要があります。

インスリンは、図のように**基礎分泌**と**追加分泌**の2つの相があります。**基礎分泌**は直接的には食事と関係なく、膵β細胞から分泌され、肝臓からの糖新生 (⇨7ページ) を調節しています。

一方、**追加分泌**の役割は、食事によって腸管から吸収され、血液中に流れ込んでくるブドウ糖を肝臓、骨格筋あるいは脂肪組織に貯蔵させることにあります。

次ページ以降にあげるインスリン製剤は、このような生理的なインスリン分泌をどのように補っていくかを考えながら用いていくことになります。

なお、現在用いられているインスリン製剤は、**遺伝子組み換え技術**を用いた**遺伝子工学**によって工業的に生産されています。すなわち、インスリンの遺伝子情報を大腸菌や酵母《こうぼ》（イースト）に組み込むことで、比較的安価に大量に供給されているのです。

〈生理的インスリン分泌〉

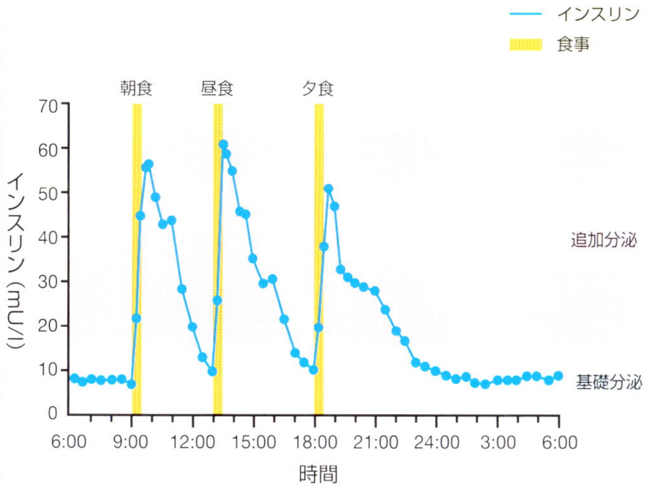

Polonsky ら 1988 改変

インスリン製剤の作用時間による分類

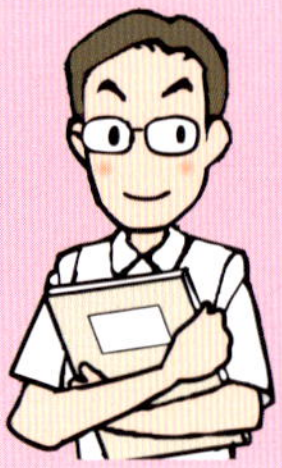

インスリン製剤の種類

作用時間、持続時間など、さまざまな種類がある

現在、用いられているインスリン製剤を表にまとめます。

〈インスリンプレフィルド／キット製剤〉

	商品名	単位数／容量	インスリン注入量（単位刻み）	発現時間	最大作用時間	持続時間
超速効型	ヒューマログ注ミリオペン ヒューマログ注キット*1	300/3㎖	1～60U(1U)	15分未満	30分～1.5時間	3～5時間
超速効型	ノボラピッド注フレックスペン	300/3㎖	1～60U(1U)	10～20分	1～3時間	3～5時間
超速効型	ノボラピッド注イノレット	300/3㎖	1～50U(1U)	10～20分	1～3時間	3～5時間
超速効型	アピドラ注ソロスター	300/3㎖	1～80U(1U)	15分未満	30分～1.5時間	3～5時間

	商品名	単位数／容量	インスリン注入量（単位刻み）	発現時間	最大作用時間	持続時間
速効型	ヒューマリンR注キット	300/3㎖	1～60U(1U)	30分～1時間	1～3時間	5～7時間
速効型	ノボリンR注フレックスペン	300/3㎖	1～60U(1U)	約30分	1～3時間	約8時間
速効型	イノレットR注	300/3㎖	1～50U(1U)	約30分	1～3時間	約8時間

	商品名	単位数／容量	インスリン注入量（単位刻み）	発現時間	最大作用時間	持続時間
中間型	ヒューマログN注ミリオペン ヒューマログN注キット*1	300/3㎖	1～60U(1U)	30分～1時間	2～6時間	18～24時間
中間型	ヒューマリンN注キット	300/3㎖	1～60U(1U)	1～3時間	8～10時間	18～24時間
中間型	ノボリンN注フレックスペン	300/3㎖	1～60U(1U)	約1.5時間	4～12時間	約24時間
中間型	イノレットN注	300/3㎖	1～50U(1U)	約1.5時間	4～12時間	約24時間

驚くほど、多くの種類のインスリン製剤が用いられていますね。この項では，インスリン製剤をその作用時間から分類し、解説していきます。

*1　ヒューマログ注キット、ヒューマログミックス25注キット、ヒューマログミックス50注キット、ヒューマログN注キットは、2010年4月に薬価削除。
*2　日本イーライリリー社の混合製剤には、超速効型と中間型の混合比率が25％と75％のヒューマログミックス25注及び50％と50％のヒューマログミックス50注、速効型と中間型の混合比率が30％と70％の3/7注がある。
ノボノルディスクファーマ社の混合製剤には、超速効型の混合比率（%）を示したノボラピッド30ミックス注、ノボラピッド50ミックス注、ノボラピッド70ミックス注があり、速効型の混合比率（%）を示した30R注、40R注、50R注がある。

	商品名	単位数／容量	インスリン注入量（単位刻み）	発現時間	最大作用時間	持続時間
混合型*2	ヒューマログミックス25注ミリオペン	300/3 mℓ	1～60U(1U)	15分未満	30分～6時間	18～24時間
	ヒューマログミックス25注キット*1				30分～6時間	
	ヒューマログミックス50注ミリオペン				30分～4時間	
	ヒューマログミックス50注キット*1				30分～4時間	
	ヒューマリン3/7注キット	300/3 mℓ	1～60U(1U)	30分～1時間	2～12時間	18～24時間
	ノボラピッド30ミックス注フレックスペン	300/3 mℓ	1～60U(1U)	10分～20分	1～4時間	約24時間
	ノボラピッド50ミックス注フレックスペン					
	ノボラピッド70ミックス注フレックスペン					
	ノボリン30R～50R注フレックスペン	300/3 ml	1～60U(1U)	約30分	2～8時間	約24時間
	イノレット30R～50R注	300/3 mℓ	1～50U(1U)	約30分	2～8時間	約24時間

	商品名	単位数／容量	インスリン注入量（単位刻み）	発現時間	最大作用時間	持続時間
持効型溶解	レベミル注フレックスペン	300/3 mℓ	1～60U(1U)	約1時間	3～14時間	約24時間
	レベミル注イノレット	300/3 mℓ	1～50U(1U)	約1時間	3～14時間	約24時間
	ランタス注ソロスター	300/3 mℓ	1～80U(1U)	1～2時間	明らかなピークなし	約24時間

日本糖尿病学会編『糖尿病治療ガイド2010』（日本糖尿病学会／文光堂2010年）56～57ページより引用

〈インスリンカートリッジ製剤〉

	商品名	単位数／容量	発現時間	最大作用時間	持続時間
超速効型	ヒューマログ注カート	300/3 mℓ	15 分未満	30 分～ 1.5 時間	3 ～ 5 時間
	ノボラピッド注ペンフィル	300/3 mℓ	10 ～ 20 分	1 ～ 3 時間	3 ～ 5 時間
	アピドラ注カート	300/3 mℓ	15 分未満	30 分～ 1.5 時間	3 ～ 5 時間

	商品名	単位数／容量	発現時間	最大作用時間	持続時間
速効型	ヒューマリン R 注カート	300/3 mℓ	30 分～ 1 時間	1 ～ 3 時間	5 ～ 7 時間
	ペンフィル R 注 *3	300/3 mℓ	約 30 分	1 ～ 3 時間	約 8 時間

	商品名	単位数／容量	発現時間	最大作用時間	持続時間
中間型	ヒューマログ N 注カート	300/3 mℓ	30 分～ 1 時間	2 ～ 6 時間	18 ～ 24 時間
	ヒューマリン N 注カート	300/3 mℓ	1 ～ 3 時間	8 ～ 10 時間	18 ～ 24 時間
	ペンフィル N 注 *3	300/3 mℓ	1.5 時間	4 ～ 12 時間	約 24 時間

<table>
<tr><th></th><th>商品名</th><th>単位数／容量</th><th>発現時間</th><th>最大作用時間</th><th>持続時間</th></tr>
<tr><td rowspan="5">混合型 *4</td><td>ヒューマログミックス 25 注カート</td><td rowspan="2">300/3 mℓ</td><td rowspan="2">15 分未満</td><td>30 分～ 6 時間</td><td rowspan="2">18 ～ 24 時間</td></tr>
<tr><td>ヒューマログミックス 50 注カート</td><td>30 分～ 4 時間</td></tr>
<tr><td>ヒューマリン 3/7 注カート</td><td>300/3 mℓ</td><td>30 分～ 1 時間</td><td>2 ～ 12 時間</td><td>18 ～ 24 時間</td></tr>
<tr><td>ノボラピッド 30 ミックス注ペンフィル</td><td>300/3 mℓ</td><td>10 ～ 20 分</td><td>1 ～ 4 時間</td><td>約 24 時間</td></tr>
<tr><td>ペンフィル 30R ～ 50R 注 *3</td><td>300/3 mℓ</td><td>約 30 分</td><td>2 ～ 8 時間</td><td>約 24 時間</td></tr>
</table>

	商品名	単位数／容量	発現時間	最大作用時間	持続時間
持効型溶解	レベミル注ペンフィル	300/3 mℓ	約 1 時間	3 ～ 14 時間	約 24 時間
	ランタス注カート	300/3 mℓ	1 ～ 2 時間	明らかなピークなし	約 24 時間
	ランタス注オプチクリック	300/3 mℓ	1 ～ 2 時間	明らかなピークなし	約 24 時間

*3　ヒトインスリンのペンフィルは、2011 年 4 月に薬価削除。

*4　日本イーライリリー社の混合製剤には、超速効型と中間型の混合比率が 25％と 75％のヒューマログミックス 25 注および 50％と 50％のヒューマログミックス 50 注、速効型と中間型の混合比率が 30％と 70％の 3/7 注がある。
ノボノルディスクファーマ社の混合製剤には、超速効型の混合比率（％）を示したノボラピッド 30 ミックス注があり、速効型の混合比率（％）を示した 30R 注、40R 注、50R 注がある。

日本糖尿病学会編『糖尿病治療ガイド 2010』（日本糖尿病学会／文光堂 2010 年）58 ページより引用

〈インスリンバイアル製剤〉

型	商品名	単位数／容量	発現時間	最大作用時間	持続時間
超速効型	ヒューマログ注 100 単位／ml	1,000/10 ml	15 分未満	30 分～1.5 時間	3～5 時間
超速効型	ノボラピッド注 100 単位／ml	1,000/10 ml	10～20 分	1～3 時間	3～5 時間
超速効型	アピドラ注 100 単位／ml	1,000/10 ml	15 分未満	30 分～1.5 時間	3～5 時間
速効型	ヒューマリン R 注 100 単位／ml	1,000/10 ml	30 分～1 時間	1～3 時間	5～7 時間
速効型	ノボリン R 注 100 単位／ml	1,000/10 ml	約 30 分	1～3 時間	約 8 時間
中間型	ヒューマリン N 注 100 単位／ml	1,000/10 ml	1～3 時間	8～10 時間	18～24 時間
中間型	ノボリン N 注 100 単位／ml	1,000/10 ml	約 1.5 時間	4～12 時間	約 24 時間
混合型*5	ヒューマリン 3/7 注 100 単位／ml	1,000/10 ml	30 分～1 時間	2～12 時間	18～24 時間
混合型*5	ノボリン 30R 注 100 単位／ml	1,000/10 ml	約 30 分	2～8 時間	約 24 時間
持効型溶解	ランタス注 100 単位／ml	1,000/10 ml	1～2 時間	明らかなピークなし	約 24 時間

*5　日本イーライリリー社の混合製剤「ヒューマリン」の「3/7 注」は、速効型と中間型の混合比率が 3：7（30％：70％）であることを示している。

ノボノルディスクファーマ社の混合製剤「ノボリン」の「30R 注」は、速効型の混合比率が 30％であることを示している。

日本糖尿病学会編『糖尿病治療ガイド 2010』（日本糖尿病学会／文光堂 2010 年）59 ページより引用

〈主なインスリンペン型注入器〉

インスリンペン型注入器ごとに、使用できるカートリッジ製剤が違うので注意が必要

商品名	インスリン注入量（単位刻み）	使用カートリッジ製剤
ヒューマペンラグジュラ	1～60U（1U）	ヒューマログ注カート ヒューマログミックス 25 注カート ヒューマログミックス 50 注カート ヒューマログ N 注カート ヒューマリン R 注カート ヒューマリン 3/7 注カート ヒューマリン N 注カート
ヒューマペンラグジュラ HD	1～30U（0.5U）	
ノボペン 300	2～70U（1U）	ノボラピッド注ペンフィル ノボラピッド 30 ミックス注ペンフィル レベミル注ペンフィル ペンフィル R 注 ペンフィル 30R～50R 注 ペンフィル N 注
ノボペン 300 デミ	1～35U（0.5U）	
ノボペン 4	1～60U（1U）	
イタンゴ	1～60U（1U）	アピドラ注カート ランタス注カート
オプチクリック *6	1～80U（1U）	ランタス注オプチクリック

*6　オプチクリックは、2011 年 3 月末で販売終了。

日本糖尿病学会編『糖尿病治療ガイド 2010』（日本糖尿病学会／文光堂 2010 年）60 ページより引用

①超速効型インスリン製剤（略語「Q」）

追加分泌に相当するインスリン製剤

「超速効型」という呼び方は、次の項で述べる速効型インスリンが「速効型」といえないことを示しています。

このタイプのインスリンは、皮下注射後の作用の立ち上がりが最も速く（10分以内）、作用時間の持続が約2時間と短いのが特徴です。生理的なインスリン分泌でいうと追加分泌に相当するインスリン製剤ということになり、食事を目の前にして、食直前に注射できる点が患者にとっての大きなメリットです。

［持続皮下インスリン注入療法］
CSII：continuous subcutaneous insulin infusion

多くの場合、強化インスリン療法（⇨152ページ）で持効型インスリンと併用して用いられます。持続皮下インスリン注入療法（CSII）治療の際にも超速効型インスリンが用いられます。

②速効型インスリン製剤（略語「R」）

静脈内投与できる唯一の製剤で、ヒトインスリン分子を製剤化したもの

このタイプのインスリンは、皮下注射後の作用の立ち上がりは約30分で、作用のピークは2時間、作用時間の持続は約5～8時間です。超速効型インスリンが登場する前は、追加分泌に相当するインスリンとして用いられてきました。しかし、効果発現が遅いことが、食事を待ちきれない患者には不人気で、各食前注射するインスリンとしては、超速効型インスリンにとって替わられてきました。

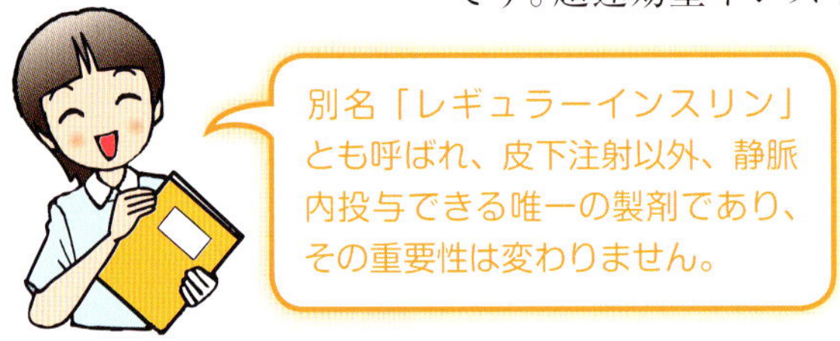
別名「レギュラーインスリン」とも呼ばれ、皮下注射以外、静脈内投与できる唯一の製剤であり、その重要性は変わりません。

③中間型インスリン製剤（略語「N」）

ヒトインスリン分子を製剤化したもので、硫酸プロタミンが添加されている

このタイプのインスリンは、皮下注射後の作用の立ち上がりは約1～3時間で、作用時間の持続は18～24時間です。持効型インスリンが登場する前は、基礎分泌に相当するインスリンとして用いられてきましたが、作用時間に不必要な山があり、安定した作用時間も短いために持効型インスリンにとって替わられてきました。

ただし、持効型インスリンは、現時点では妊娠中の安全性が保証されていないため、妊娠が判明した１型糖尿病患者では、持効型インスリンに替えて中間型インスリンが用いられるのが一般的です。

④混合型インスリン製剤

超速効型、または速効型インスリン製剤と中間型インスリンをさまざまな比率で混合した製剤

混合型インスリン製剤は「プレミックス製剤」とも呼ばれます。

例えば、「ノボラピッド 30 ミックス」とは、超速効型のノボラピッドが 30％、中間型インスリンが残りの 70％という構成のプレミックス製剤ということになります。

混合型インスリン製剤は、朝夕２回注射が一般的ですが、各食前の３回注射も治療成績がよいことが報告されています。基礎分泌も追加分泌もカバーしうる製剤ですが、注射する前に撹拌《かくはん》する必要があります。

⑤持効型インスリン製剤

基礎分泌に相当するインスリンで、作用時間が最も長い

［グラルギン］
商品名：ランタス
［デテミル］
商品名：レベミル

このタイプのインスリンは皮下注射後の作用の立ち上がりが最も遅く（約１～２時間）、作用時間の持続は 14 ～ 24 時間と長いのが特徴で、基礎分泌に相当するインスリンです。

グラルギンとデテミルの２種類の持効型インスリンがあります。

Column

“超速効型”は、なぜ“超”速効型なの？

速効型インスリン製剤は、ヒトインスリン製剤なのですが、この製剤では、溶液中でヒトインスリン分子が６つくっついた状態で存在（６量体といいます）しているため、皮下注射しても、ほどけて血中に吸収されていくまでに時間がかかります。

超速効型インスリンでは、ヒトインスリンの構造を少しだけ変化させ、インスリン作用としては同等に、しかし、溶液中でインスリン分子同士がくっつかないようデザインされているので、皮下注射されるとすぐにインスリン作用が立ち上がるのです。

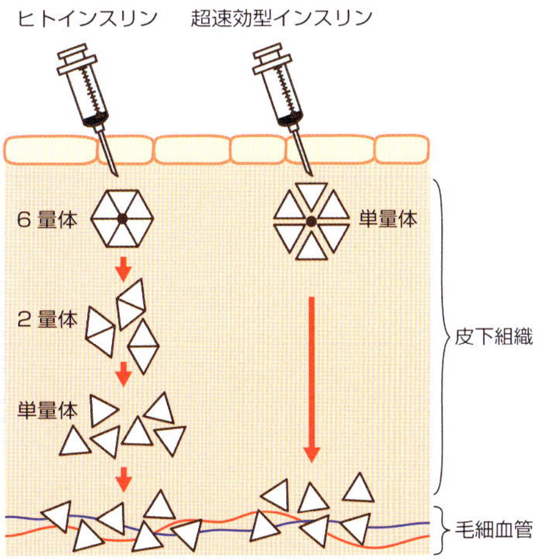

糖尿病の薬物治療

インスリン療法のパターン

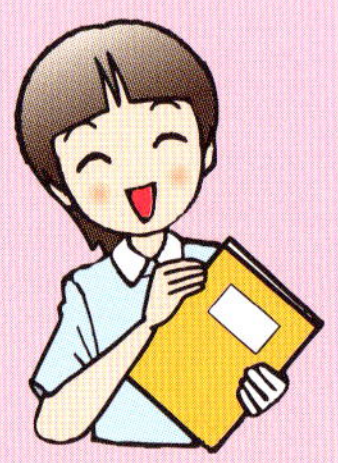

①強化インスリン療法　患者自身がインスリン注射量を調整

［インスリンの頻回注射］
MDI：multiple daily injections

［持続皮下インスリン注入療法］
CSII：continuous subcutaneous insulin infusion

［血糖自己測定］
SMBG：self-monitoring of blood glucose

インスリンの頻回注射（MDI）または持続皮下インスリン注入療法（CSII）を行いながら、血糖自己測定（SMBG）を併用し、血糖値に応じてインスリン注射量を患者自身が調整しながら、血糖コントロールを行う治療法です。

インスリンの頻回注射では、基礎インスリン分泌（basal）を持効型インスリン、追加インスリン分泌（bolus）を超速効型インスリンで補う、4回注射法がよく用いられ「basal-bolus 治療」と呼ばれます。

basal-bolus 治療は標準的なインスリン治療ですが、高齢者など理解力に乏しく、インスリンの使い分けや、低血糖への対応が困難な患者では、受け入れやすいほかの治療を考えなければなりません。

②混合型インスリン 2 回注射　高齢者などに幅広く用いられる方法

速効型インスリンや超速効型インスリンと中間型インスリンが含まれる混合型インスリン 2 回注射は、高齢者など強化インスリン療法の受け入れが困難な患者に幅広く用いられています。

多くの患者で、そこそこの血糖コントロールを達成することが可能ですが、内因性インスリン分泌が少なくなっている場合は、とくに夕食前の血糖上昇をコントロールするのが難しいのが欠点です。

③混合型インスリン 3 回注射　混合型インスリン 2 回注射の欠点を補う

混合型インスリン3回注射は、前項の混合型インスリン2回注射の欠点を補うもので、昼食前に混合型インスリン製剤を注射することで、より良好な血糖コントロールを目指すことが可能となります。とくに最近は、超速効型インスリンが50%、70%のいわゆる「HighMix製剤」が登場し、HighMix製剤3回注射が注目されています。

④BOT（SU薬と持効型インスリン製剤の併用）　インスリン療法導入への選択肢のひとつ

SU薬を中心とした経口血糖降下薬で血糖コントロールが不良な場合、通常は強化インスリン療法などのインスリン治療への切り替えを考えますが、患者がインスリン治療への全面的な切り替えをためらう場合など、「まずは１日１回で試してみましょう」と提案し、上乗せする形で持効型インスリン製剤を併用して開始する場合があります。これを「BOT」と呼びます。

［BOT］
basal supported oral therapy

もともと欧米では、経口血糖降下薬で血糖コントロールが不良な場合に、眠前の中間型インスリン１回注射を追加することがよく行われていました。外来で手軽に開始できるインスリン導入の入門編として、日本でも普及しています。認知症のある患者で、家族が仕事の関係で１日１回しかインスリン注射できない場合などにも、有効な治療の選択肢のひとつとなります。

⑤血糖自己測定（SMBG）　自分の血糖値を自己分析する道具となる

患者が血糖自己測定器で血糖を測定することですが、単に血糖を測定するだけでなく、その結果によりインスリン注射量を自分自身で調整できるようにすることがその目的です。例えば、各食前に超速効型インスリン、夕食前後または眠前に持効型インスリンを注射している場合は、インスリン量を調整している間、週2日ほど各食前血糖を測り、2週間に1度ほど各食前血糖と各食後2時間血糖を測定します。

［責任インスリン］
血糖の高低の原因となっているインスリンを、責任インスリンと呼びます。責任インスリンの理解が、患者自身によるSMBGと自己インスリン調節の基礎となります。

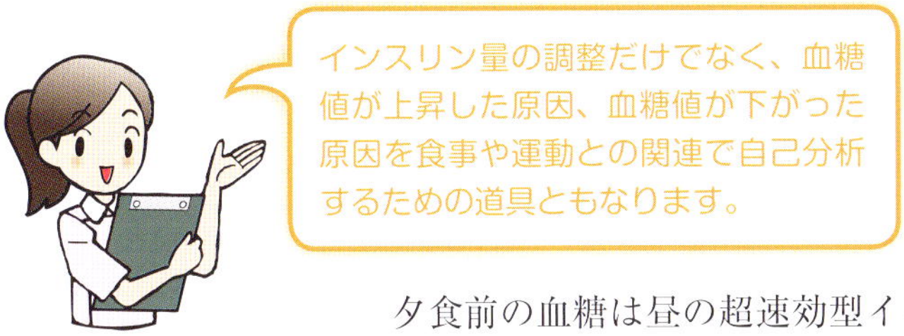
インスリン量の調整だけでなく、血糖値が上昇した原因、血糖値が下がった原因を食事や運動との関連で自己分析するための道具ともなります。

朝食前の血糖の責任インスリンは眠前の持効型インスリンなので、血糖値に応じて眠前のインスリンを調整します。昼食前の血糖は朝の超速効型インスリンが、夕食前の血糖は昼の超速効型インスリンが、それぞれ責任インスリンと考え、それぞれのインスリン量を調整するよう指導します。

GLP-1 受容体作動薬

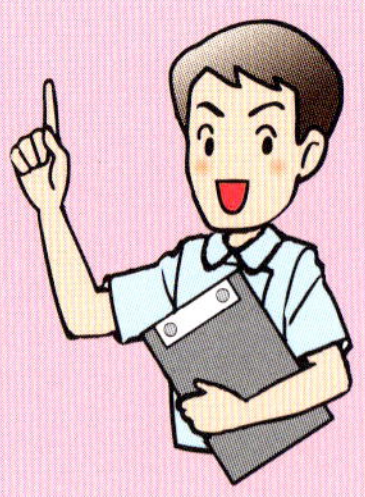

GLP-1 受容体作動薬	従来とはまったく異なったしくみでインスリン分泌を促進

［GIP］
glucose-dependent insulinotropic polypeptide

［GLP-1］
glucagon like peptide-1

GLP-1 受容体作動薬は、2010 年に発売されたインクレチン関連薬です。インクレチン関連薬は、経口血糖降下薬である DPP-4 阻害薬(⇨134ページ)と注射薬である GLP-1 受容体作動薬とがあります。

インクレチンは、上部小腸から分泌される GIP と下部小腸から分泌される GLP-1 の 2 つであることが判明しています(⇨125ページ)。

2 型糖尿病では GIP の作用が弱くなっており、実質的なインクレチンの主役は GLP-1 と考えられています。その GLP-1 と似た構造をもち、GLP-1 同様に作用するものが GLP-1 受容体作動薬という種類の薬剤です。この薬剤は、膵臓《すいぞう》の β《ベータ》 細胞表面の GLP-1 受容体に結合して、インスリン分泌を促進します。

〈GLP-1 と GIP の生理作用〉

GLP-1	GIP
膵臓での作用	**膵臓での作用**
● 血糖依存的インスリン分泌促進 ● 血糖依存的グルカゴン分泌抑制 ● 細胞増殖の促進 ● 細胞死の抑制	● 血糖依存的インスリン分泌促進 ● 細胞増殖の促進 ● 細胞死の抑制
消化管での作用	**脂肪細胞での作用**
● 胃排泄遅延	● 脂肪蓄積
脳での作用	**骨芽細胞での作用**
● 食欲抑制	● カルシウム蓄積

SU 薬や速効型インスリン分泌促進薬（グリニド薬）もインスリン分泌を促進する薬剤ですが、まったく異なったしくみでインスリン分泌を促進するのです。

GLP-1 受容体作動薬は β 細胞からのインスリン分泌を促進する

作用が血糖の高低によることを「血糖依存性（glucose-dependent）」といいます。

だけでなく、同じく膵臓に存在するα《アルファ》細胞から分泌されるグルカゴン分泌を抑制する作用ももっています。グルカゴンは血糖上昇作用をもつホルモンで、2型糖尿病の患者では、分泌が増加していることが知られています。

つまり、GLP-1受容体作動薬は、β細胞からのインスリン分泌促進、α細胞からのグルカゴン分泌抑制という2つのしくみによって、血糖を下降させる方向に働くのです。また、そのしくみは血糖が高いときのみ働き、血糖が正常に近づくと弱まります。

〈GLP-1の血糖依存的作用〉

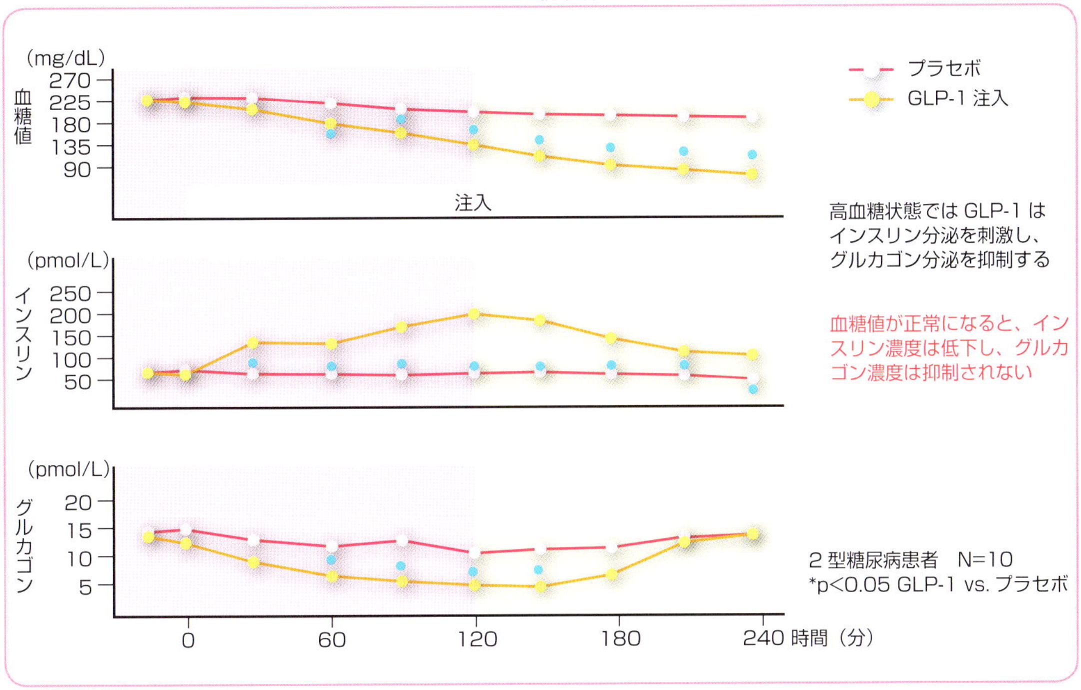
(mg/dL)
血糖値
270
225
180
135
90
注入
プラセボ
GLP-1 注入
高血糖状態では GLP-1 は
インスリン分泌を刺激し、
グルカゴン分泌を抑制する
(pmol/L)
インスリン
250
200
150
100
50
血糖値が正常になると、インスリン濃度は低下し、グルカゴン濃度は抑制されない
(pmol/L)
グルカゴン
20
15
10
5
2型糖尿病患者　N=10
*p<0.05 GLP-1 vs. プラセボ
0
60
120
180
240 時間（分）

Nauck MA et al Diabetologia 1993;36:741-744. より改変

つまり、血糖が低いときは作用しないので、単独で用いる場合は低血糖の心配がないことも大きな特徴です。

しかし、SU薬と併用する場合は、DPP-4阻害薬よりも低血糖が生じやすいので、SU薬を減量して併用開始し、低血糖に十分留意する必要があります。

現在、認可されているGLP-1受容体作動薬には、リラグルチドとエキセナチドがあります。

［リラグルチド］
商品名：ビクトーザ

［エキセナチド］
商品名：バイエッタ

エキセナチドは、ヒーラ巨大トカゲの唾液から抽出されたペプチド exendin-4 を合成したものです。

薬の量が多ければ多いほど、その効果や障害がおこる可能性も多くなることを「用量依存性（dose-dependency）」といいます。

〈認可されている GLP-1 受容体作動薬〉

一般名	商品名	血中半減期	作用時間	1 日使用量
リラグルチド	ビクトーザ	13-15 時間	24 時間以上	0.3-0.9mg
エキセナチド	バイエッタ	1.3 時間	6 ～ 8 時間	10-20 μ g

[リラグルチド]

作用時間が長く、1 日 1 回注射で、空腹時血糖値、食後血糖値のいずれも下降させます。食欲を抑制する効果や体重を減少させる効果もあります。

[エキセナチド]

作用時間が短く、1 日 2 回注射で、リラグルチドと同様に空腹時血糖値、食後血糖値の両方を下降させます。

いずれも、インスリン注射器と同じようなデバイスを用いて皮下注射します。また、注射開始時には下痢《げり》、便秘、嘔気《おうき》などの消化器症状が認められ、しかも薬剤の量が多いほどおこりやすいので、リラグルチドでは 0.3mg から始めて、1 週間以上かけて 0.6mg、0.9mg まで増量、エキセナチドでは 10 μ g から始めて 1 か月以上かけて 20 μ g まで増量します。

インスリン依存状態からの切り替えでは、急激な高血糖や糖尿病ケトアシドーシスの出現が報告されているので、あくまでも内因性のインスリン分泌が残っている患者のみに使用します。

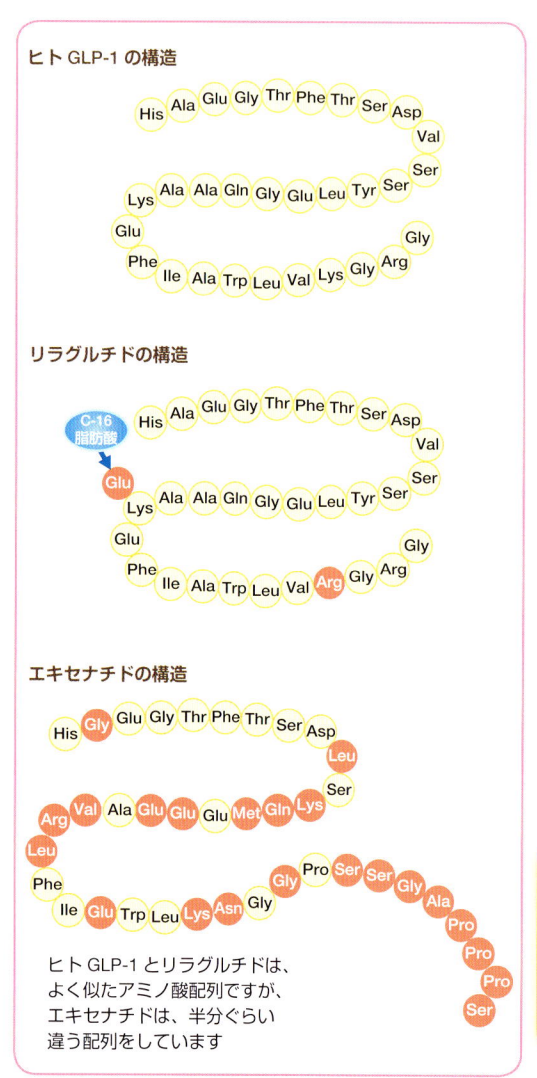

ヒト GLP-1 の構造

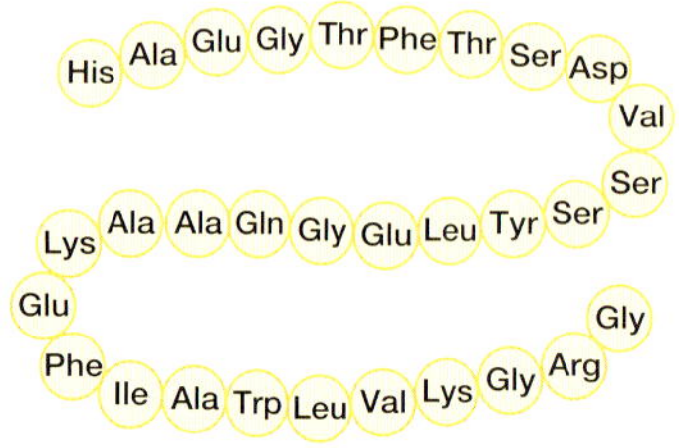

リラグルチドの構造

エキセナチドの構造

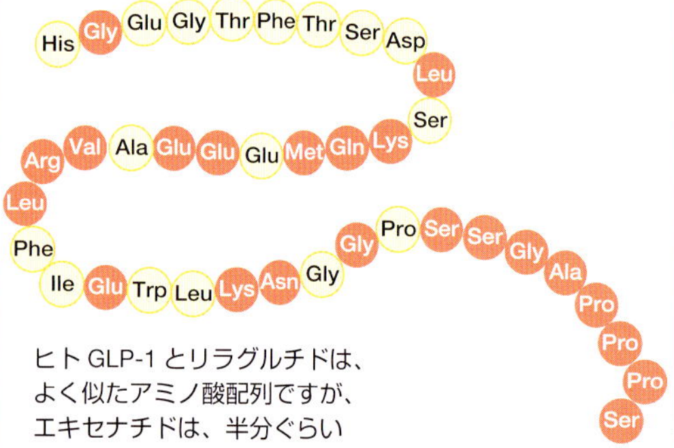

ヒト GLP-1 とリラグルチドは、よく似たアミノ酸配列ですが、エキセナチドは、半分ぐらい違う配列をしています

急性膵炎《すいえん》が生じる可能性があるので、急性膵炎の既往《きおう》がある場合は慎重投与とするほか、患者にも急性膵炎の可能性があることを説明しておく必要があります。

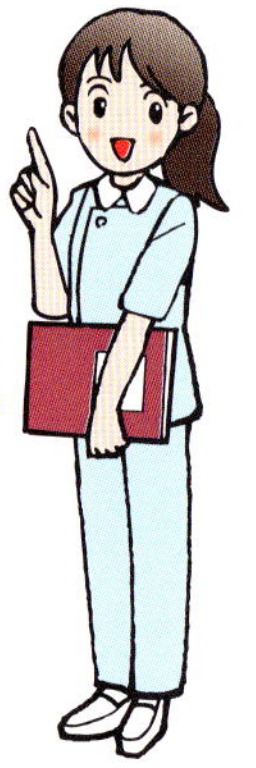

8章

糖尿病と妊娠

妊娠時の糖代謝

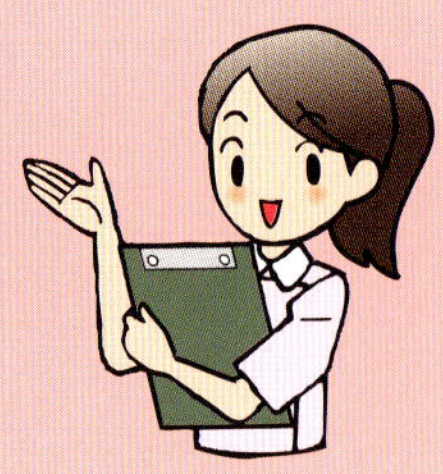

妊娠から出産後の変化　妊娠により母体にはさまざまな変化がおこる

妊娠すると、女性の体にはいろいろな変化がおきます。**糖代謝**もそのひとつです。

［プロゲステロン］
黄体ホルモン

［ヒト胎盤性ラクトゲン］
蛋白質ホルモン

［エストロゲン］
卵胞ホルモン

妊娠して胎盤《たいばん》ができると、胎盤からプロゲステロン、ヒト胎盤性ラクトゲン、エストロゲンなどのホルモンが分泌されるようになります。これらのホルモンにはいずれも、インスリンの働きを抑えて、血糖を上げようとする作用があります。

そのため、お母さんの体内ではインスリン抵抗性（組織でのインスリン感受性が低下すること）が増え、インスリンの効きが悪くなってしまいます。健康な妊婦では、妊娠によってインスリン抵抗性が増えても、その分だけ自分で出すインスリンを増やすことができるので、高血糖になることはありません。しかし、もともとインスリン分泌量が少ない人やインスリンを出す能力が弱い人では、妊娠によってインスリン抵抗性が増えても、インスリンをたくさん出すことができないため、相対的にインスリンが不足してしまい、高血糖となります。

出産後はインスリン抵抗性が元に戻るため、血糖値はすぐに正常になります。

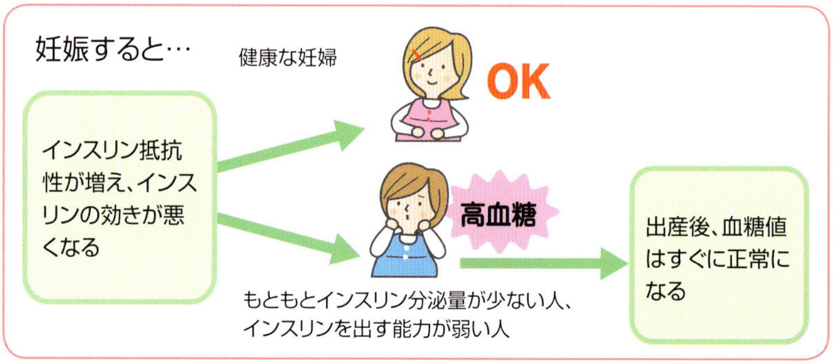
妊娠すると…
インスリン抵抗性が増え、インスリンの効きが悪くなる
健康な妊婦
OK
高血糖
もともとインスリン分泌量が少ない人、インスリンを出す能力が弱い人
出産後、血糖値はすぐに正常になる

妊娠糖尿病

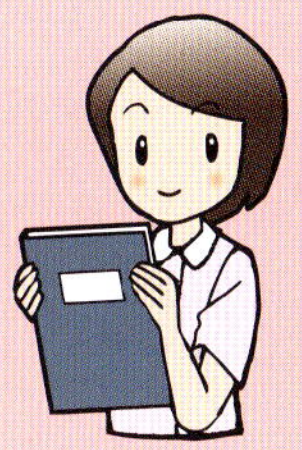

妊娠糖尿病とは　妊娠全体の２～３％にみられ、３つの診断基準のうちのひとつを満たす状態

妊娠糖尿病とは「妊娠中に発症もしくは初めて発見された耐糖能低下」のことで、妊娠全体の２～３％にみられます。

妊娠する前から糖尿病と診断されている場合や、明らかに糖尿病と診断されるほどの高血糖である場合は、妊娠糖尿病とは区別されます。これらは「糖尿病合併妊娠」としての管理･治療が必要です。

妊娠糖尿病をできるだけ早期に発見するためにも、妊娠初期（あるいは妊娠前）に血糖を調べることが大切です。

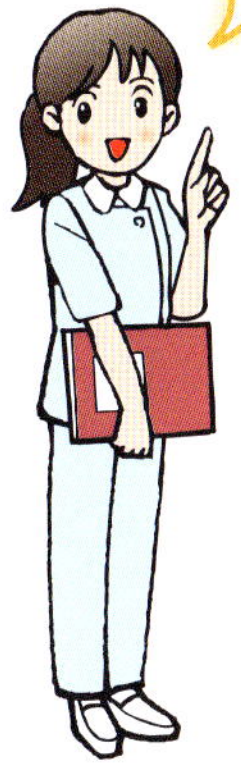

糖尿病になりやすい危険因子をもっている人や、随時血糖100mg/dℓ以上の人に対し、75ｇブドウ糖負荷試験を行って診断します。

2010年に妊娠糖尿病の診断基準が改定され、現在の診断基準は以下のとおりです。

◆◆ 妊娠糖尿病の診断基準 ◆◆

①負荷前血糖 92 mg/dℓ 以上
②負荷後１時間血糖 180 mg/dℓ 以上
③負荷後２時間血糖 153 mg/dℓ 以上
①～③のいずれかひとつを満たすものが、妊娠糖尿病と診断される

妊娠糖尿病になりやすい人のタイプは、
①血のつながった家族に糖尿病の人がいる（＝遺伝的にインスリンの分泌が少ない）
②肥満（インスリン抵抗性が高い）
③大きい赤ちゃんを産んだ経験がある
④尿糖陽性　⑤35歳以上の高年齢
⑥習慣性の流産・死産などを経験したことがある
⑦妊娠中毒症　などです。

妊娠糖尿病の早期治療　妊娠初診時の血糖検査が重要

妊娠糖尿病では、母体・胎児双方へのリスクが高くなるため、できるだけ早期に診断し、治療していくことが重要です。

妊娠前に検診を受けるチャンスが少ない女性では、自覚症状のない２型糖尿病は気づかれないことも多くあります。見逃されていた糖尿病を早く見つけて治療を開始するためにも、とくに妊娠初診時の血糖検査は重要です。

妊娠糖尿病は、出産後すぐに血糖値が正常に戻ることが特徴ですが、将来的には糖尿病になる確率が高いといわれています。

▶糖尿病になりやすい人のタイプ

将来、糖尿病になりやすい人のタイプは、肥満がある、妊娠糖尿病が早くから出た、妊娠初期から血糖値が高かった、血のつながった家族に糖尿病の人がいる、定期検査を中断した、などの人です。

出産後の定期的な検査を自己中断している間に再び妊娠し、糖尿病が進んでいることが明らかになる悲しいケースもしばしばあります。妊娠糖尿病の妊婦は、きちんと定期検査を受けたり、肥満にならない生活習慣を心がけるなど、長期にわたる注意が必要です。

〈肥満にならない生活習慣〉

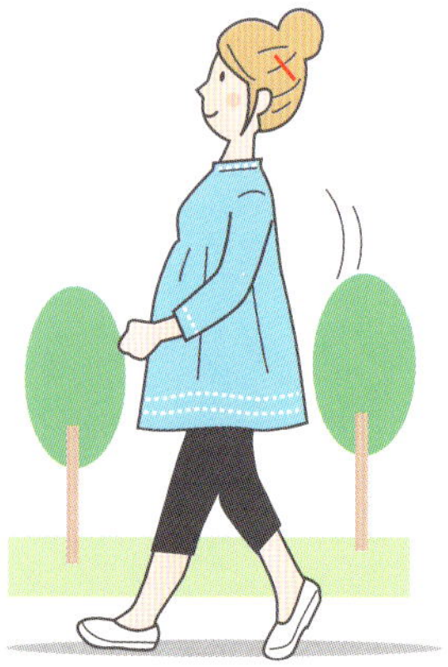

適度に運動をする

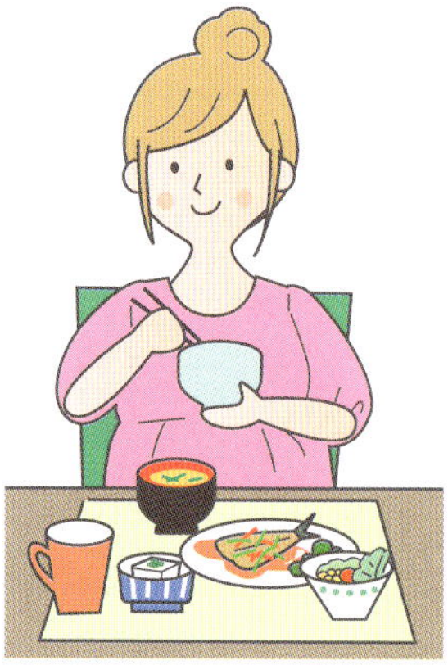

バランスのよい食事を
心がける

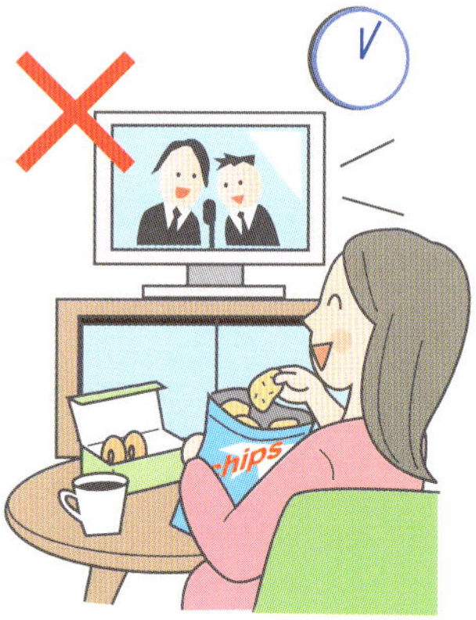

夜遅くにたくさん食べない

糖尿病と妊娠

妊娠前から授乳期の血糖管理

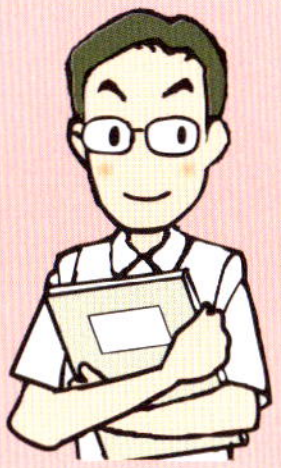

妊娠中の高血糖による問題

出産時のトラブルだけでなく、胎児にも危険が及ぶ

高血糖のときや、もともと糖尿病合併症があるときは、母体にも胎児にも、いろいろなトラブルがおこりやすくなります。

母体側についていえば、高血糖の状態が続いていると、流産や妊娠中毒症をおこしやすくなったり、もともと合併症がある場合には、それらが悪化したりする危険があります。

胎児側にはもっと重大なトラブルがおこりやすくなります。胎児の大切な臓器のほとんどは妊娠初期から作られるため、妊娠に気づいてから血糖コントロールを開始するのでは手遅れです。

先天奇形の発生率は、妊娠前から血糖値を管理した場合と、妊娠9週以後から管理した場合でくらべると、9～10倍も高くなります。先天奇形などの危険を避けるためには妊娠初期の血糖管理がとても大切で、そのためにも計画妊娠が大変重要です。

妊娠中に高血糖が続くと、胎児は巨大児になります。胎児が大きすぎると、分娩《ぶんべん》のときに産道を通りにくくなったり（肩甲難産《けんこうなんざん》）、生まれた直後に低血糖や黄疸《おうだん》がおこりやすかったりします。

さらに、将来的にも肥満や糖尿病になることが多いといわれています。

〈肩甲難産〉

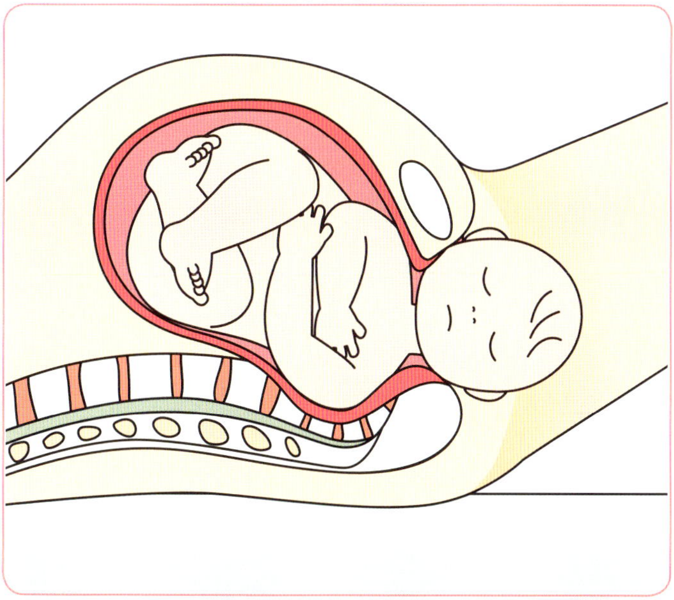

妊娠中に続いた高血糖によって胎児が大きくなりすぎると、分娩のときに産道が通りにくくなったりする

母体の高血糖の影響

胎児は誕生前に大きくなり過ぎ、また出生後は新生児低血糖になるおそれがある

では、どうして母体の高血糖が胎児に影響するのでしょうか？

母体が高血糖の状態でいると、胎盤《たいばん》を通して赤ちゃんにブドウ糖が運ばれ、胎児は栄養たっぷりになります。

↓

しかし、インスリンは運ばれない（胎盤を通過できない）ため、胎児自身の膵臓がより多くのインスリンを出すことになります。

↓

インスリンには、胎児の成長を促す作用があるので、胎児がより多くのインスリンを出すことで、必要以上に大きくなってしまうのです。

しかし、体は大きくても臓器は未熟なままです。生まれてからへその緒を切られると、母体から胎盤を通してたっぷり供給されていた栄養（ブドウ糖）がこなくなります。そのため、母乳を飲み始めるまでに血糖値がどんどん下がり、新生児低血糖になってしまうのです。

Column

胎児期の低栄養は、出生後生活習慣病の発症の原因になる！

胎児《たいじ》期に低栄養であると、出生体重が小さくなっても、大きくなっても、その後成人してからの心筋梗塞《こうそく》による死亡率は上昇する、という驚くべき報告が1986年、英国のBarkerらによってなされました（Lancet 1986:1:1077）。

また、至適出生体重を中心に、それより小さくなっても大きくなっても、2型糖尿病の発症リスクが高くなる、という米国における疫学研究も報告されています（Am J Epidemiol 2007;165:849）。

こうした考え方は「胎児期から乳幼児期に低栄養、または過栄養にさらされると成人病の素因が形成され、その後の環境因子によっては成人病が発症する」という**「成人病胎児期発症起源説（FOAD: Fetal Origins of Adult Disease）」**と呼ばれています。

低栄養や過栄養によって生ずる腎臓《じんぞう》のネフロンや膵《すい》β《ベータ》細胞の減少、代謝系の変化が出生後も持続し、胎内と出生後の環境変化に上手に対応できなくなることが、成人病の発症につながると考えられています。

低栄養や過栄養が成人後の生活習慣病の発症原因になることを考えると、「小さく産んで大きく育てる」という考え方は、将来の成人病発症予防という観点からは誤りであるといえます。

妊娠前から授乳期の血糖管理

基本は胎児の成長に必要なエネルギーを摂取しながら、健康な人の血糖値に近づけること

1）妊娠前

もともと糖尿病と診断されている女性は、安全な血糖コントロールが得られ、医師から許可がでるまでの間は避妊をします。その間に食事療法、血糖自己測定、インスリン注射など、糖尿病の勉強をして妊娠の準備をします（**計画妊娠**）。また、合併症のチェックを行います。

経口血糖降下薬を服用している場合は、胎盤を通して胎児のほうにいってしまう可能性があるので、インスリンに切り替えます。

◆◆ 安心して妊娠・出産できる目安 ◆◆

日本産婦人科学会

食前血糖値が 100 mg/dℓ 以下

食後 2 時間血糖値が 120 mg/dℓ 以下、HbA1c が 6%以下

［アメリカ糖尿病学会］
ADA : American Diabetes Association

アメリカ糖尿病学会（ADA）

空腹時血糖値が 95 mg/dℓ 未満

食後 1 時間値が 130 mg/dℓ 未満、

あるいは食後 2 時間値が 120 mg/dℓ 未満

糖尿病網膜症と糖尿病腎症については 46 ～ 51 ページ参照。

網膜症《もうまくしょう》では、妊娠自体が網膜症を悪化させるといわれています。腎症《じんしょう》は、どの段階にあるかによって違いますので、糖尿病腎症病期分類 （⇨ 51 ページ）でその病期を判定します。早期腎症期までは妊娠・出産に支障はありません。顕《けん》性腎症《せいじんしょう》前期では、尿蛋白《たんぱく》の程度や高血圧の有無などにより、慎重に考慮する必要があります。顕性腎症後期以降では、妊娠は勧められません。

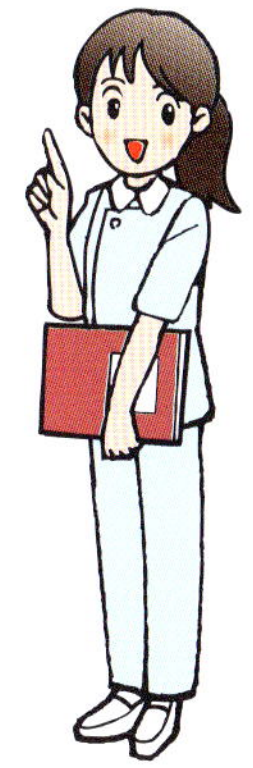
糖尿病合併症がある場合には、妊娠によって合併症が進む可能性があります。

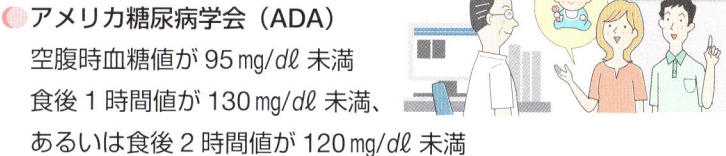

2）妊娠中

妊娠中の血糖値の目標は空腹時100mg/dℓ未満、食後1時間値140mg/dℓ未満または食後2時間値120mg/dℓ未満が目標です。HbA1c（JDS）は4.3～5.8%未満、グリコアルブミンは11～16%を目標とします。一般的な糖尿病の治療目標より、はるかに厳しいですね。

治療は食事療法と運動療法が基本ですが、血糖値がコントロールできない場合はインスリン治療が開始されます。

胎児の成長に必要なエネルギーを確保しつつ、母体の血糖を可能な限り健康な値に近づけることが治療の目標です。

食事のカロリーは、**「妊娠していないときの標準体重× 30kcalに付加量を足して」**考えます。付加量は、初期50kcal、中期250kcal、後期500kcalです。もともと肥満のある妊婦では、付加は加えません。

血糖が食後に急激に上がるのを防ぐため、食事を1日4～6回に分けることもあります。それでもうまくコントロールできないときは、インスリン治療を行います。

〈妊娠中の食事のカロリー〉

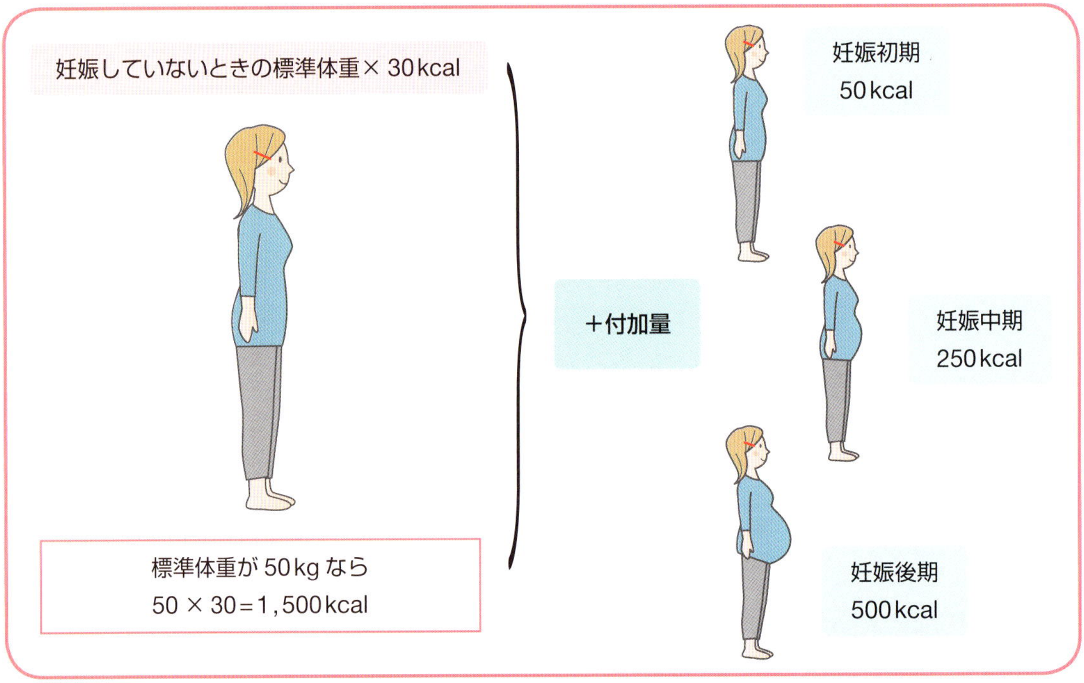
妊娠していないときの標準体重× 30kcal
標準体重が50kgなら
50 × 30=1,500kcal
＋付加量
妊娠初期
50kcal
妊娠中期
250kcal
妊娠後期
500kcal

インスリンの基礎分泌と追加分泌については145ページを参照。

妊婦のインスリン治療では、できるだけ健康な人のインスリン分泌に近づけることを目指します。インスリン分泌には、時間にかかわりなく1日中分泌される基礎分泌と、食事をすると分泌される追加分泌があります。妊婦では、頻回注射療法といって、毎食前に速効型か超速効型インスリンを打ち、夜は中間型インスリンを打つという方法が勧められます。

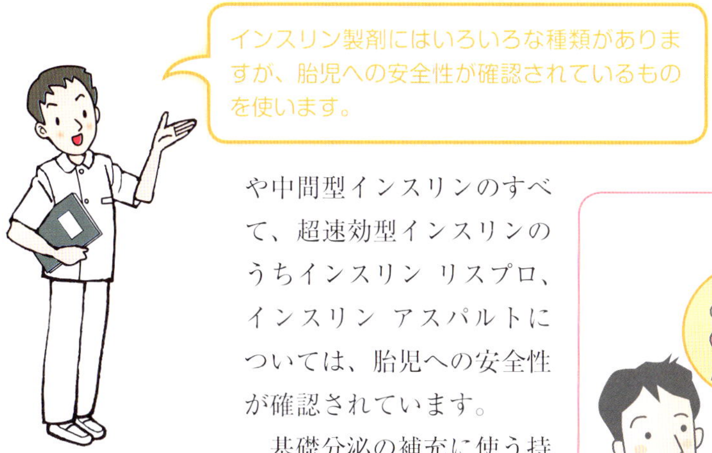
インスリン製剤にはいろいろな種類がありますが、胎児への安全性が確認されているものを使います。

インスリン製剤にはいろいろな種類がありますが、従来使われている速効型インスリンや中間型インスリンのすべて、超速効型インスリンのうちインスリン リスプロ、インスリン アスパルトについては、胎児への安全性が確認されています。

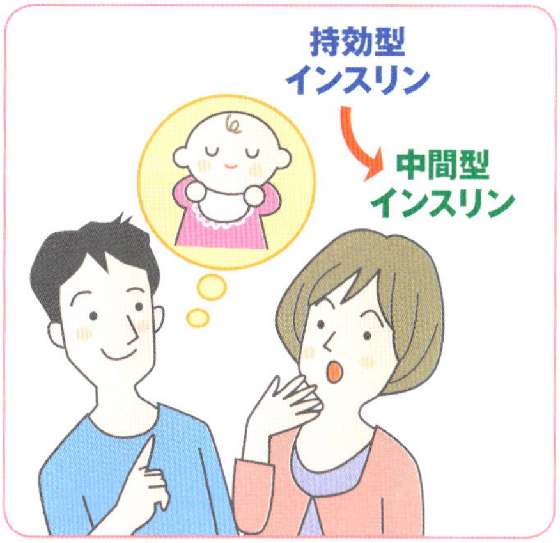
持効型インスリン
中間型インスリン

基礎分泌の補充に使う持効型インスリン（インスリン グラルギン、インスリン デテミル）は今のところ安全性が確認されていないため、この持効型インスリンを使っている女性の妊娠が判明したら、中間型インスリンに変更する必要があります。（⇨150ページ）

〈妊娠中の糖尿病薬〉

安全に使用可能な糖尿病薬	安全が確認されていない糖尿病薬
すべての速効型インスリン（R）	すべての持続型インスリン
すべての中間型インスリン（N）	一部の超速効型（インスリン グルリジン）
一部の超速効型（インスリン リスプロ、インスリン アスパルト）	経口血糖降下薬

3）分娩時

分娩の際には、新生児低血糖を予防するため、母体の血糖管理が非常に大切になります。100 mg/$d\ell$ 未満を目標に、インスリンの調節を行います。

4）授乳期

［インスリン抵抗性］
インスリンの効きが悪い状態（⇨9 ページ）。

新生児が生まれ、胎盤が出てしまうと、母体のインスリン抵抗性は改善するため、急激にインスリンの効きがよくなり、血糖は改善します。

妊娠糖尿病では、出産直後に血糖は正常となりますが、将来糖尿病になることも多いため、必ず出産後に糖代謝を再評価します。

出産後 1 〜 3 か月の間に日本糖尿病学会の診断基準に従い、糖負荷試験を行い、糖尿病型・境界型・正常型に分類します。出産後に正常型となった場合でも、1 年後の検査が必要です。

［褥婦］
妊娠・分娩などで変化した母体が、妊娠前とほぼ同じ状態に戻るまでを産褥期といいます。そして、この時期の女性のことを褥婦と呼んでいます。

授乳中の食事カロリーは妊娠していないときの標準体重 × 30 kcal ＋付加 450 kcal です。授乳しない場合は、付加の必要はありません。

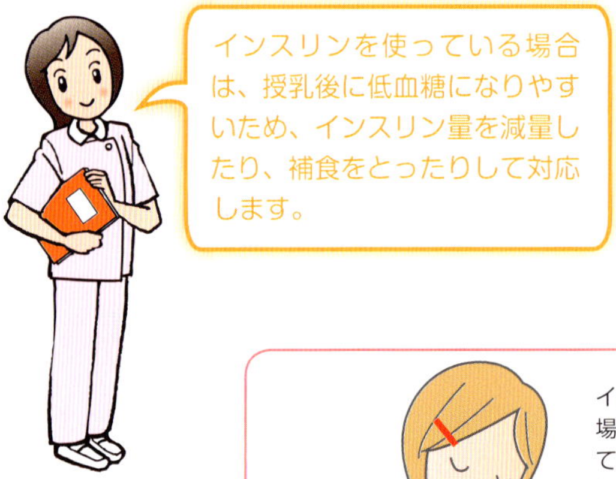
インスリンを使っている場合は、授乳後に低血糖になりやすいため、インスリン量を減量したり、補食をとったりして対応します。

糖尿病がある褥婦《じょくふ》でも、授乳にはまったく支障ありません。

ただし、薬物治療が必要な褥婦の場合は、授乳中もインスリン治療を続けます。経口血糖降下薬は母乳に分泌されるといわれており、母乳栄養の場合には避けたほうがよいでしょう。

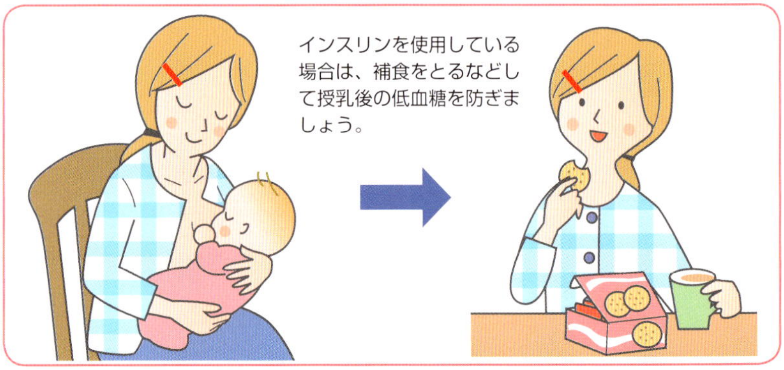
インスリンを使用している場合は、補食をとるなどして授乳後の低血糖を防ぎましょう。

9章

特殊な病態における血糖管理

外科手術と血糖管理

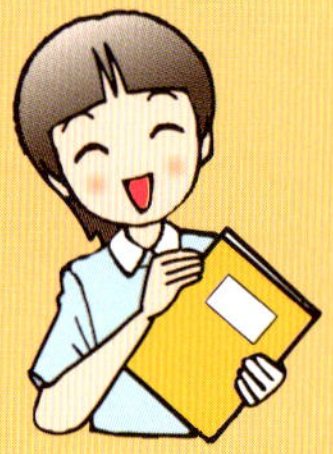

外科手術では、身体的ストレスによるインスリン拮抗《きっこう》ホルモンの働きによって、血糖はふだんよりも上昇します。

血糖が高い状態が続くと感染しやすくなったり、手術創が治りにくくなったりするなど、さまざまな不具合がおこります。このため、手術を要する糖尿病患者では、術前からしっかりと血糖をコントロールする必要があります。

また、1型糖尿病の大部分の患者は、術前から術後までインスリン投与が絶えないようにすることにも注意が必要です。

術前管理	空腹時100～140mg/dℓ　食後160～200mg/dℓが目安

空腹時血糖100～140mg/dℓ、食後血糖160～200mg/dℓ、尿ケトン陰性などを目標に血糖コントロールを行います。ただし、患者の合併症の程度（例：進行した糖尿病網膜症《もうまくしょう》）によっては、やむを得ず緩めのコントロール（空腹時血糖150～200mg/dℓ）にすることもあります。

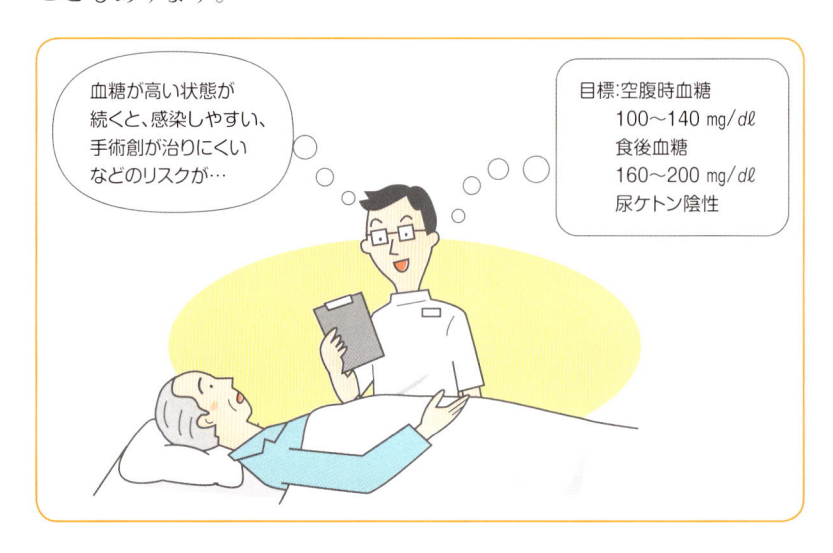

経口血糖降下薬を使用している場合には、たとえ血糖コントロールがよくても術前から中止し、必要に応じてインスリン注射に切り替えます。

術中管理

150～250 mg/dℓ が目安。
低血糖を見逃さないように注意する

術中は、血糖が150～250 mg/dℓ を目標にします。当たり前のことですが、全身麻酔《ますい》下の手術では、患者は低血糖症状を訴えられないので、低血糖の発見が遅れてしまう危険があります。このため、低血糖にならないように、あるいは低血糖を早期に発見するために頻回《ひんかい》の血糖測定が必要です。

術後管理

目標血糖値は、180 mg/dℓ が目安

術後のコントロール目標についてはさまざまな意見があります。以前は、目標血糖値を110 mg/dℓ 未満にしたほうがよいという意見もありましたが、現在は180 mg/dℓ 未満と少し緩めの血糖でよいという意見が主流となっています。

術後数日間は禁食となり、点滴からの水分・栄養補給が主体となることが多いでしょう。このような場合の血糖コントロールは、輸液ボトルに速効型インスリンを混注する方法や、側管から速効型インスリンを持続静注する方法があります。

通常は、これらに**スライディング・スケール法**（⇨170ページ）を加え、その必要量に応じて混注あるいは持続静注するインスリン量を調整します。

［スライディング・スケール法］
各食事前の血糖値に基づいて、インスリンを決定するという方法です。

術前に経口血糖降下薬を使用していた患者は、術後1週間以上経過して、血糖コントロールが良好となってから経口血糖降下薬に戻します。

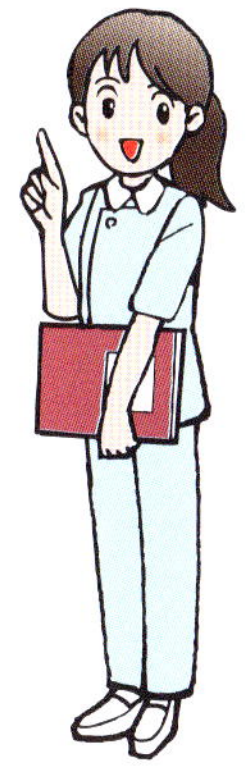

1 型糖尿病の場合　インスリン投与が切れないようにとくに注意する

1 型糖尿病の患者では、内因性インスリン分泌が枯渇《こかつ》している場合が多く、インスリン投与が切れてしまうと、あっという間に血糖が上昇し、最悪の場合には糖尿病性ケトアシドーシス（⇨36 ページ）をきたす恐れがあります。

周術期では血糖コントロール方法が変わりますが、こういった患者では、インスリン投与が切れないように注意する必要があります（これは手術に限ったことではありませんが）。

◆◆ インスリン混注 ◆◆

- 輸液中のブドウ糖濃度に応じて混注するインスリン量を調整します。
- 通常は、ブドウ糖 5～10g に対して速効型インスリンを 1 単位加えます。

◆◆ インスリン持続静注 ◆◆

- 生理食塩水 50 mℓ に速効型インスリンを 50 単位加え、1 単位 /1 mℓ とします。上記と同様に輸液のブドウ糖濃度に応じて投与量を設定します。

※正確には、生理食塩水 49.5 mℓ にインスリン 50 単位（0.5 mℓ）を加えて 1 単位 /1 mℓ としますが、準備がやや煩雑《はんざつ》になるので、上記のように生理食塩水を 50 mℓ としています。

◆◆ スライディング・スケール ◆◆

下の例のように投与量を設定します。これを 6 時間ごと、あるいは朝（7 時）、昼（11 時）、夕（18 時）、眠前（22 時）などに行います。スライディング・スケールでのインスリン投与量をみて、混注もしくは持続静注するインスリン量を調整します。

〈例〉

血糖 0～150 mg/dℓ	血糖測定のみ	
血糖 151～200 mg/dℓ	速効型インスリン 2 単位	皮下注射
血糖 201～250 mg/dℓ	速効型インスリン 4 単位	皮下注射
血糖 251～300 mg/dℓ	速効型インスリン 6 単位	皮下注射
血糖 301～350 mg/dℓ	速効型インスリン 8 単位	皮下注射
血糖 351 mg/dℓ～	主治医に連絡	

特殊な病態における血糖管理

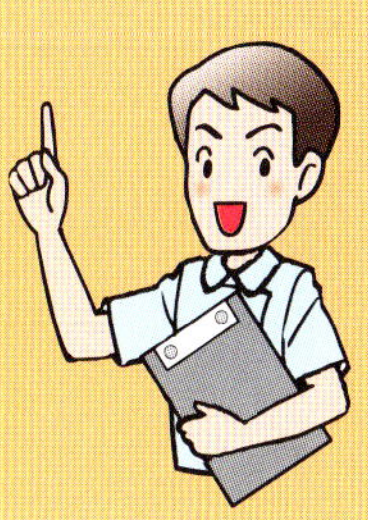

シックデイ

糖尿病患者が、発熱や下痢《げり》、嘔気《おうき》・嘔吐《おうと》などのために食事がとれなくなった状況を**シックデイ**と呼びます。体調を崩したとき、つまり身体的なストレスが加わった状態では、インスリン拮抗《きっこう》ホルモンの影響で、血糖値はふだんよりも高くなることが多く、注意が必要です。

シックデイの対処法

水分をしっかりとり、自分で血糖測定が可能であれば、1日3回は血糖を測定する

シックデイの際には、水分をしっかりとるようにします。下痢や嘔吐が激しくなければ、水やお茶など糖分の入っていないものをとります。下痢や嘔吐が激しい場合は電解質（ナトリウムやカリウム等）のバランスが崩れるので、スポーツドリンクも併せてとります。

スポーツドリンクは、一度に大量に飲むと血糖が急上昇する可能性があるので、何回かに分けて1日1000mℓ程度を目安とします。食事がとれそうなら、おかゆやスープなどで炭水化物をとります。

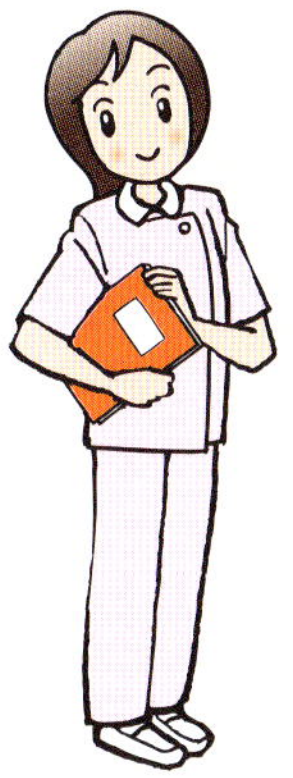
高血糖や低血糖が頻発《ひんぱつ》する場合や、症状がどんどん悪化していく場合には、無理をしないで医療機関を受診するよう指導しましょう。

血糖自己測定が可能な人（インスリン自己注射を行っている人）は毎日、最低でも1日3回は血糖を測定して、高血糖や低血糖がおこっていないかを確認してもらいます。後述のように、そのときどきの血糖値をみながらインスリンを調整するので、そのためにも血糖自己測定が必要となります。

インスリン自己注射を行っている場合

強化療法か混合製剤3回注射かによって、インスリンの量を調整する

「食事をとらないならインスリンは打たなくていいでしょ」という患者さんからの声を耳にしますが、シックデイの対応としては誤りです。

検査の前に一度だけ食事を抜く場合には、この対応でいいかもしれません。しかし、シックデイのときにはインスリン拮抗《きっこう》ホルモンの働きでふだんよりも血糖値が高くなり、食事と関係なく必要な基礎インスリンを補わなければ、ますます血糖値が高くなっていきます。インスリン量の具体的な調整方法は表のとおりです。

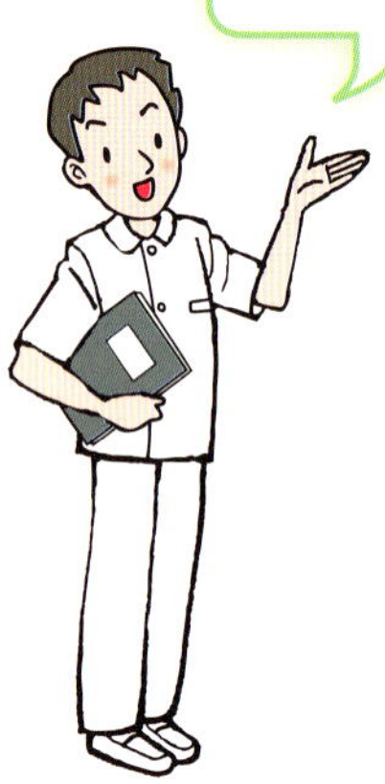
最悪の場合には、糖尿病性ケトアシドーシスをおこして命に危険が及ぶこともあります。内因性インスリン分泌が枯渇《こかつ》している１型糖尿病患者では、とくに注意が必要です。

◆◆ 強化療法 ◆◆

① 持効型インスリンは通常量打つ
② 超速効型インスリンは食事量に合わせて食事の直後に打つ
③食事がまったくとれなくても、食前血糖が 200 mg/dℓ 以上のときには超速効型インスリンを２単位、食前血糖が 250 mg/dℓ 以上のときには超速効型インスリンを **４単位**打つ

＊＊＊

◆◆ 混合製剤３回注射（一例）◆◆

① 食事量にあわせて調整する
②食事がまったくとれなくても、食前血糖が 150 ～ 249 mg/dℓ のときには通常の半分量のインスリンを打つ（**最大５単位**）。食前血糖が 250 mg/dℓ 以上のときには通常量のインスリンを打つ（**最大 10 単位**）

［例］ノボラピッド 50 ミックス ® を１日３回注射（朝 12 単位、昼 **8 単位**、夕 **16 単位**）している場合で、食事がまったくとれない場合

＊朝食前血糖が 300 mg/dℓ　→　朝のインスリンは **10 単位**
＊昼食前血糖が 180 mg/dℓ　→　昼のインスリンは **4 単位**
＊夕食前血糖が 200 mg/dℓ　→　夕のインスリンは **5 単位**

強化療法

持効型インスリンは通常量、超速効型インスリンは食事の量に合わせて調整する

［強化療法］：basal-bolus

基礎インスリン分泌を補う持効型インスリンは、食事と関係なく必要なインスリンなので通常量を打ちます。

そして、追加インスリン分泌を補う超速効型インスリンは、食事

量にあわせて食事の直後に打ちます。食欲がないときには、どれくらい食べられるかわかりませんからね。超速効型をふだんどおりの量打ってしまって、食事が少ししかとれなかったら低血糖になってしまうかもしれません。

> ［例］ふだん、超速効型インスリンを 12 単位打っている人の場合
> 　食事を半分しかとれなければ → 6 単位
> 　食事を 1/3 しかとれなければ → 4 単位
> を食事の直後に打つことになります。
> ただし、食事をまったくとれなくても、食前血糖が 200 mg/dℓ 以上のときには超速効型インスリンを 2 単位、食前血糖が 250 mg/dℓ 以上のときには超速効型インスリンを 4 単位打ちます。

スライディング・スケールのイメージですね。

混合製剤の 3 回注射

食事の直後に、食事量に合わせて投与する

［混合製剤 3 回注射法を行っている場合］（調整法の一例）

食事量によってインスリンを食直後に投与します。前述の強化療法と違って混合製剤ですから、食事量によって打つ量を変更してしまうと、基礎インスリン分泌を補う中間型インスリンも、そのつど変わってしまう点に注意が必要です。ですから、食事がほとんどとれない場合には、食前血糖が 250 mg/dℓ 以上のときには通常量のインスリンを打ちます。

しかし、一度に 20 単位や 30 単位を打つ患者では、インスリンが多すぎて低血糖になる可能性があるので、最大で 10 単位までとします。食前血糖が 150 ～ 249 mg/dℓ のときには通常の半分量のインスリンを打ちます。このときにも大量に打ちすぎると低血糖になる可能性があるので、最大 5 単位とします。

経口血糖降下薬

経口血糖降下薬のみ使用している患者の場合、内服薬はすべてやめる

基本的には内服薬はすべて中止します。とくに、乳酸アシドーシスの危険があるために、メトホルミンは真っ先に中止します。

特殊な病態における血糖管理

悪性腫瘍患者の血糖管理

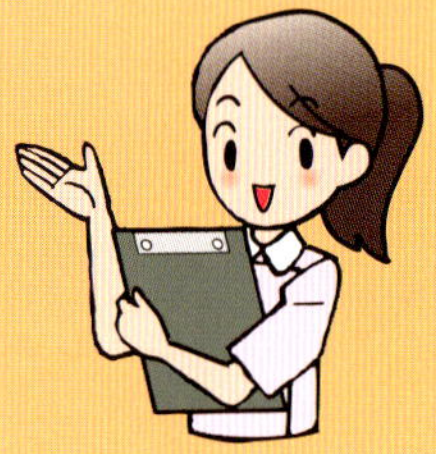

糖尿病とがんのリスク　高血糖は、がん発症リスクと関連している

最近、糖尿病や耐糖能《たいとうのう》異常による高血糖は、発がんのリスクにつながることがわかってきました。

食後高血糖はがん発症リスク上昇と関連することが、2008年国際糖尿病連合（IDF）による食後高血糖の管理に関するガイドラインでも指摘されています。

［IDF（国際糖尿病連合）］
International Diabetes Federation

わが国における久山町研究でも、HbA1cの増加に伴い、胃がんのリスクが増加していることが示されています。

糖尿病と膵臓がん　糖尿病は膵臓がんの危険因子！

アメリカで行われた膵《すい》臓がんの患者対象研究でも、糖尿病が膵臓がんの危険因子であることが指摘されました。

成人男女35,658例を対象とした前向き大規模コホート研究では、膵臓がんの死亡率と負荷後血糖値との間に強い相関が認められました。負荷後血糖値が121 mg/dℓ未満に保たれた者と比較して、負荷後血糖値が200 mg/dℓを上回った者の膵臓がん発症の相対リスクは2.15でした。

［コホート研究（cohort study）］
大勢の人や大きな集団を、長期にわたって追跡調査すること。「前向きコホート研究」とは、まだ病気になっていない、健康な人たちを対象にした調査。

〈食後血糖と膵臓がんの相関関係〉

食後血糖 118 mg/dℓ 以下を 1.0 としたときの相対危険率

食後血糖（mg/dℓ）	男性	女性	男女
118以下	1.0	1.0	1.0
119～157	1.74	1.56	1.65
158～199	1.85	1.17	1.60
200以上	2.39	1.68	2.15

JAMA. 2000；283；2552-58より

食後血糖値上昇に関連する膵臓がん発症のリスク上昇は、ほかの研究でも認められています。その一方で、膵臓がんは膵β《ベータ》細胞を減少させ、血糖を上昇させることがよく知られています。血糖値が急に上昇してきたため調べてみたところ、膵臓がんが発見されたという例は、数多く知られています。

肥満とがんの関係　さまざまながんの相対リスクが、肥満によって増加する

過体重も、がんの発症率の増加と関連します。

1959 ～ 1972 年にかけて行われた、アメリカでの Cancer Prevention Study に参加した 100 万人以上を対象とした研究によって、肥満者はさまざまながんにかかりやすいことが報告されました。男性では肝臓がん、胃がん、腎臓がん、食道がんなど、女性では子宮体がん、子宮頸《けい》がん、乳がんなどの相対リスクが、肥満によって増加することがわかりました。

インスリンはインスリン様成長因子（IGF）の類似体であり、2 型糖尿病の肥満患者や過体重では高インスリン血症が、増殖因子として過剰な細胞増殖に影響することで発がんに関与しているとも考えられています。つまり、インスリン抵抗性があるような状態は発がんのリスクのひとつになる、ということです。ほかにも、酸化ストレスや炎症も関与するといわれています。

［過体重］
アメリカでは BMI が 25 以上 30 未満ですから、日本では肥満に相当します。

［IGF（インスリン様成長因子）］
insulin-like growth factor

［成長因子］
細胞増殖を促す物質のことです。血管では、血管平滑筋を増殖させることで、動脈硬化を促進させたり、また、がん細胞に対しては、それを増殖させる作用を持っています。

〈BMI 指数とがんの相対死亡率〉

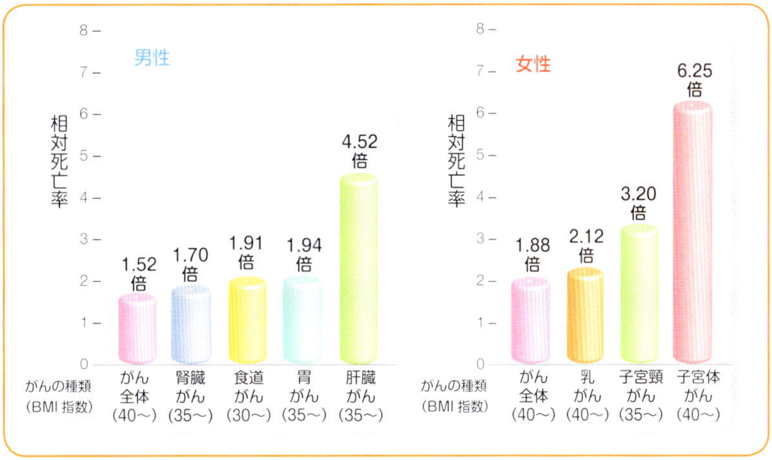
男性
相対死亡率
8
7
6
5
4
3
2
1
0
1.52 倍
1.70 倍
1.91 倍
1.94 倍
4.52 倍
がんの種類（BMI 指数）
がん全体（40～）
腎臓がん（35～）
食道がん（30～）
胃がん（35～）
肝臓がん（35～）
女性
相対死亡率
1.88 倍
2.12 倍
3.20 倍
6.25 倍
がんの種類（BMI 指数）
がん全体（40～）
乳がん（40～）
子宮頸がん（35～）
子宮体がん（40～）

高血糖を合併したがん患者の血糖管理

患者の状態や食欲の変化に合わせた血糖管理と、悪性腫瘍の治療方針にも十分な気配りが必要

実際に、高血糖を合併した悪性腫瘍《しゅよう》患者の血糖管理では、どのような点に注意したらよいのでしょうか。

患者の全身状態に配慮しながら、とくに食事摂取量、嘔吐《おうと》の有無など、患者の食欲の変化に合わせて血糖管理指示を変更することが必要となってきますので、その状況を把握しつつ、医師と連絡を取り合うことが重要になります。

また、悪性腫瘍そのものの治療方針にも十分な気配りが必要です。例えば、化学療法の際にステロイドを使うことは多いですが、そのステロイドによって短期的に高血糖に陥ることがあります。

インスリン療法

周術期のインスリン療法、食事に合わせたインスリン療法、強化インスリン療法など、状況や状態に合わせる

▶周術期は、速効型インスリンを静脈内投与する

[周術期]
周手術期ともいい、入院、麻酔《ますい》、手術、回復といった、手術中だけでなく前後の期間を含めた一連の期間のこと。

周術期は通常、末梢《まっしょう》あるいは中心静脈栄養となるので、その間は持続ポンプで速効型インスリンを静脈内投与することが多くなります。また、点滴のバック内にブドウ糖5～10gあたり速効型インスリンを1単位の割合で混注し、スライディングスケールによる皮下投与を併用する方法もよく行われます。

▶食事量が安定したら食事に合わせる

経口摂取が始まり、食事量が安定したら、食事に合わせたインスリン療法を開始します。毎食前の速効型ないし超速効型インスリンは、少ない単位数から徐々に増やしていきます。

食事摂取量が少ないときや、食事がほとんどとれないような場合、食事量をみてから超速効型インスリンを食直後に使用することもあります。

▶強化インスリン療法

[強化インスリン療法]
最近では、ベーサルボラス治療（basal-bolus）と呼ばれます。

強化インスリン療法は、周術期、膵臓全摘出術後、肝硬変合併肝がん、ステロイド使用時などで検討します。

また、患者の負担にならない程度に、簡易血糖測定器で血糖をモニターするのは有用です。

〈がん患者の血糖管理〉

- 全身の状態に配慮し、患者の食欲に合わせて血糖管理指示を変更する
- ステロイドによって短期的に高血糖に陥ることもあるので注意する

周術期　末梢《まっしょう》、あるいは中心静脈栄養

［例］

- 持続ポンプで速効型インスリンを静脈内投与
- 点滴のバック内にブドウ糖５～10g あたり速効性インスリン１単位の割合で混注し、スライディングスケールによる皮下注射を併用

強化インスリン療法は、周術期、膵臓全摘出術後、肝硬変合併肝がん、ステロイド使用時などで検討します

経口摂取 食事量安定　経口摂取・食事量安定　食事に合わせたインスリン療法

［例］

- 毎食前の速効型、ないし超速効型インスリンを、少ない単位から少しずつ増やす
- 食事摂取量が少ないときや、ほとんど摂取できそうにない場合、超速効型インスリンを使用することもある

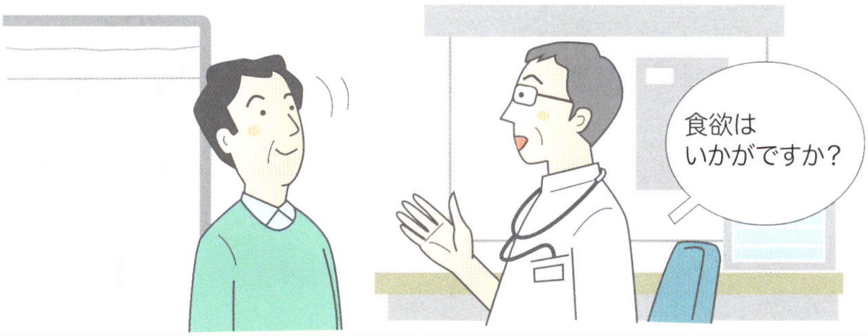

緩和医療に移行後の血糖管理　インスリン療法や食事制限だけでなく、患者の QOL にも考慮する

一方で、緩和医療に移行している例などでは、極端な低血糖や高血糖に陥らないことを目標とし、インスリン療法自体も回数を減らすなどして、患者あるいは家族の負担を減らすこともあります。

［緩和医療］
完治が望めない患者に対して、苦痛をやわらげることを主眼にした医療。

食事制限一辺倒に陥らず、家族の手作りの食事の差し入れなど、楽しみとしての食事を続けることも、患者のQOL（人生の質、生活の質）のために大切になる場合があります。

生命予後と血糖管理

生命予後がよければ十分な血糖コントロールが必要だが、生命予後が限られている場合は患者のQOLを優先する

［QOL］
Quality of Life.
生活の質、人生の内容などの意味で、どれだけ人間らしい生活ができているかを計るための尺度として使われている言葉。

繰り返しになりますが、悪性腫瘍患者の血糖管理は生命予後によって、血糖コントロール目標がさまざまに変わってきます。

生命予後のよい患者では、長期的な予後の改善に向けて十分な血糖コントロールが必要となってきます。生命予後の限られている患者では、厳格な血糖コントロールよりも患者のQOLを第一に考えていくことになります。

個々の患者に合わせた血糖コントロール目標の設定のためには、主治医とこまめに連絡をとり、なにより患者や家族の意向も含めて、よくコミュニケーションをとることが大切になります。

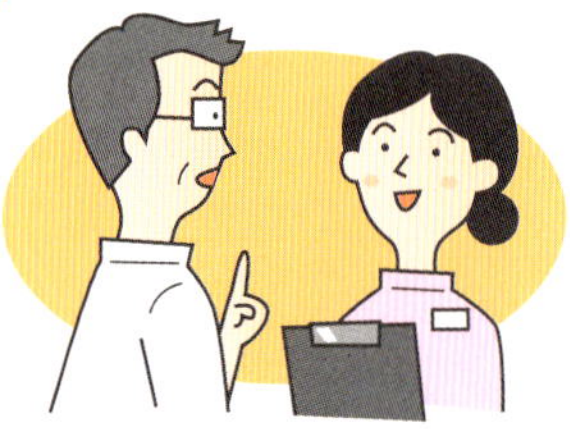

主治医と看護師はこまめに
連絡をとる

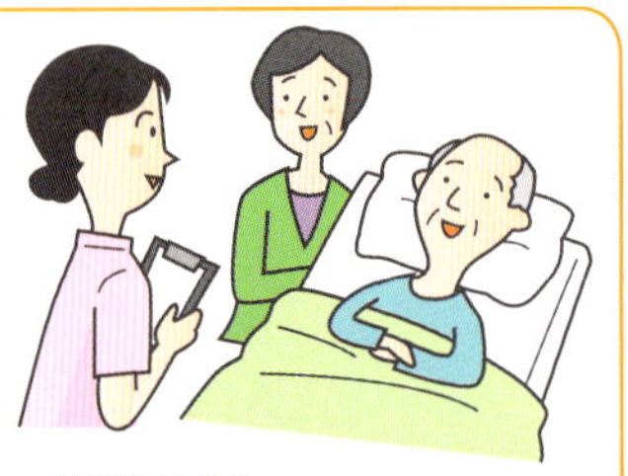

患者や家族と
よくコミュニケーションをとる

Column
がん患者のQOLと糖尿病管理

80歳代の女性で、今までインスリン混合製剤を3回打ちしていた患者さんがいました。

2か月で7kgも体重が減少し、精密検査の結果、膵臓がんの末期と判明しました。比較的ADLは保たれており、通院は可能でしたが「予後はあと数か月」と消化器の先生から家族に告げられました。外来には、いつもご主人や息子さん夫婦が付き添われ、非常にサポートの手厚い家族でした。

ある日、外来でご家族から、「実は、本人が大好きなお菓子があるので、食べさせてあげたいのですが…」と切り出されました。時間をかけてお話をよく伺うと、ご本人が照れくさそうに、「糖尿病だから我慢していたんです」とのこと。

ご本人やご家族と相談し、多少の間食はOKとして、その代わり血糖値が多少高くてもびっくりしたり、慌てたりしないようにとお話ししました。「とっても嬉しいわ…」と言うご本人の笑顔が印象的でした。インスリン注射も本人の負担が減るよう、ご家族にも手技を覚えていただきました。

この患者さんはほどなく、自宅でご家族に見守られながら、旅立って行かれました。患者さんのQOLと予後について、考えさせられたケースです。

10章

高齢者における糖尿病

高齢者における糖尿病

加齢と糖代謝

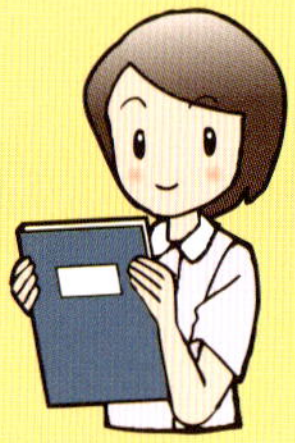

わが国では、人口の高齢化に伴い高齢者が急増しています。また、糖尿病の有病率は加齢とともに増加します。高齢者糖尿病は社会的にみても大きな健康問題といえます。

2007年国民健康・栄養調査によると、わが国における糖尿病人口約890万人のうち約3分の2が60歳以上と考えられており、今後さらに増加することが推測されています。

糖尿病の治療の共通の原則は、合併症の発症と進展の予防です。病態的には高齢者の糖尿病は青壮年の糖尿病と同様ですが、加齢に伴う生理的な変化、他疾患の合併、QOLや社会的環境、価値観、人生観、死生観なども考慮し、その多様性を十分理解した上で診断や治療にあたることが求められます。

耐糖能の低下

加齢により耐糖能は低下する

◆◆加齢による耐糖能低下のさまざまな要因◆◆

- インスリン分泌能の低下
- インスリン抵抗性の増悪
- 食事内容の変化
- 身体活動量の低下
- 加齢に伴う筋肉組織の減少や、逆に体脂肪（とくに内臓脂肪）の増加

利尿剤、エストロゲン、交感神経刺激薬、ステロイド、フェニトイン、三環系抗うつ薬など高齢者によく用いられる薬物は、糖代謝に悪影響を及ぼし、耐糖能障害《たいとうのう》を悪化させる可能性が考えられます。また、心筋梗塞《しんきんこうそく》、感染、熱傷、手術などの身体的ストレス状態も、耐糖能障害を悪化させる可能性があります。

［フェニトイン］
てんかん患者に用いられる薬剤です。

［三環系抗うつ薬］
第1世代、または第2世代に分類される抗うつ薬で、構造に、ベンゼン環を3つ含むことからこう呼ばれています。

加齢とともに血糖値は上昇しますが、空腹時血糖の増加は1mg/dℓ/10歳程度とごく軽いものです。むしろ、ブドウ糖負荷後1時間血糖値は4～14mg/dℓ/10歳、負荷後2時間血糖値は1～14mg/dℓ/10歳と、より食後の血糖が上昇することが報告されています。

そのため、高齢者糖尿病は、空腹時血糖値より、糖負荷後高血糖から糖尿病と診断される症例の頻度《ひんど》が増すと考えられます。

高齢者糖尿病の臨床的特徴

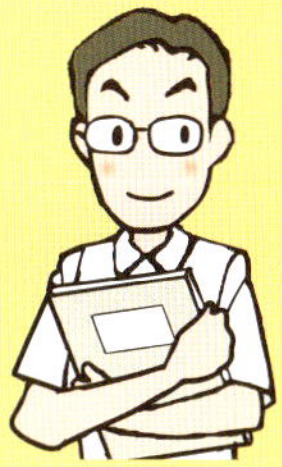

高齢者糖尿病の大多数は、2型糖尿病です。高齢発症の1型糖尿病の存在や、小児発症の1型糖尿病患者の高齢化などについても留意しましょう。

高齢者糖尿病の症状

高血糖の自覚症状が乏しかったり、低血糖に無自覚のこともある

高齢者では口渇《こうかつ》・多飲などの高血糖の自覚症状が乏しいため、高度の代謝状態の悪化でも見過ごされやすいことが知られています。

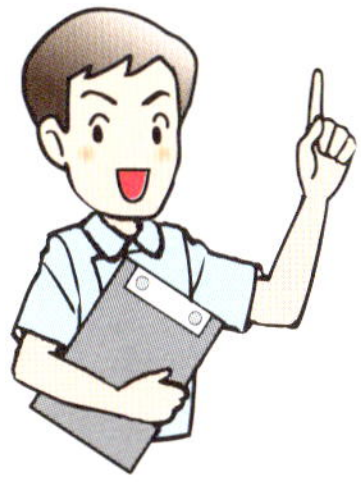

一般的な健康診断では空腹時血糖値のみのチェックが多く、食後高血糖が見逃されやすいことにも注意が必要です。水・電解質の失調をきたしやすく、軽症の糖尿病であっても、若年者よりも比較的容易に高血糖高浸透圧症候群に陥りやすく、頻度は少ないですがケトーシスに至る例もあります。

一般に罹病《りびょう》期間が長くなることにより、合併症を高度に有している患者が多い上に、身体的、精神的、社会的に多様性があり、さらに、低血糖の自覚症状も多様で無自覚のことも多いのです。

高齢者糖尿病と認知症

糖尿病が認知機能低下の危険因子であることが明らかにされている

糖尿病が認知機能低下の危険因子であること、また糖尿病では認知症の発症頻度の高いことが、複数の研究結果のまとめから明らかにされています。

高齢者糖尿病では、糖尿病合併症、ほかの併存疾患、老化により、ADL低下、認知機能低下、低栄養など自立した生活、自己管理を困難とする生活機能障害を持つ例の頻度が高くなります。そのため、高齢者糖尿病の治療においては、糖尿病そのものだけではなく、ほかの併存疾患や認知症、ADLの低下など生活機能障害の発症あるいは悪化予防、QOLの維持・向上が重要と考えられます。

［前向き追跡調査］
まず健康な人の生活習慣などを調査し、後から発生する疾病を調査する方法。

［ADL］
Activities of Daily Living
日常生活を送るために必要な基本的な動作。

治療の目標と留意点

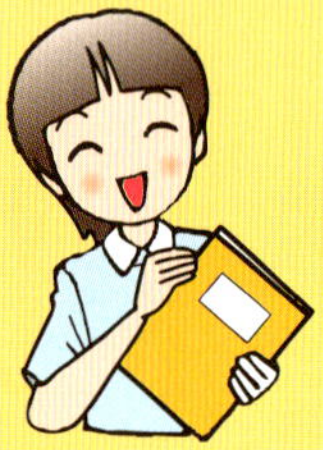

高齢者糖尿病の治療の目標

基本はほかの年代と同様だが、QOLを考慮する

高齢者においても、治療の根本的な目標は青壮年と同様、高血糖の症状を除去し、昏睡《こんすい》や感染症などの急性合併症の発症を回避するとともに、慢性の糖尿病合併症ならびに動脈硬化症の発症を予防し、進展を阻止することとなります。

つまり、「この患者はあと何年有意義な人生を送るだろうか」と考え、それまでの間に、患者が糖尿病に関連した病的状態でQOLの低下や早期死亡をきたさないように治療することも大切です。そのため、高齢者では血糖コントロールの目標を若年者より緩やかにしてもよい、と考えることもあります。2007年に発表された、米国医師会の声明でも、この考え方が支持されました。

高齢者の血糖コントロール

どの程度緩やかにするかは、余命やQOLなどを考慮する

[前向き追跡調査]
まず健康な人の生活習慣などを調査し、後から発生する疾病を調査する方法。

[後向き追跡調査]
疾病にかかった人たちの集団と、健康な人たちの集団を選び、両集団の生活習慣などを過去にさかのぼって調査する方法。

血糖コントロールの目標を「どの程度」緩やかにするか、悩むところだと思います。つまり、「どのような患者で」「どの程度緩やかにするか」が問題となります。

糖尿病自体についても、あるいは一般的な健康状態についても非常に不均一で個人差が大きいことから、高齢者の個別性に留意して治療にあたる必要があります。例えば、悪性腫瘍《しゅよう》などの併存疾患によって余命が限られており、多くの慢性疾患や機能障害、認知症を有し、社会的な支援が乏しいといった高齢者糖尿病の場合は、厳格な血糖コントロールは困難であり、緩やかなコントロールが望まれる場合もあります。

なお、旧厚生省長寿科学研究による「老年者の糖尿病治療ガイドライン」では、日本における高齢者糖尿病の前向き、あるいは後向

き追跡調査の成績を集積し、高齢者であっても厳格な糖尿病管理を行うべき対象について以下のような基準が提唱されています。すなわち、これらの症例に対しては、空腹時血糖値が 140mg/dℓ 未満、HbA1c が 7% 未満を管理目標とすることが望まれます。

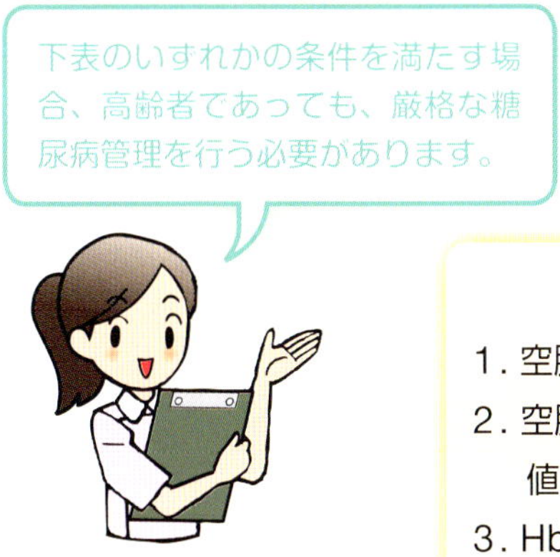
下表のいずれかの条件を満たす場合、高齢者であっても、厳格な糖尿病管理を行う必要があります。

しかし実際は、余命と合併症発症・進展との関係や治療による QOL の低下などを考慮に入れて、管理目標をどの程度緩やかなものにするか決定すべきと考えます。

◆◆ 厳格な治療を必要とする高齢者糖尿病 ◆◆

1. 空腹時血糖値が 140 mg/dℓ 以上
2. 空腹時血糖値が 140 mg/dℓ 未満であっても、糖負荷後 2 時間血糖値が 250 mg/dℓ 以上
3. HbA1c が 7％ 以上
4. 糖尿病網膜症《もうまくしょう》あるいは微量アルブミン尿を認める

治療における留意点

治療の原則は青壮年と変わらず、食事療法、運動療法を基本治療として、必要に応じて薬物療法を追加する

高齢発症の糖尿病では、基本治療のみでコントロールできるものが多いとされていますが、青壮年期発症の糖尿病では罹病《りびょう》期間の延長に伴い、インスリン治療をも含めた薬物療法を行っている例が多いことに注意しましょう。

これまでの糖尿病教育は、食事療法や運動療法、薬物療法など、患者自身が行うことを前提にした「セルフケアのための教育」でした。しかし、高齢者の割合が増加するにつれて、糖尿病合併症や認知機能、心理機能、身体機能といった、自立障害のためにセルフケア行動ができない糖尿病患者が増えています。そのため、「この患者は糖尿病管理にどれだけのエネルギーを割けるか」という判断をしながらの治療となります。

自立障害がある場合、従来、患者自身が行っていた糖尿病セルフケア行動の一部、またはすべてを家族や介護にかかわる人がサポートするなどの社会的支援が必要となります。そのためにも、患者とよくコミュニケーションをとり、患者背景を理解し、早期にキーパーソンの存在を把握することがとても大切になります。

食事療法と運動療法

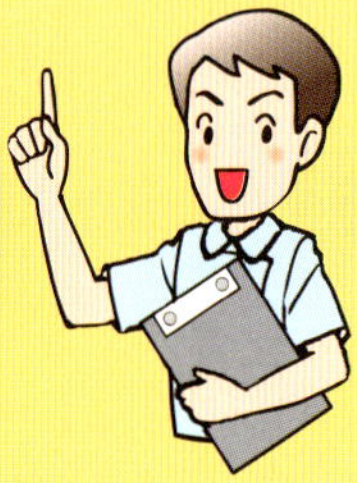

食事療法

高血糖や脂質異常症、あるいは肥満の改善に有用

食事療法の指導にあたっては、基本的には日本糖尿病学会編集の『食品交換表』（⇨105ページ）を用います。ただし、計算が困難など、その理解が難しい場合は、より簡易な指導媒体による指導を考慮することもひとつの方法です。最初から難しい目標を目指すのではなく、無理なく可能な範囲で実行できる目標を提示することが重要です。

基本的に糖尿病学会による糖尿病診療ガイドラインに記載されている食事療法のステートメントに準じますが、青壮年にくらべて身体活動量が低下するとともに基礎代謝も低下していることから、通常、標準体重あたりのカロリーはより低い値を採用することが提案されています。ただし、体重の推移などをみながら栄養アセスメントを行い、逆に食事量を減らすことで低栄養に陥らないように注意

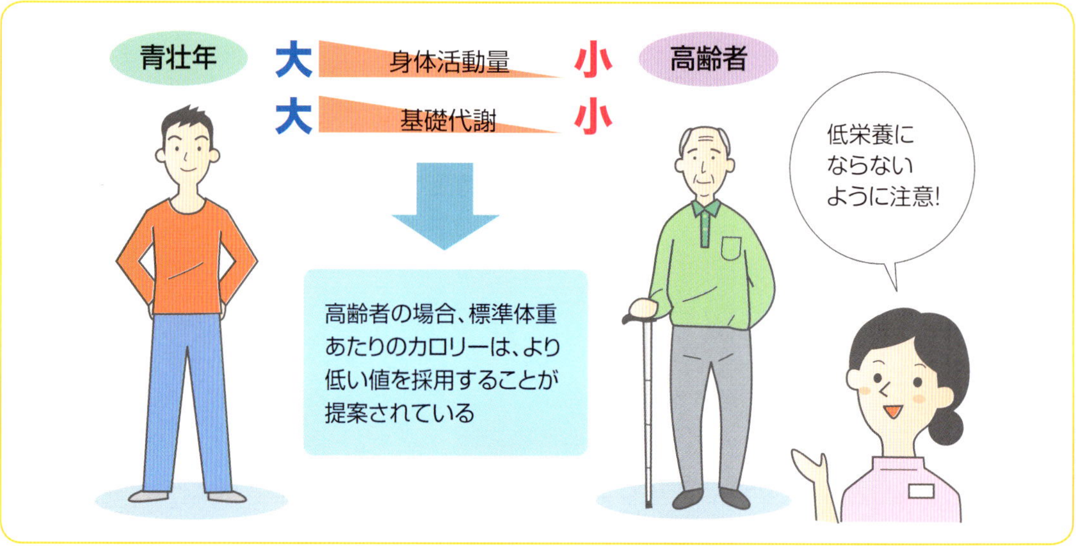
青壮年
大
身体活動量
小
高齢者
大
基礎代謝
小
低栄養にならないように注意!
高齢者の場合、標準体重あたりのカロリーは、より低い値を採用することが提案されている

することが必要です。

また、高齢者は買い物に関連する問題、経済的問題、食事の用意についての問題を抱えていることもあり、それらは食事の評価を行う際に初めて明らかとなる場合があります。また、早食いなど長年続けた食事の習慣、義歯が合わないことなども問題となります。このため、食事を自己管理するにあたっては、食事療法についての教育と継続した支援が重要となり、必要に応じて宅配食などの導入も提案してみましょう。

運動療法　定期的な運動療法は、長期的な血糖管理に有効

定期的な身体活動や歩行を含む運動療法の実施は、耐糖能《たいとうのう》を改善し、長期的な血糖管理に有用です。また、生命予後、大血管障害の予防、ADL の維持、認知機能の低下予防にも有用であることが示されています。

顕性腎症の第 3 期 B では、尿蛋白排泄量が 1g/ 日以上で、GFR が 60mℓ/min 未満が認められます（➪51 ページ）。

運動療法を行う際には、血圧コントロール状態、冠動脈疾患の評価、骨・関節疾患、肺疾患、骨粗鬆症《こつそしょうしょう》の程度などを確認し、運動によって心筋梗塞《しんきんこうそく》や骨折などをおこさないように指導します。

また、増殖網膜症《もうまくしょう》や顕性腎症《けんせいじんしょう》（第３期 B）以降の合併症では、運動療法により病態の悪化を招くことがあり、制限が必要となることがあります。また、視力や聴力の低下、平衡感覚の低下により、転倒しやすいことにも注意が必要です。

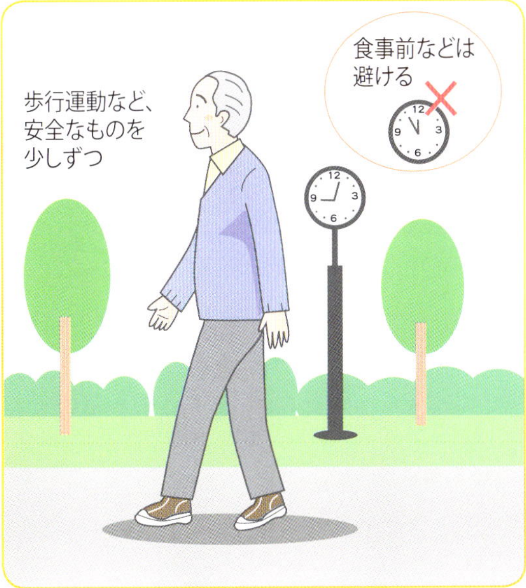

実際の指導としては、簡便かつ安全な歩行運動などを徐々に開始し、次第に増量していくこと、低血糖のおこりやすい時間帯は避けることなどがポイントとなります。

薬物療法

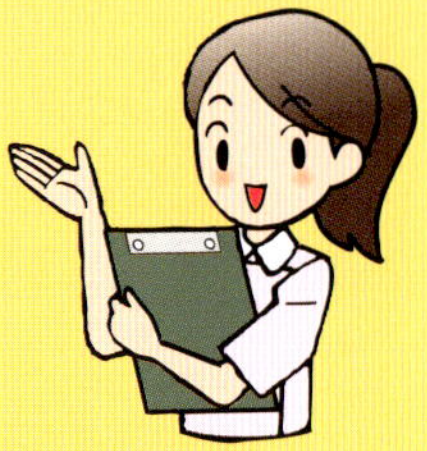

薬物療法の選択

青壮年期の糖尿病と同じ

糖尿病の病態を踏まえた薬物療法の選択については、青壮年期の糖尿病と同様です。

しかし、加齢に伴う腎《じん》機能の低下などによる薬物排泄《はいせつ》の遅延、罹《り》病《びょう》歴の長さ、合併症の進展度、低血糖に対する反応性の低下など、これらに対する十分な配慮は当然のこと、さらに薬物治療に対する理解力や治療手技の程度、ADL を考慮することも実際には必要になります。

したがって、腎排泄《じんはいせつ》型、長期作用型、あるいは血糖低下作用の強い薬物は慎重に使用すべきであり、少量からの使用開始、慎重な増量を心がけることが重要です。

各薬物治療において、高齢者でとくに注意する点がいくつかありますので、挙げていきましょう。

薬物療法の注意点

高齢者に対する薬物療法で、とくに注意すること

スルフォニルウレア薬（SU 薬）

［アドヒアランス］
患者自身が治療方針の決定に参加し、積極的に治療や服薬を行おうとすることを「アドヒアランスがよい」といいます。

- 血糖効果作用が強力で､内服も１日１～２回食後でよいことで、内服のアドヒアランスを上げることができるため、簡便に用いられます。
- 腎排泄であり、長時間作用型であるため、遷延《せんえん》性低血糖のリスクが高まります。

ビグアナイド薬

- 単独で使用するときには、低血糖をおこしにくいとされます。

ただし、心不全、肝障害、および腎不全がある場合は使用が難しく、とくに腎不全例での乳酸アシドーシスの発症が問題となるため、超高齢者での使用は控えることも多いのが現状です。

- 腹部膨満感《ぼうまんかん》など胃腸障害が出ることもあり、食直後内服が勧められます。
- いわゆる「シックデイルール」（⇨171ページ）の徹底も重要で、食欲低下時などは休薬することが副作用出現のリスクを回避するということを、患者だけではなく家族も巻き込んで確認しておくことが重要です。

αグルコシダーゼ阻害薬

- 単独で使用するときには低血糖をおこしにくいとされます。ただし、食直前内服であり、アドヒアランスの問題があります。
- 肝機能障害、胃腸障害、とくに腸閉塞《へいそく》などが問題とされます。
- 低血糖時に、糖類でもブドウ糖のみが有効であることが大切となります。

［ピオグリタゾン］
ごく最近、ピオグリタゾンで男性の膀胱がんが増加（約1.2倍）することが報告されました。
（⇨139ページ欄外）

チアゾリジン誘導体

- インスリン感受性を改善することで、加齢に伴うインスリン抵抗性に有用と考えられます。
- 心不全、肝障害、および腎不全がある場合は使用が難しく、とくに女性で浮腫《ふしゅ》などの副作用がみられやすいことが問題点となります。
- 高齢女性では骨折のリスクを増やすことも示唆《しさ》されているので、注意する必要があります。

グリニド薬

- SU薬と異なり、作用時間が短時間でインスリン分泌を促すことから、高齢者に多い食後高血糖の改善に利点があると考えられます。
- 食直前内服であり、これが患者のアドヒアランスが問題となることもあります。

インスリン治療

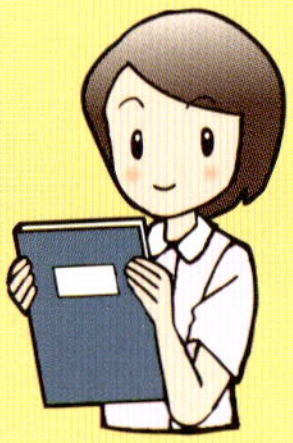

自分でインスリン注射や測定を行う場合

必要に応じて、補助具の使用も検討する

インスリン治療に関しては、低血糖のリスクが最も問題となりますが、さらにインスリン投与や血糖自己測定を行う上での視力障害や巧緻性《こうちせい》、握力、また、認知能力の障害なども考慮することが大切です。必要に応じて、ペン型とイノレットなどデバイスの選択、ルーペなどの補助具の使用なども検討しましょう。

治療法の選択

患者の心理面や状況に応じて、治療法を選択する

場合によっては、家族にインスリンの準備と片づけを行ってもらい、患者には注射のみ自分で行ってもらうなど、分担を考えることもあります。また、「家族には迷惑をかけたくない」と考える患者もいるため、患者の心理的な負担に配慮しながら治療法を選択します。状況を総合して、1日何回のインスリン注射が可能かを考慮し、インスリンと経口薬の併用、いわゆるBOTを行う症例もあります。

［BOT］
basal supported oral therapy
SU薬と持効型インスリンを併用して用いる治療法です（⇨153ページ）。

高齢者の意欲を高める

患者自身でできている点を認めてほめることで、高齢者の意欲につながる

高齢者では、加齢によりこれまでできていたことが徐々にできなくなることに対する喪失感が強くなり、自信を失うことがあります。とくにインスリンなど手技の獲得においては、できない点ばかりを指摘するのではなく、できている点を認め、褒《ほ》めていくことが、高齢者の意欲を高めることにつながると考えられます。

また、外来においても、定期的に手技の確認を行って介入することも、自己流の手技に陥らないために大切であると考えられます。

高齢者における糖尿病

低血糖への対処法

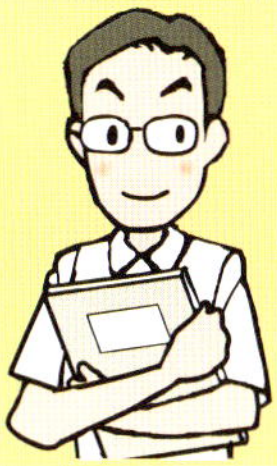

加齢による低血糖

肝・腎機能の低下、自律神経機能の低下などにより低血糖がおこることがある

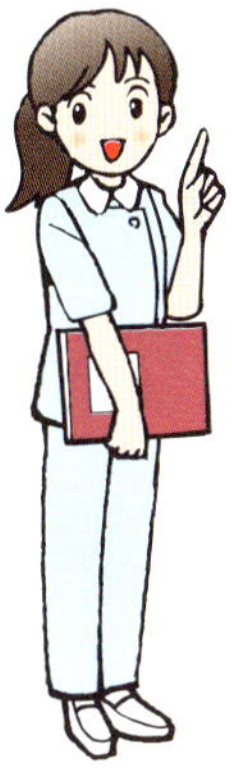
SU 薬治療中は、とくに低血糖に注意が必要です。

高齢者の薬物治療において、一般的に副作用や薬物相互作用が出現しやすいことに気をつけましょう。

注意すべき点として、低血糖の問題があります。低血糖の危険性が増す加齢変化として、肝・腎機能の低下による薬物の代謝・排泄《はいせつ》遅延や、自律神経機能の低下による低血糖の自覚障害の消失、食事摂取量低下などが挙げられます。糖尿病神経障害の進展とあいまって、無自覚性低血糖をきたすこともあります。

SU 薬による低血糖

遷延性の低血糖をおこすことがあり、十分な経過観察が必要

高齢者では、β《ベータ》遮断《しゃだん》薬、サリチル酸塩、ワルファリンなどの低血糖の危険性が増すような薬剤が併用されていることが多いことも忘れてはいけません。

SU 薬による低血糖の場合は、一度回復しても再び低血糖に陥るような遷延性《せんえんせい》の低血糖をきたすことがあるので、入院して 24 時間以上の十分な経過観察が必要となることが多くなります。

さらに、低血糖が脳血管障害や心筋梗塞《しんきんこうそく》の誘因となること、また認知症やうつ症状など非典型的な中枢神経症状を呈することがあるため、家族、介護サービスなども動員した低血糖に対する十分な配慮が求められます。

高齢者の患者への配慮

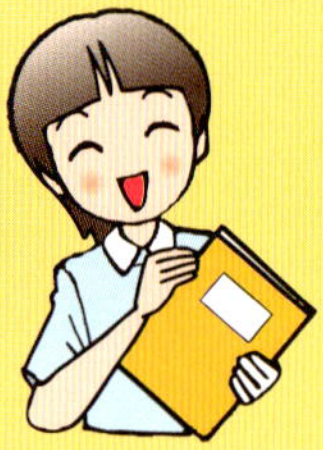

治療の必要性を十分説明する

治療についての十分な説明は、患者の QOL の低下を最小とするためにも大切

「QOL」については、
➪178 ページ。

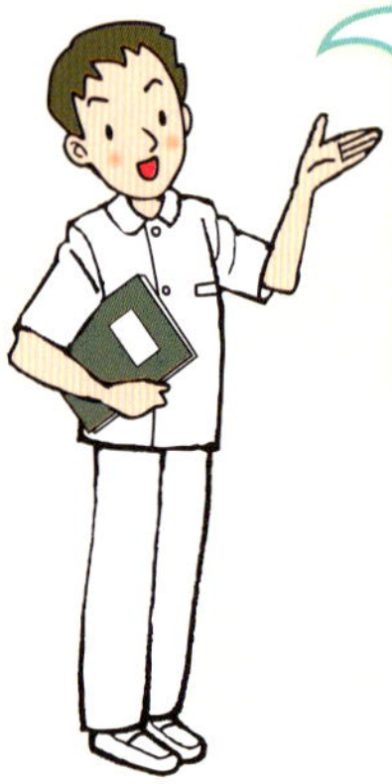

> 医療者は、治療そのものが QOL を低下させることがないように細心の注意を払い、個々の患者の身体的、精神・心理的、社会的背景および本人の希望を十分に考慮した、それぞれの患者に最適と考えられる治療を実施すべきです。

高齢者のなかには医療者への遠慮が強く、十分に自分の思いを医療者に伝えられない人も多いとされます。よかれと思って勧めたインスリンなど新規治療の導入や、厳しい生活規制など糖尿病の治療自体が、患者本人の QOL の低下要因となることがあります。QOL の低下を最小にとどめるため、その必要性と長期的には QOL 維持に有用であることを十分説明することが大切です。

高齢者糖尿病の治療は、教科書的な治療の枠に収まらない応用問題ともいえます。私たちは個々の患者に合った治療が提供できるよう、さまざまな引き出しを用意して、治療に望むことが大切です。

Column　高齢者の糖尿病管理

日本では急速に高齢化が進んでおり、糖尿病患者についても同様です。ただ高齢者といっても、90 歳になっても問題なくインスリン導入できる方がいる一方、60 歳代で早くも認知症が進み、食事や薬剤服用の自己管理ができなくなる方もいます。1 種類の薬剤を変更しただけで、すっかり混乱してしまい、自己管理ができなくなった方もいます。

核家族化の進行もそうした状況に輪をかけており、サポートする家族が誰もいないような事例も増加の一途をたどっています。

ご本人や配偶者だけではなく、離れているご家族とも可能な限り相談して、ご本人を取り巻く環境に応じた糖尿病治療を考えていくのが、われわれ医療者の役割です。

ただし、ご高齢の方は遠慮深い方も多く、「なかなか診察室では言えない…」と内に秘めていることも多いのが現状です。医療者側からも質問し、質問されやすい雰囲気をつくることは大切です。また、家族の方、ケアマネージャー、受付や薬局などで、ポロッと本音をこぼすこともあり、ふだんから幅広く情報共有を心がけることも役立ちます。

11章

小児における糖尿病

小児における糖尿病

1 型糖尿病

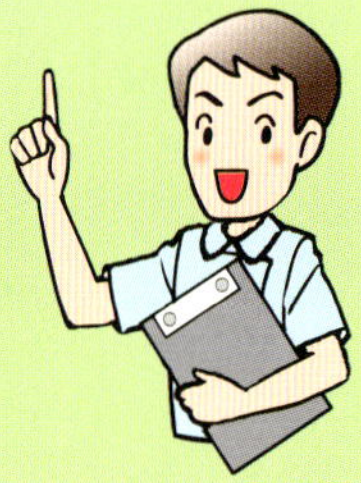

小児の糖尿病では 1 型糖尿病の比率が多いのですが、近年 2 型糖尿病患者の増加が著しく、ときには鑑別が困難なこともあります。それぞれの違いを以下の表に示します。

〈1 型糖尿病と 2 型糖尿病の違い〉

	1 型（インスリン依存型糖尿病）	2 型（インスリン非依存型糖尿病）
発症年齢	若年（30 歳未満、10 ～ 18 歳以下）が多い	中高年者（30 歳以降、とくに 40 ～ 60 歳）に多い
糖尿病患者全体に対する比率	およそ 5%	およそ 95%
季節的発生傾向	秋冬に多い	なし
症状の現れ方	急激であることが多い	潜在的にゆっくり
肥満傾向（体型）	やせていることが多い	肥満型とやせ型ともにあるが、肥満型が比較的多い
インスリン分泌	欠如、または高度の障害	分泌が不十分
近親者の糖尿病	少ない	多い
遺伝関係	薄い	濃厚
原因	膵臓《すいぞう》 β《ベータ》 細胞のウイルス感染に、自己免疫反応が関与しておこる	遺伝的素質に、食べすぎ、運動不足、肥満、ストレス、妊娠などが誘因になっておこる
糖尿病性昏睡《こんすい》（ケトン性昏睡）	陥りやすい	陥りにくい
診断のきっかけ	のどが渇き、水をたくさん飲む。尿が多く出る、やせる	健康診断や、ほかの病気で受診したときが多い
治療法　インスリン療法	必要	必要とすることもある
治療法　飲み薬療法	無効	有効

〈糖尿病におけるブドウ糖とインスリンの関係〉

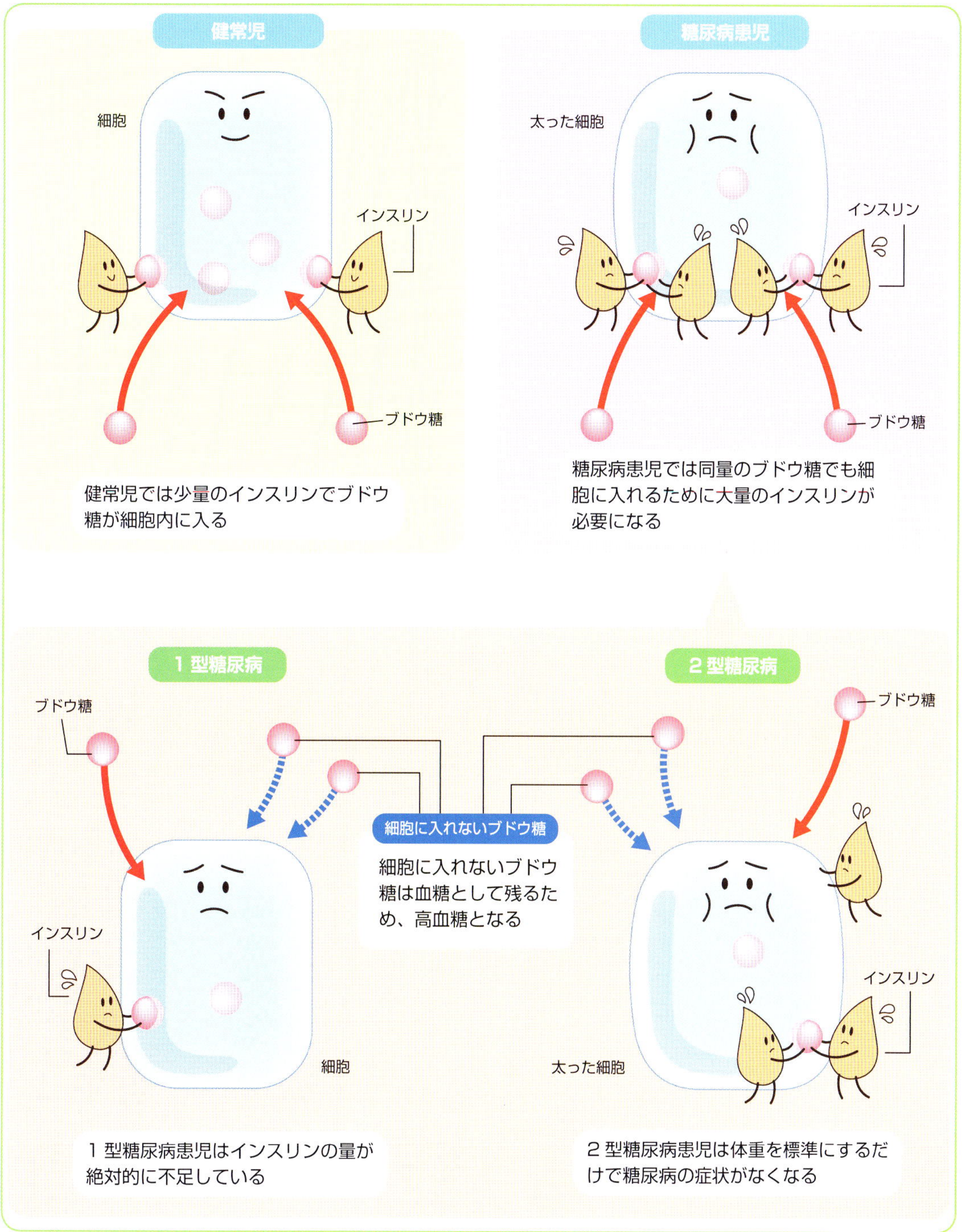
健常児
細胞
インスリン
ブドウ糖
健常児では少量のインスリンでブドウ糖が細胞内に入る
糖尿病患児
太った細胞
インスリン
ブドウ糖
糖尿病患児では同量のブドウ糖でも細胞に入れるために大量のインスリンが必要になる
1 型糖尿病
ブドウ糖
インスリン
細胞
1 型糖尿病患児はインスリンの量が絶対的に不足している
細胞に入れないブドウ糖
細胞に入れないブドウ糖は血糖として残るため、高血糖となる
2 型糖尿病
ブドウ糖
インスリン
太った細胞
2 型糖尿病患児は体重を標準にするだけで糖尿病の症状がなくなる

1型糖尿病はなぜおこるのか？	自己免疫反応が引きおこされ、膵β細胞が壊されることが原因

1型糖尿病は、遺伝的素質のうえにウイスル感染、牛乳蛋白の影響などをきっかけにして、自己免疫《めんえき》反応が引きおこされ、膵《すい》β《ベータ》細胞が壊されると考えられています。インスリンを早期から使用することで膵β細胞を休ませ、破壊を遅くします。

〈1型糖尿病はこのようにしておこる〉

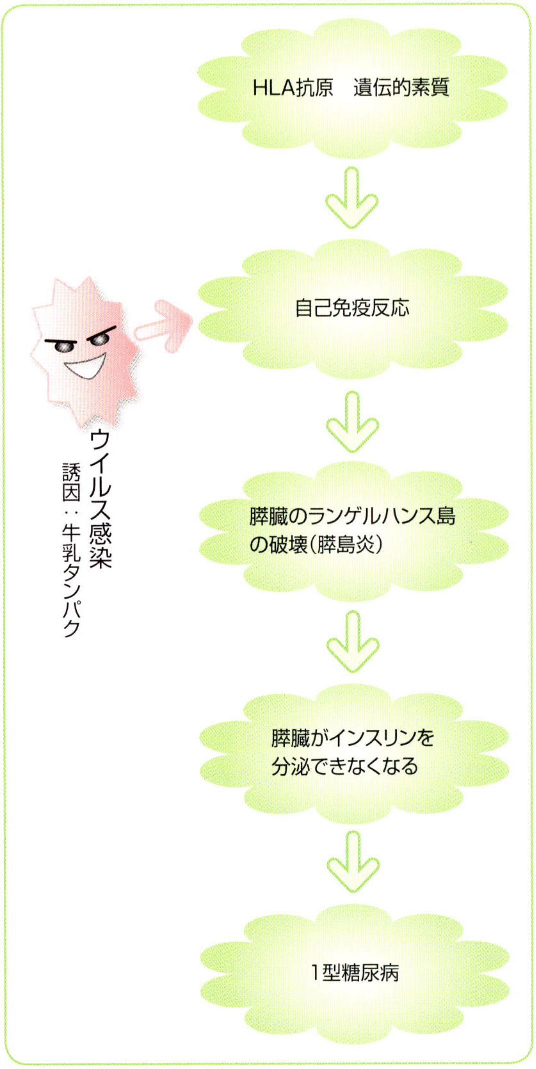

HLA抗原　遺伝的素質
自己免疫反応
膵臓のランゲルハンス島の破壊(膵島炎)
膵臓がインスリンを分泌できなくなる
1型糖尿病
ウイルス感染
誘因：牛乳タンパク

〈膵臓β細胞の量と糖尿病発症までの時間的経過〉

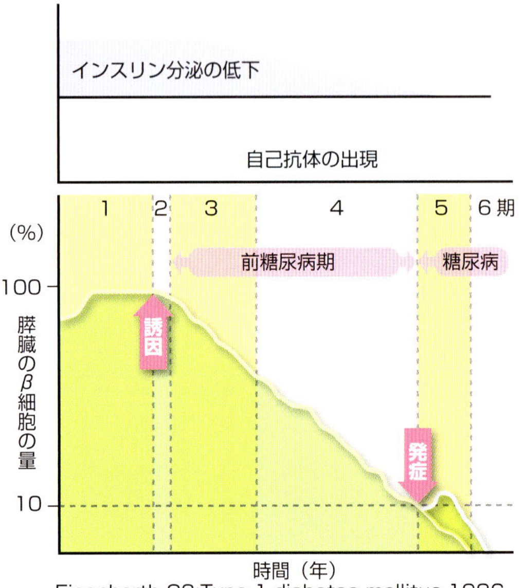

インスリン分泌の低下
自己抗体の出現
1
2
3
4
5
6期
(%)
前糖尿病期
糖尿病
100
誘因
膵臓のβ細胞の量
発症
10
時間（年）

Eisenbarth GS:Type 1 diabetes mellitus,1986.

HLA:Human Leukocyte antigen -
人の白血球（リンパ球）の血派型

自己抗体

GAD 抗体	glutamic acid decarboxyrase 抗体 グルタミン酸脱炭酸酵素抗体
ICA	islet cell antibody - 膵島細胞抗体
ICSA	islet cell surface antibody 膵島細胞表面抗体
IAA	インスリン自己抗体

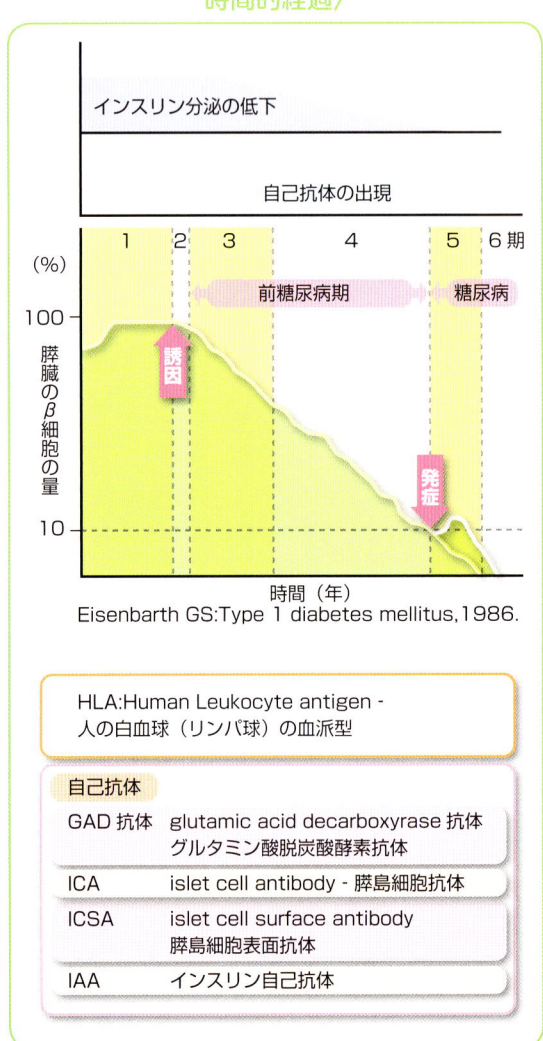

小児１型糖尿病の症状

１～２か月前から症状が現れていることが多い

小児１型糖尿病では病気の進行が比較的早いのですが、注意して問診をすると１～２か月前から症状が始まっていることがしばしばあります。

１型でも２型でも、血糖が高いということは、細胞がブドウ糖漬けになっている状態です。そうすると、水分が細胞外に引っ張られるため、口渇《こうかつ》によって水を多く飲むことで尿量が多くなり、小学生以下では、おねしょとなることもあります。

細胞は、エネルギーのもとであるブドウ糖がうまく取り入れられなくなるので、異常に食欲が亢進《こうしん》したり、食べてもやせたり、疲れやすくなります。

〈比較的早期に現れる糖尿病の症状〉

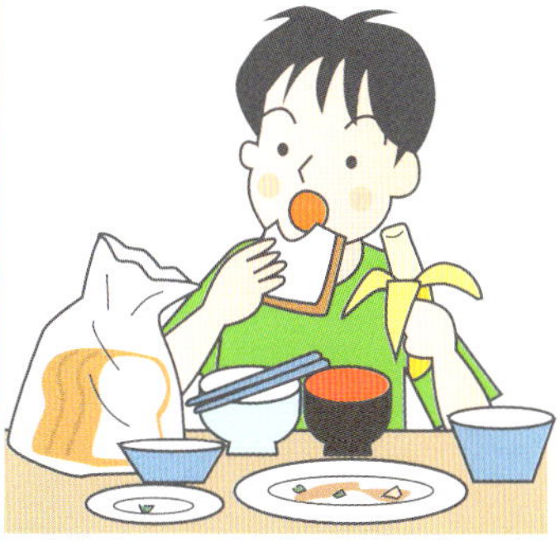

異常に食欲がある

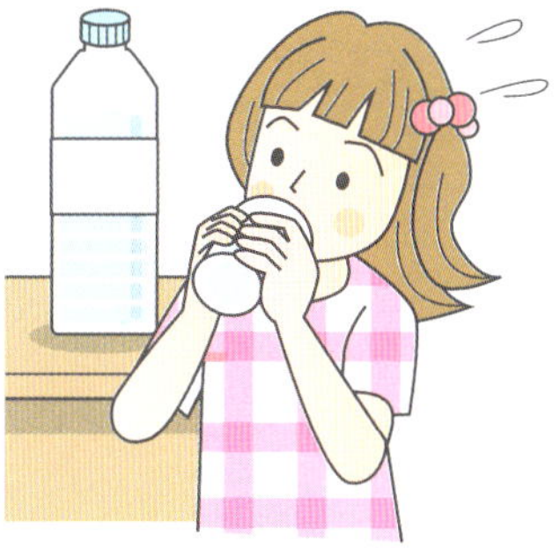

のどが渇く

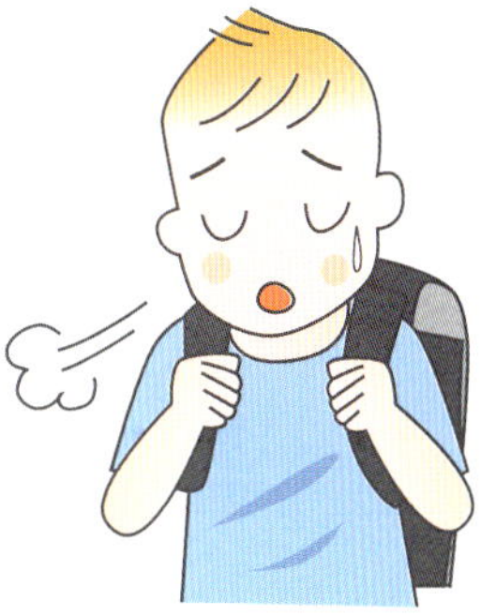

体がだるく、疲れやすい

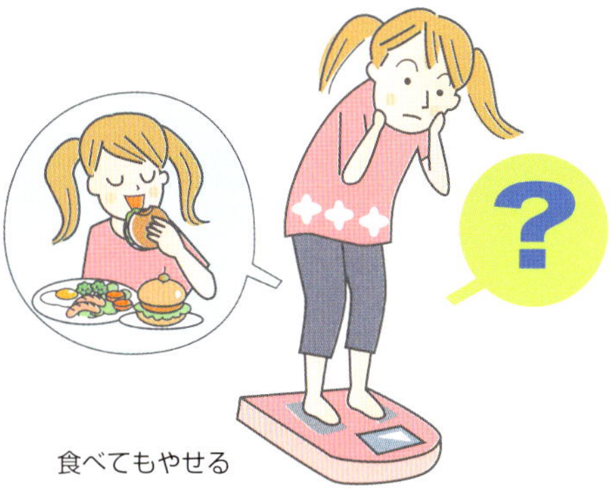

食べてもやせる

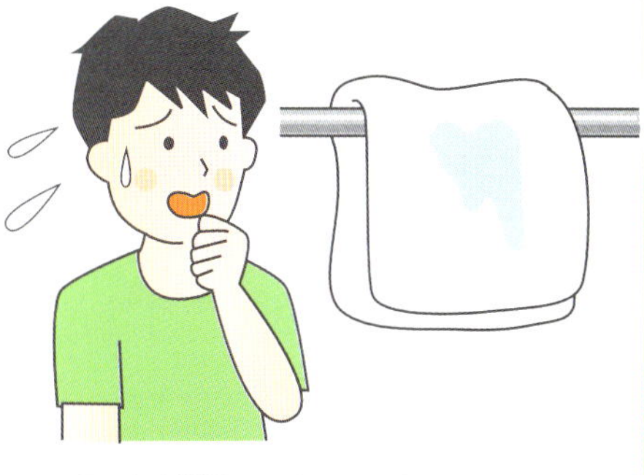

尿の量が増える、おねしょをする

小児における糖尿病

1 型糖尿病の治療

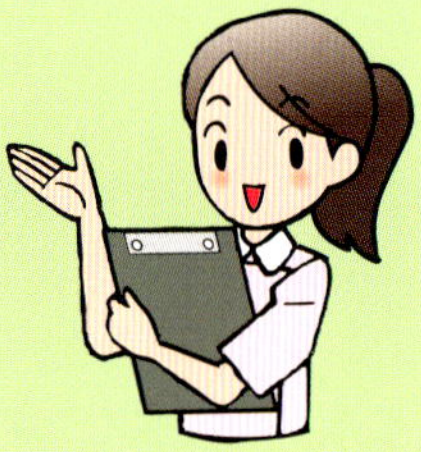

インスリン療法　子どものうちからインスリン自己注射ができることが大切

まず、健康な人の血糖と、インスリン分泌の日内変動を理解しておきましょう。インスリンはその人に合ったものを選びます。

〈健康な人の血糖値の日内変動と１日のインスリン分泌の関係〉

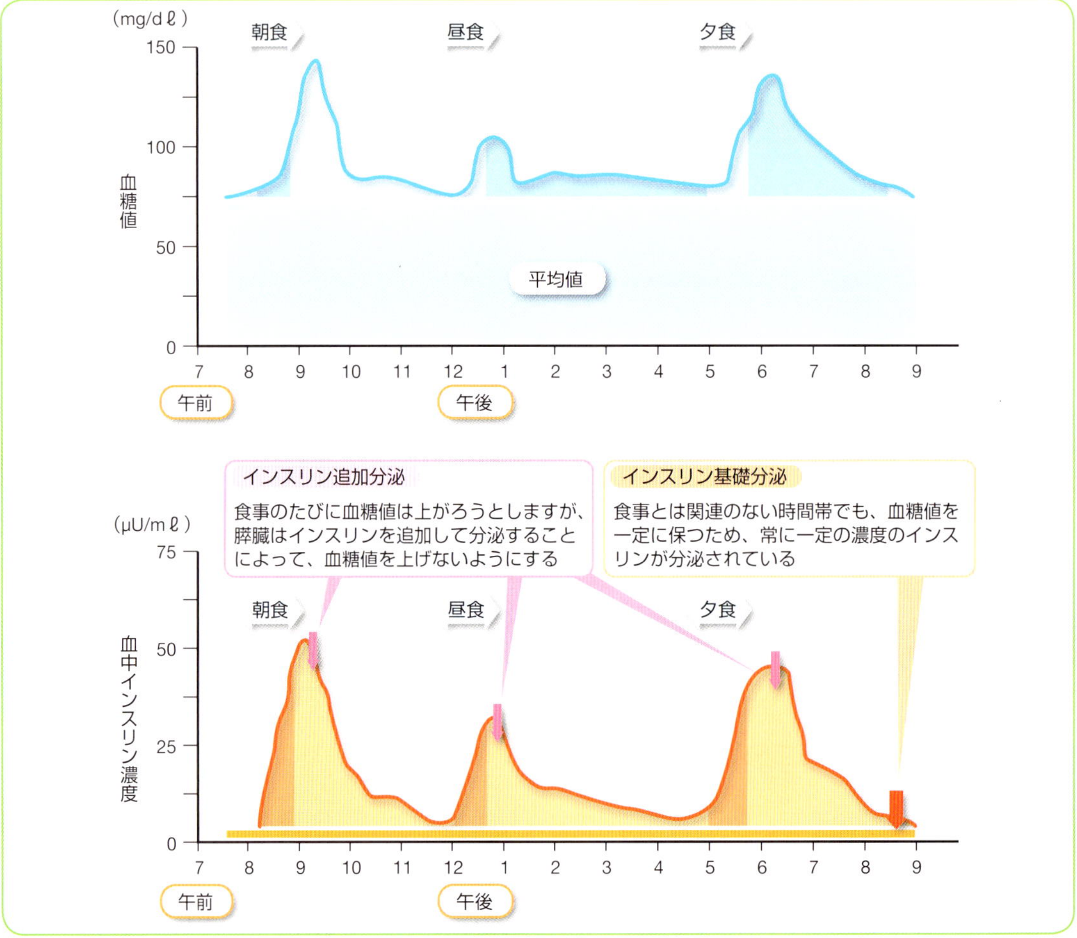
(mg/dℓ)
150
100
50
0
血糖値
朝食
昼食
夕食
平均値
7
8
9
10
11
12
1
2
3
4
5
6
7
8
9
午前
午後
インスリン追加分泌
食事のたびに血糖値は上がろうとしますが、膵臓はインスリンを追加して分泌することによって、血糖値を上げないようにする
インスリン基礎分泌
食事とは関連のない時間帯でも、血糖値を一定に保つため、常に一定の濃度のインスリンが分泌されている
(μU/mℓ)
75
50
25
0
血中インスリン濃度
朝食
昼食
夕食
7
8
9
10
11
12
1
2
3
4
5
6
7
8
9
午前
午後

〈インスリンの種類〉

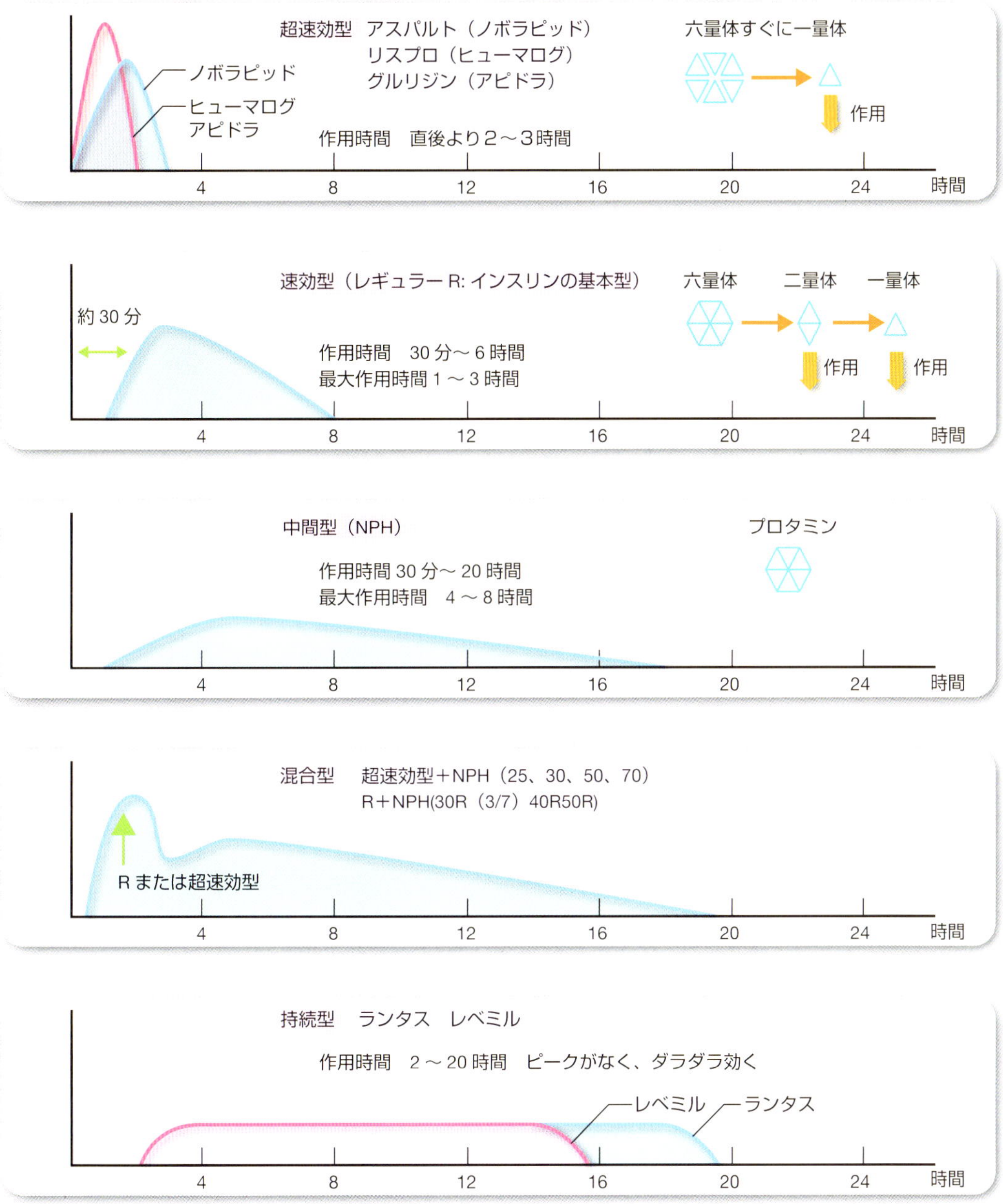
超速効型　アスパルト（ノボラピッド）
リスプロ（ヒューマログ）
グルリジン（アピドラ）
ノボラピッド
ヒューマログ
アピドラ
作用時間　直後より２～３時間
六量体すぐに一量体
作用
4
8
12
16
20
24
時間
速効型（レギュラー R: インスリンの基本型）
約 30 分
作用時間　30 分～ 6 時間
最大作用時間 1 ～ 3 時間
六量体
二量体
一量体
作用
作用
4
8
12
16
20
24
時間
中間型（NPH）
作用時間 30 分～ 20 時間
最大作用時間　4 ～ 8 時間
プロタミン
4
8
12
16
20
24
時間
混合型　超速効型＋NPH（25、30、50、70）
R＋NPH(30R（3/7）40R50R)
R または超速効型
4
8
12
16
20
24
時間
持続型　ランタス　レベミル
作用時間　2 ～ 20 時間　ピークがなく、ダラダラ効く
レベミル
ランタス
4
8
12
16
20
24
時間

超速効型インスリンは、小学校低学年以下では食直後に食べた糖質の量に応じて注射する指導が必要。
持続型は、作用時間がいずれの製品も 20 時間くらいなので、朝食時、夕食時に注射するのが効果的。

インスリン自己注射は、早い人で4歳から、小学4年生以上では全員行っています。

サマーキャンプでは、小学1年生も終了時にはできるようになっています。学校生活でも、昼の給食時もインスリン注射をするようにしてほしいので、1年生から自分で注射をするのが望ましいです。

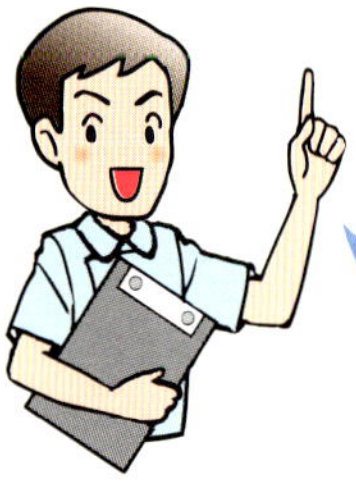
教室、保健室、職員室など、どこで注射をするか、本人と親、学校の先生とで相談して決めてください。

教室で注射をしている子どもに聞くと、最初の1週間は物珍しいらしく、注射のときに友だちが集まってきますが、それを過ぎると「そんなものか」と受け入れてくれるとのことでした。

インスリン自己注射での注意

感染の危険や保管の際に注意が必要

インスリン注射時の消毒

極端に汚れていたり、土で汚れたりしていなければ、あえて消毒はしなくてよいと指導しています。大切なことは、食事の直前に必ずインスリンを注射することです。

若い人で、ズボンやシャツの上から注射をしている人もいますが、とくにトラブルはおきていません。

使用中のペン型インスリンの貸し借りは禁止

ごくわずかですが、血液が逆流する可能性があるので、血液を介しての感染（エイズ、B型肝炎など）があるため、使用中のペン型インスリンの貸し借りは禁止しています。

インスリンの保管

使用中のペン型注射器は冷蔵庫に入れてはいけません。結露《けつろ》のために歯車が滑る可能性があることと、インスリン製剤の中にはすべて防腐剤が入っているので、冷蔵庫に入れる必要がないからです。

未使用のインスリンは冷蔵庫に保管してください。ただし、凍らせてしまうとインスリンが壊れるので注意してください。災害時に備えて、あるいは落として割ってしまうこともあるので、1か月分は余分に保存しておきましょう。地震のときなどは、冷蔵庫の中のものが外に飛び散ることもあるので、簡単にフタが開かないタッパーウェアのような容器に入れておくとよいでしょう。

食事療法　1型糖尿病の小児では、とくに食事を制限する必要はない

1型糖尿病の小児では、とくに食事制限はしていません。とはいっても、現在の子どもたちの食生活は乱れています。脂肪の摂取量が多く、ジュースやイオン飲料の摂取が多いため、高血糖を誘発しています。糖質、蛋白質、脂質、ミネラルのバランスのよい食事とは何か、年齢に合った食事とは何か、といったことがわかるような食事指導を受けることが大切です。

その子自身の適性エネルギー量を知り、自分の生活に合わせた食事時間、量、内容を理解したうえで、その食事に合ったインスリン治療を考えていきます。

〈エネルギーの摂取基準：推定エネルギー必要量（kcal/日）〉

年齢	男性			女性		
	身体活動レベル			身体活動レベル		
	低い	ふつう	高い	低い	ふつう	高い
0～5（月）母乳栄養児	-	600	-	-	550	-
人工栄養児	-	650	-	-	600	-
6～11か月	-	700	-	-	650	-
1～2歳	-	1050	-	-	950	-
3～5歳	-	1,400	-	-	1,250	-
6～7歳	-	1,650	-	-	1,450	-
8～9歳	-	1,950	2,200	-	1,800	2,000
10～11歳	-	2,300	2,550	-	2,150	2,400
12～14歳	2,350	2,650	2,950	2,050	2,300	2,600
15～17歳	2,350	2,750	3,150	1,900	2,200	2,550

推定エネルギー必要量＝基礎代謝量（kcal）×身体活動レベル
厚生労働省策定　日本人の食事摂取基準（2005年版）、第一出版、東京、pⅫ、2005を一部改変

インスリンは糖質に作用する（カーボカウント）

食べる糖質の量に応じて、超速効型（Q）、または速効型（R）インスリンを注射します。

次の例を見てください。

> ［例］　夕食に、家族みんなで焼き肉店に行き、たくさん肉を食べました。ご飯は少ししか食べませんでした。たくさん肉を食べておなかいっぱいになったので、超速効型インスリンをいつもより多く注射しました。すると、その夜は低血糖で大変でした。

肉の成分は蛋白《たんぱく》質と脂肪です。糖質は含まれていません。肉をたくさん食べておなかいっぱいになり、糖質のご飯の量が少ないのでは、エネルギー量としては多いですが糖質は少ないので、糖質に効く速効型、超速効型のインスリンはいつもより少なく注射すべきだったのです。

〈食物とインスリンの関係〉

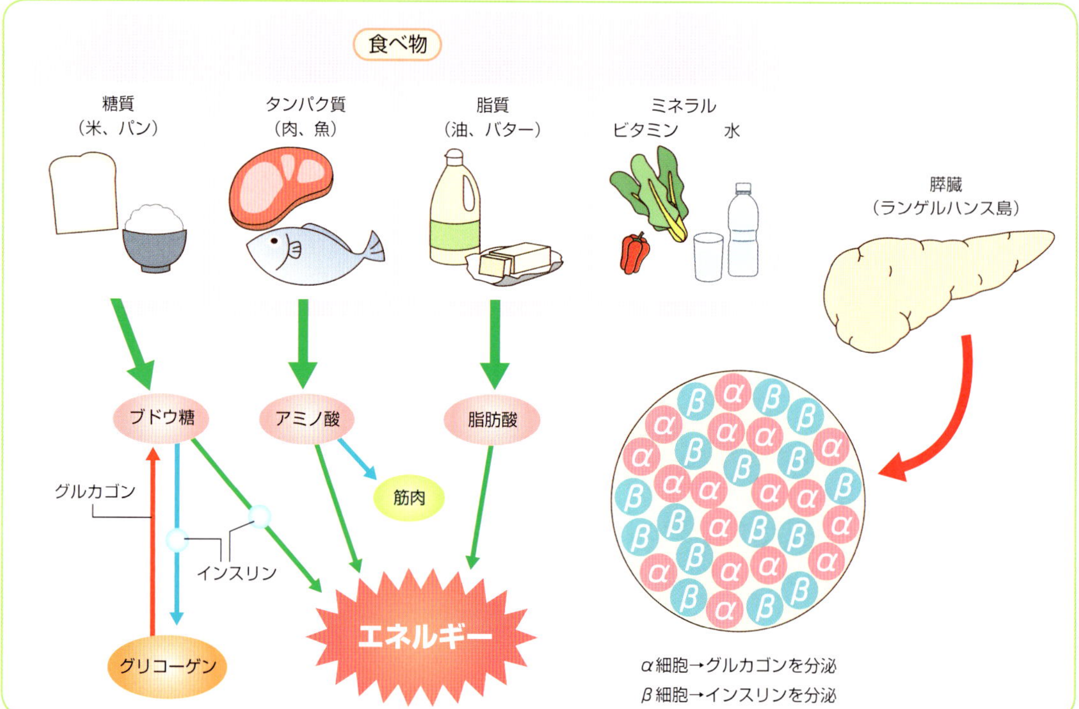
食べ物
糖質
（米、パン）
タンパク質
（肉、魚）
脂質
（油、バター）
ミネラル
ビタミン
水
膵臓
（ランゲルハンス島）
ブドウ糖
アミノ酸
脂肪酸
筋肉
グルカゴン
インスリン
グリコーゲン
エネルギー
α細胞→グルカゴンを分泌
β細胞→インスリンを分泌

〈三大栄養素が食後血糖に変わる速度と割合〉

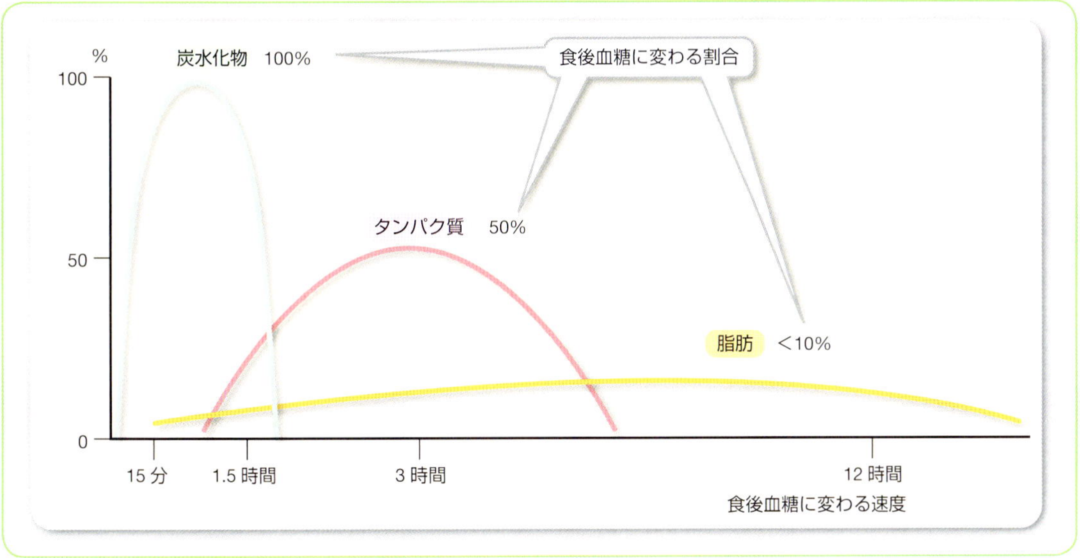
%
100
50
0
炭水化物　100%
食後血糖に変わる割合
タンパク質　50%
脂肪　＜10%
15分
1.5時間
3時間
12時間
食後血糖に変わる速度

▶インスリンの過剰摂取はメタボの原因

たくさん食べて、インスリンを多く注射すると太ります。結果として、コレステロールなどの脂肪が増えて動脈硬化などが進行し、メタボリックシンドローム（⇨16ページ）になって2型糖尿病の性質をもつようになります。このことを、1型と2型の間という意味で「1.5型」や1型＋2型という意味で「3型糖尿病」と呼ぶことがあります。

▶繊維の多い食事を心がける

繊維の多い食事を摂取することにより、消化・吸収がゆっくりとなり、血糖が緩やかに上昇します。毎日の食事で、繊維の多い食物をとるように心がけることが大切です。

▶ある程度の融通も必要

厳しい食事療法を守ろうとすることにより、かえって摂食障害をおこしてしまう人もいます。

たくさん食べたら多くインスリンを注射し、食べたくないときは持効型インスリンは注射するが、速効型、超速効型は注射しない、休日は寝坊してもよいなど、ある程度の融通性をもたせることが必要です。

低血糖に対する注意

低血糖時の処置について学んでおくことが大切

［低血糖ハ行五段活用］

- は　腹が減り
- ひ　冷や汗
- ふ　ふるえは低血糖
- へ　へんにドキドキ
- ほ　放置は昏睡

1 型糖尿病の小児の多くは、低血糖を経験しています。

低血糖の症状には、会話をしていていつもと違う、つじつまの合わないことをいう、奇異な行動、非常に頑固になる、冷や汗をかく、顔面蒼白《そうはく》になる、手が震える、意識レベルの低下、などがあります。このような症状がある場合は、できれば血糖値を測ってください。

▶血糖値が 150 mg/dℓ 以上の場合の対処

血糖値が200mg/dℓ から150mg/dℓ に急に下がると、脳が危険を察知してアドレナリンを分泌させるために、低血糖症状が現れますが、温かいお茶を飲むなど気を休めるような処置だけでも症状が治まります。

▶血糖値が 70 mg/dℓ 以下、60 mg/dℓ 以下の場合の対処

70 mg/dℓ 以下であればビスケット、60 mg/dℓ 以下であればブドウ糖錠剤やブドウ糖ゼリー、砂糖、砂糖やブドウ糖が添加してあるジュースなどとビスケットを食べさせて、低血糖が持続しないようにします。カロリーオフの飲み物やチョコレートなど、脂肪分の多い食品では血糖の上昇は遅くなります。

▶意識がないときの対処

救急車を呼ぶのと同時に、グルカゴン注射をするよう家族に指導しておきます。このようなときのために、家族はグルカゴン注射の方法を学んでおく必要があります（➪ 41 ページ）。

日常生活での注意

特別扱いは必要ない

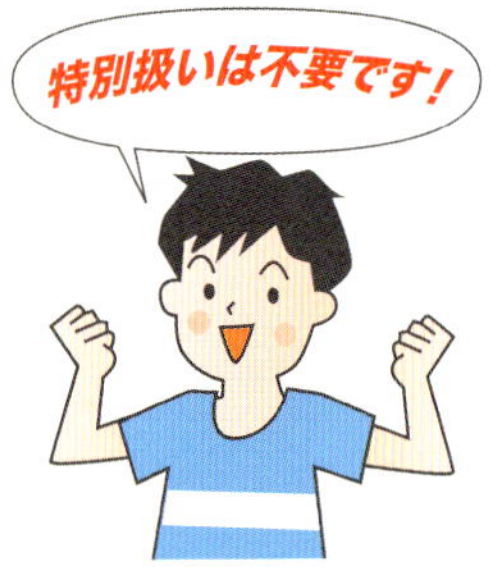

学校生活などの日常生活では、とくに制限をする必要はありません。低血糖時に処置をしてもらうことをお願いするだけで、特別扱いをしてもらう必要はまったくありません。

患児の両親へ伝えるべき大切なことは、糖尿病という疾患をもっていても、**本人が社会的に自立できるよう支援してほしい**、ということです。何かと先回りをして「糖尿病があるから」と学校の先生にいうことが、自立の芽を摘む結果となっています。1 型糖尿病があっても、社会的に頑張っている人はたくさんいます。

大村詠一さんは「1型糖尿病とともにエアロビックで世界へ」というオフィシャルサイトで、自身の活動などを発表しています。

〈1型糖尿病の著名人〉

名前	職業	詳細
大村詠一	エアロビクス選手・大学院生	
田尻謙児	セパタクロー日本代表選手	
岩田稔	プロ野球選手	阪神タイガース投手
新浦寿夫	元プロ野球選手	
ジェーソン・マイケル・ジョンソン	メジャーリーガー	元西武ライオンズ投手。2007年退団
ビル・ガリクソン	元プロ野球選手	1988 ～ 1989年、読売ジャイアンツに在籍
クリス・フリーマン	クロスカントリースキーヤー	トリノオリンピックにアメリカ代表として出場
シャロン・ストーン	女優	
ハル・ベリー	女優	
ゲーリー・ホール	水泳選手	オリンピック3大会出場、シドニーでは金メダル
ニック・ジョナス	ロックミュージシャン	ジョナスブラザーズのボーカリスト
スコット・バープランク	プロゴルファー	
デュラン・ミカ	ラグビー選手	元オールブラックス（ニュージーランドのナショナルチーム）選手
ニコール・ジョンソン	ジャーナリスト	1999年ミスアメリカ
エム・ナマエ	画家	失明・透析中でも活動中

小児における糖尿病

2型糖尿病

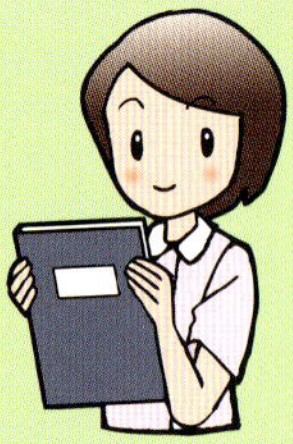

2型糖尿病はなぜおこるのか？

患者の多くは肥満である

小児2型糖尿病の多くは肥満があり、高インスリン血症をともなっていることが少なくありません。肥満を解消することにより、高インスリン血症が消失し、高血糖も改善します。

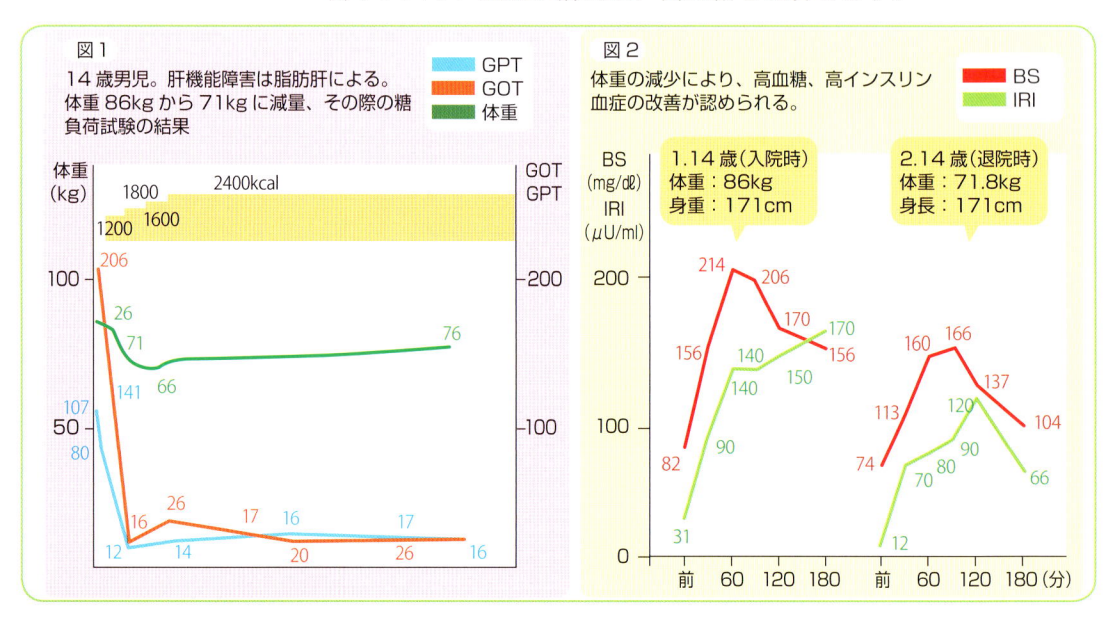

図1
14歳男児。肝機能障害は脂肪肝による。体重86kgから71kgに減量、その際の糖負荷試験の結果

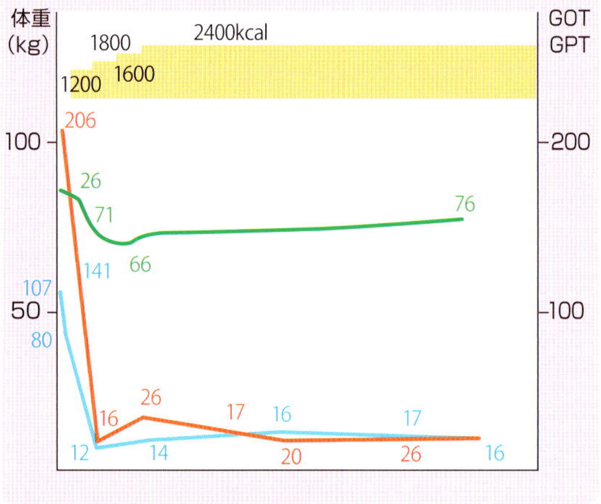
GPT
GOT
体重
体重
(kg)
1800
2400kcal
1200
1600
GOT
GPT
100
50
200
100
206
26
71
141
66
76
107
80
16
26
17
16
17
12
14
20
26
16

図2
体重の減少により、高血糖、高インスリン血症の改善が認められる。

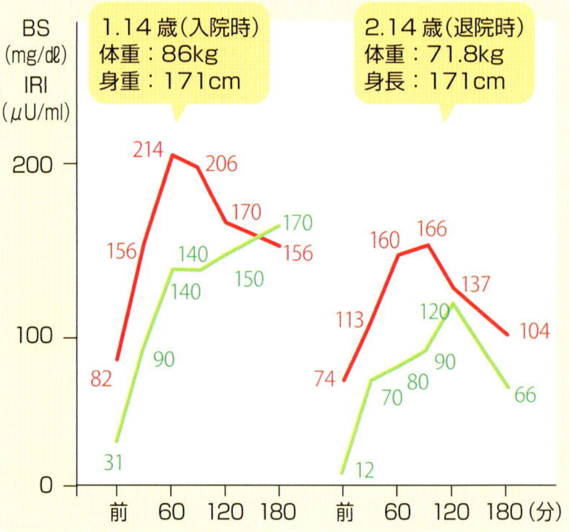
BS
IRI
BS
(mg/dℓ)
IRI
(μU/ml)
1.14歳(入院時)
体重：86kg
身重：171cm
2.14歳(退院時)
体重：71.8kg
身長：171cm
200
100
0
214
206
170
170
156
140
156
140
150
82
90
31
160
166
137
113
120
104
90
74
80
70
66
12
前
60
120
180
前
60
120
180(分)

2型糖尿病の症状

多くは症状がないが、しばしば肥満がある

2型糖尿病の多くは無症状ですが、しばしば肥満があります。学校の尿検査で発見されることが多いのですが、学校の尿検査では慢性腎炎を見つけるために早期尿で検査をするので、2型糖尿病の発見率は低くなります。スクリーニングとして2型糖尿病を発見するには、肥満の子どもの食後2時間の尿で検査するのが理想的です。

2 型糖尿病の治療

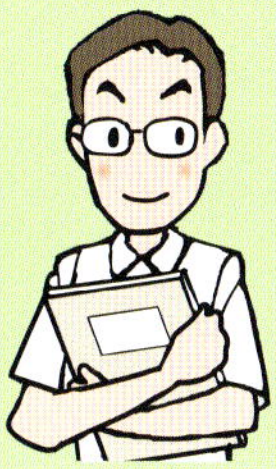

食事療法

摂取エネルギー量と体重を減らすことが基本

肥満をともなう場合、積極的に摂取エネルギー制限（1600～1700kcal）を指導し、体重減少をはかります。これには、本人や家族の強い意志が必要になります。

成長過程にある子どもの場合、蛋白《たんぱく》質は年齢相応に摂取し、脂質と糖質は減量します。成長過程（二次性徴終了前）の子どもは身長が伸びるので、標準体重の＋20％まで減量したら年齢相応の食事にします。体重は初めのころは減量が進み、一時横ばいになり、そのあとまた減少します。思うように体重が減少しない時期があっても、あきらめないことが大切だと伝えましょう。

運動療法と日常生活の注意

こまめに体を動かすこと

肥満の患児は、エネルギー消費を節約する行動をとることが多いようです。まず、こまめに体を動かすことをさせます。ただ、肥満度が大きい患児の場合、急激に走ったりすると膝《ひざ》を痛めることもあります。そのようなことがないように、プールでの歩行や水泳は好ましい運動です。さらに、親や兄弟がいっしょにいて運動を行うとよいでしょう。

日常生活では、テレビやビデオの視聴、ゲーム機（携帯電話も含む）での遊びの時間を決め（長くても2時間まで）、家族いっしょになにかの作業をするように指導しましょう。

薬物療法

食事療法・運動療法と並行して行う

食事療法、運動療法を行っても血糖が高い場合、また、2型糖尿病でもケトアシドーシスの場合は、積極的にインスリンを使ってでも血糖を下げる必要があります。

小児では、いずれの経口血糖降下薬の使用は認められていませんが、現実には使用せざるを得ません。その場合、食事療法、運動療法を継続しながら使うことが大切です。

①**インクレチン製剤**　膵臓保護作用など、理論的には最もよいと思われるが、使用開始されてまだ日が浅く、今後の評価を待ちたい。

②**α - グルコシダーゼ阻害薬**　吸収をゆるやかにして血糖上昇を抑える作用があるが、肝障害に注意する。

③**メトホルミン**　インスリン抵抗性改善作用がある。

④**速効インスリン分泌薬（ナテグリニド、シテグリニド）**
膵《すい》β《ベータ》細胞を刺激し、インスリン分泌効果までの時間が短いが、分泌持続時間は短い。

⑤**SU 剤**　膵β細胞を刺激し、インスリンを分泌させる。

⑥**チアゾリジン誘導体**　インスリン抵抗性が強く、肥満をともなっている場合に使用する。

⑦**インスリン**　血糖を下げる作用があるが、食事療法が守られないと肥満を助長する。

家族の援助　本人のみの治療だけではなく、家族全員の協力が必要

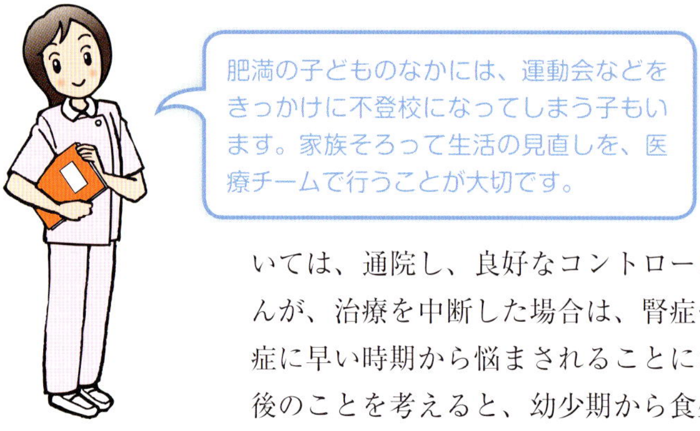
肥満の子どものなかには、運動会などをきっかけに不登校になってしまう子もいます。家族そろって生活の見直しを、医療チームで行うことが大切です。

2型糖尿病の患児では、本人だけでなく家族にも肥満の人が多く、治療は本人のみのではうまくいきません。家族全員が協力し、食事療法、運動療法を守らなければ成功しません。

小児2型糖尿病の予後については、通院し、良好なコントロールを保てた患児は問題ありませんが、治療を中断した場合は、腎症や網膜症、動脈硬化などの合併症に早い時期から悩まされることになります。肥満や治療困難、予後のことを考えると、幼少期から食生活に気をつけ、運動不足にならないような生活を送ることが基本となります。

206

12章

糖尿病患者のケア

糖尿病患者の心理

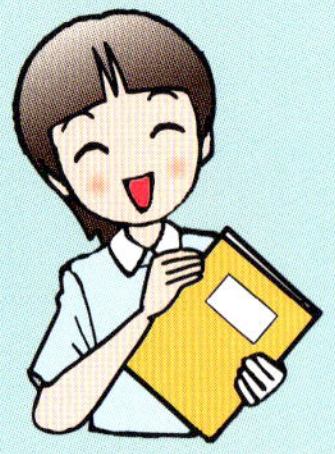

必要な心構え　患者の心理に注目することが大切

「糖尿病は治る病気ですか？」と、患者から尋ねられた経験をもつ人が多くいるのではないでしょうか。

糖尿病は慢性疾患です。食事療法、運動療法、病状によっては薬物療法も行い、生涯にわたって血糖コントロールのための療養生活をしなければなりません。患者は糖尿病と診断されると、一生糖尿病とつき合っていかなければならないのです。

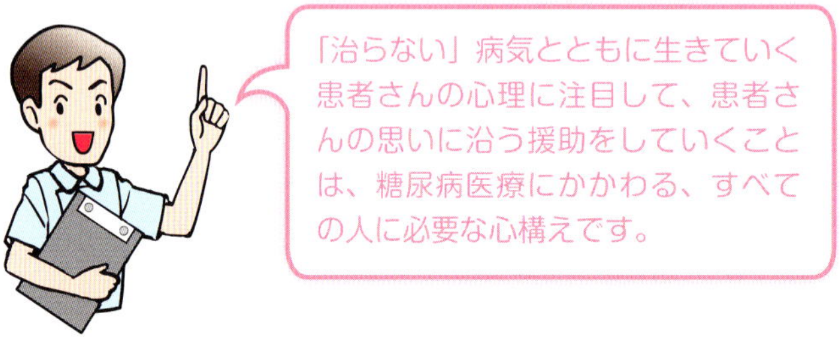
「治らない」病気とともに生きていく患者さんの心理に注目して、患者さんの思いに沿う援助をしていくことは、糖尿病医療にかかわる、すべての人に必要な心構えです。

受け入れるまでのプロセス　さまざまな段階があり、適切な援助が必要

みなさんがもし､「検査の結果､あなたは糖尿病だとわかりました。今日から治療が必要です｣と言われたら､どんな気持ちになるでしょうか。

「えっ、なんで私が？」「だってなにも症状がないじゃない」「そんなはずはない」「治るはずだ」「これから先はどうなるの？」などと感じるのではないでしょうか。実際に、糖尿病の患者も同じように感じているはずです。

患者が糖尿病という病気を自分のものとして考え、受け入れていくまでには段階があります。医師や看護師はそれを見守り、適切な援助をしていく必要があります。次ページの図に沿って、糖尿病患者の疾病受容までの心理プロセスについて考えてみましょう。

〈疾病受容までの心理プロセス〉

衝撃

糖尿病と診断されて、絶望感を味わう時期です。患者によってはパニック状態になることもあります。

衝撃が強いときは患者の気持ちに沿うことが大切です。療養指導は後まわしにしましょう。

↓

防御的退行

事実を受け入れられず否認する時期です。「なにかの間違いだ」「私が糖尿病になるなんて信じられない」「きっとよくなる」という感情がわいてきます。

↓

適応

冷静に過去を振り返り、新しい適応を求める時期です。また、活動の意欲が出てくる時期でもあります。

次第に現実に近づいていけるようになります。励ましやサポートするという姿勢をもってください。患者が必要とする糖尿病や療養生活についての情報提供をしていきましょう。私たち医療者が手助けできることはないか質問してみるのもよいでしょう。

↓

承認

事実を認識し、強い悲しみ、不安、怒り、抑うつにとらわれる時期です。「なんで私が糖尿病に」「以前の私には戻れないんだ」という怒りや悲しみの感情がわいてきて、抑うつ状態になることもあります。患者が十分に話ができるようにしましょう。傾聴姿勢をもつことが大切です。

新しい治療を始めるとき　強い抵抗感をもつ人、新しい治療を受け入れる人などさまざま

食事療法と運動療法では血糖のコントロールが不十分なときは、内服治療が始まったり、内服からインスリンに変わることがあります。そのようなときには、「あんなにがんばって治療をしてきたのに」「自分の管理がよくなかったからだ」などと自信を失ったり、自分を責めたりして、新しい治療に対して強い抵抗感が出ることが多くなります。また、新しい治療を受け入れて早くよくなりたいと思う患者もいます。

合併症が発症したと診断されたとき

悲嘆反応がおこった場合、患者に合わせた支援が必要

「まじめにやらなかったから合併症がおきたんだ。もっとまじめにやればよかった」と自分のせいだと思い、後悔の気持ちが生まれることもあります。

重症な合併症がおこった場合には、**悲嘆反応**と呼ばれる、心理的反応がおこるといわれています。「悲嘆反応」の長さは、周囲のサポートの状況によって人それぞれです。そのため、患者に合わせた支援が必要となってきます。

否認・ショック → 悲しみ・怒り・憂うつ／食欲不振・不眠 → 新しい活動への意欲

治療の中断

症状がよくならないと、治療を途中でやめてしまうこともある

ある程度、血糖のコントロールがついていて症状がない状態が続いたりすると、通院をしなくてもよいのではないかと思い、治療を途中でやめてしまう患者がいます。

また、一生懸命に治療を行って努力していても成果が出ないときなどは、**燃えつき症候群**に陥ってしまうこともあります。

人生の一大事に直面したとき

ライフイベントが療養にも影響する

糖尿病と一生つき合っていかなければならない糖尿病患者は、進学や就職、失業、結婚や妊娠出産、離婚、配偶者の死などのライフイベント（人生における重大な出来事）に直面したときには、心理的な危機的状況を経験します。

悪い出来事ではストレスが増強し、療養が思うように続けられなくなることがあります。

その反面、結婚、育児などでは、愛情と責任感から、血糖コントロールがよくなる場合もあります。

患者家族への教育的アプローチ

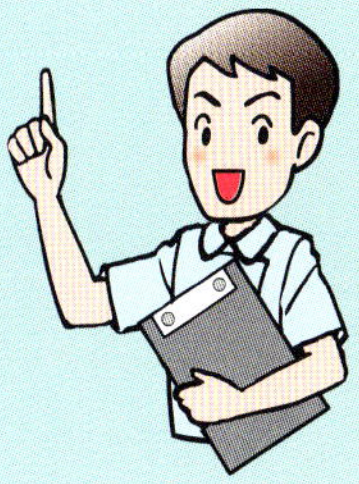

主体となるのは患者

患者を主体に療養行動を援助する

入院を繰り返したり、よいとされている療養行動ができず、血糖コントロールが悪い糖尿病患者に出会うと「また入院してきた」「なんでわからないのだろう」「自分のことなのになんでできないのか」「厄介《やっかい》な患者だ」などと感じてしまうことはありませんか。

しかし、それには患者なりのなんらかの理由があるのではないでしょうか。例えば、売店でパンを買って食べている入院患者に出会ったとき、「パンを食べる理由があるのではないか」と患者を肯定し、立ち止まって理由を聞いてみましょう。「食事療法はおなかがすいてつらいです」と本当の気持ちを話してくれるかもしれません。

今までのアプローチは、医療者が主導権をもって、「○○しましょう」「○○はだめです」と患者に伝えていました。

しかし、これからのアプローチは患者が主体です。患者が問題と思っていることや、どんなことならできそうかを一緒に考え、患者自身が療養行動の方法を選択し、実行に移せるように援助していきます。そのための必要な情報の提供を、私たちがしていくのです。医療者も考えを変える必要があるのです。

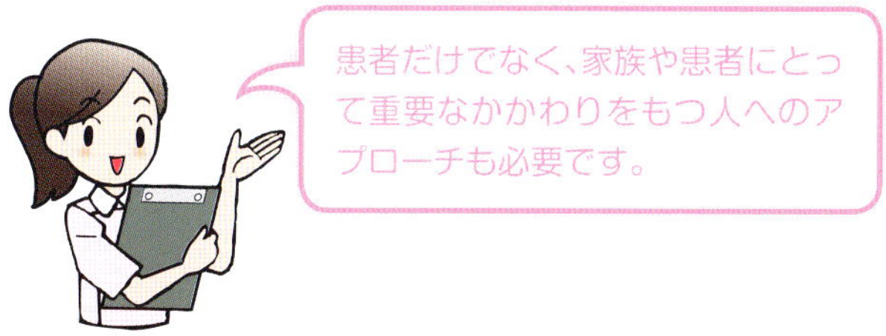
患者だけでなく、家族や患者にとって重要なかかわりをもつ人へのアプローチも必要です。

エンパワメント法

患者自身の糖尿病管理能力を発揮できるようにアプローチする方法

これは、自分で決定して、行動できるようにする援助でもあります。患者を尊重し、患者の力を信じ、引き出していく医療者の態度が重要になります。

セルフエフィカシー

自己効力感ともいい、患者を励ますアプローチ

家族の支援は、患者のセルフケアの実行を支えるうえで、非常に大きな役割をもちます。家族が患者の行動を否定せず、肯定的に見守ってくれれば、患者は意欲をもって、セルフケア行動をするでしょう。しかし、過剰な支援とならないように気をつけましょう。自己管理をするのは患者本人であることを忘れてはいけません。

セルフケア行動（食事療法、運動療法、薬物療法、インスリン自己注射、血糖自己測定、フットケア、受診などの日常的に患者が実行する療養行動）の実行に必要な考え方です。患者本人が「その行動を自分はうまくできる」という自信をもてるようなプラスのアプローチです。

具体的には、成功体験をもってもらう、言葉で励ましたりほめたりする、ほかの人がうまくやっているのを見せたり、考え方をよい方向に変えたりするなどの方法があります。

成人の糖尿病患者への教育

子どもに対する教育方法とは異なる

成人の糖尿病患者の場合は、今までの人生の中で、さまざまな知識と経験を積み上げて、自分の価値観を身につけています。ですから、子どもに対する教育方法とは異なります。

ある看護教育学者は、成人学習者への教育で以下の４点を挙げています。

①相手を大人として扱うこと
②教育の責任は教える側・教えられる側双方にあること
③相手が「現在困っていること」を解決することが大事で、「教えたいこと」を教えるのではないこと
④相手の経験を活用していくこと

変化ステージに応じたアプローチ

患者が今いる段階を理解し、それに合わせたアプローチを

患者が療養行動を自分のものにしていくには段階があります。医療者は、患者が今どの段階にいるのかをよく知り、その段階に合わせたアプローチをする必要があります。変化ステージを考えた援助をすると、患者の行動の変化を促すことができます。

〈変化ステージと介入法〉

前熟考期	自分の行動の変化を考えていません
熟考期	自分の行動を変えなければと思ってますが、行動は変えていません
準備期	自分なりの行動の変化がおこり、やろうとします
行動期	行動をおこして６か月がたちました
維持期	行動が６か月を超えました

行動化への援助　目標は小さいもので、実行可能なものにする

私たちは、患者が選んだ療養行動が毎日続けられるように援助していかなければなりません。そのために、以下の点に注意する必要があります。

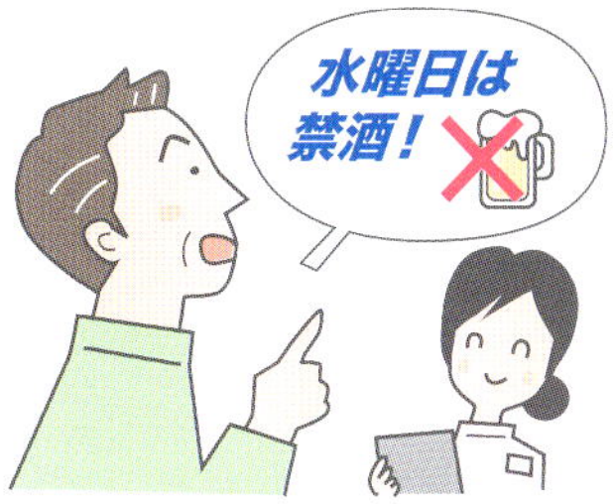

①目標は小さいもので、実行可能なものにします。
例えば、毎日お酒を飲んでいた患者が、禁酒を目標にしたとします。毎日お酒を飲んでいた人が、急に禁酒をするのはとてもつらいことです。お酒を飲まない日を週に１日作るとか、今までのお酒の量を半分に減らすなどしてはどうでしょう。方法は患者に選んでもらいます。できそうなことから始めるのが成功の秘訣です。

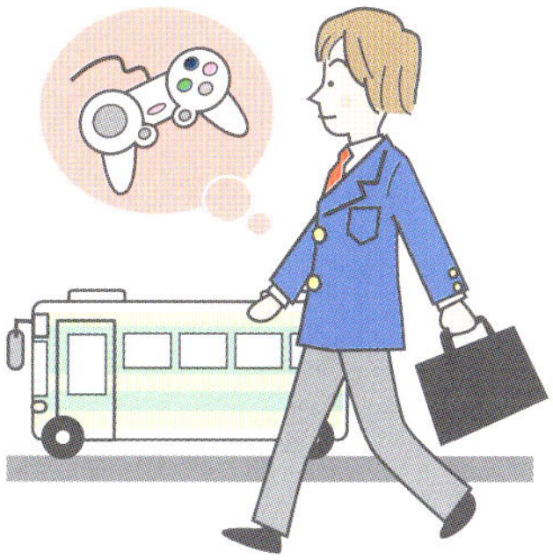

②プラスの刺激を与えて行動を変化させます。
駅から家まで歩いて帰ってきた日はテレビゲームをやってよいが、バスで帰ってきた日はテレビゲームはできない、ということを患者が決めたとします。患者はテレビゲームをするために、歩いて帰ることが多くなるという考えです。

③ストレスやライフイベントで療養行動ができなくなることがあります。そのような状態を見逃さないようにしましょう。

フットケア

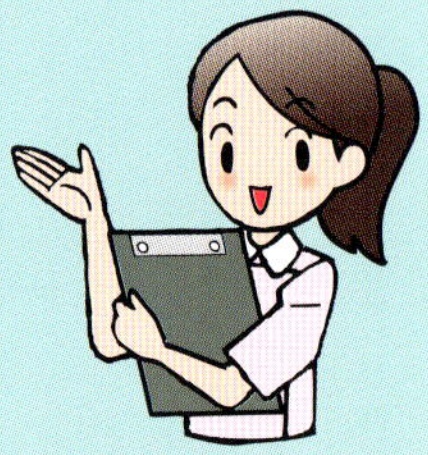

フットケアの重要性

下肢切断にならないための疾患予防

今、フットケアは糖尿病看護の領域で注目されています。

糖尿病患者では足病変を合併することが多く、重症化して下肢《かし》切断に至ることがあります。下肢切断に至った患者は、うつ傾向になったり、ほかの動脈硬化疾患である脳梗塞《のうこうそく》や心筋梗塞を合併し、さらにADLが低下する傾向にあります。したがって、ハイリスク患者の下肢切断を回避するためのフットケアと、そのための生活指導は重要なのです。

診察室での医師による足の診察も大切ですが、糖尿病外来はどの医療機関でも混雑していることが多く、実際のところ時間的に困難なことも少なくありません。そうしたなかで看護師が正しい知識や技術をもち、指導やケアを行うことで重症化の早期発見・足病変の予防が可能になります。

まず最初に靴下を脱いでもらい、はだしの足をよく観察します。チェックするのは足が冷たいか温かいか、皮膚の乾燥はあるか、小さな傷や白癬《はくせん》、変形や胼胝《べんち》（たこ）、鶏眼《けいがん》（魚の目）はないか、などです。ここでは、看護師にとって基本となるフットケアについて述べますが、まず足の解剖生理を簡単に知っておきましょう。

［フットケア外来］
予防的フットケアの重要性が認められ、2008年から必要な研修を修了したと認められた看護師の行うフットケア外来で、診療報酬の算定が可能になりました（糖尿病合併症管理料170点）。

［糖尿病の足病変の誘因］
神経障害・下肢血流障害・感染防御障害・その他（透析・視力障害・肥満）。それぞれの合併症の章で述べています。

足の生理機能

フットケアをするためには、皮膚の機能や足の構造を知ることが重要

皮膚は人体を覆う単なる隔壁ではなく、生命保持のために重要な機能をもっています。生理機能には対外保護、体温調節、知覚、分泌、排泄《はいせつ》、呼吸などの作用があり、表皮、真皮、皮下脂肪組織と皮膚付属器（毛・毛包・脂腺・汗腺・爪）で構成されています。

〈足の構造〉

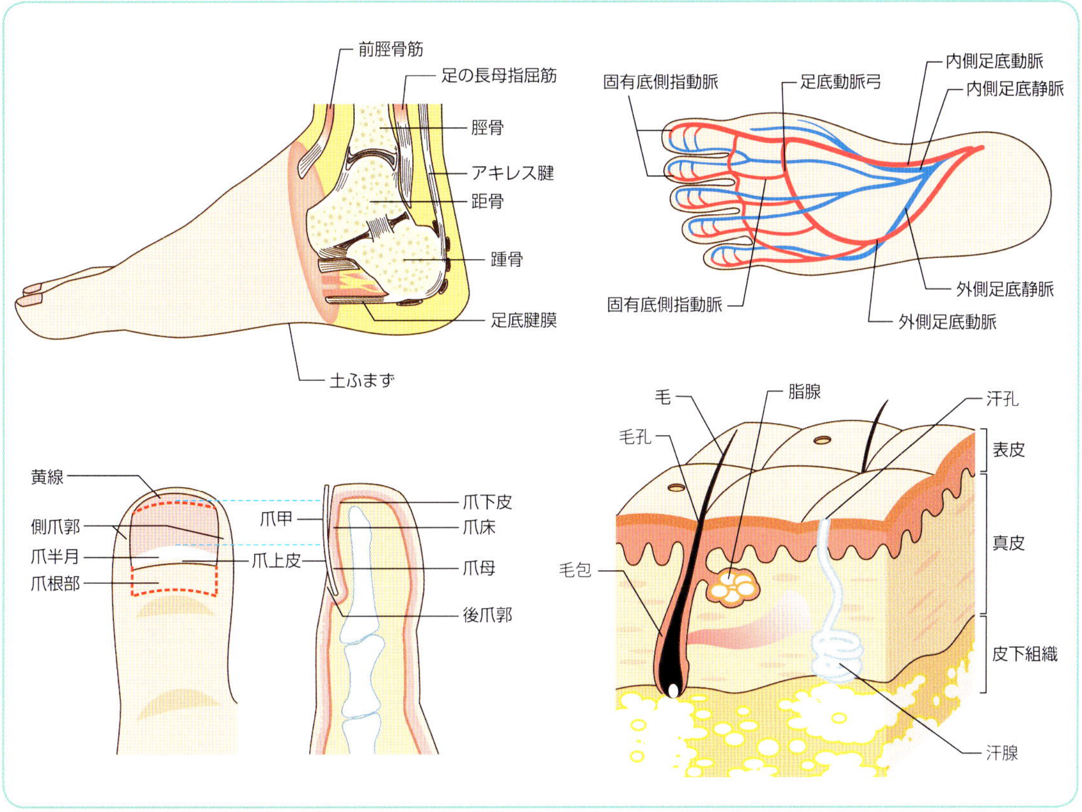
前脛骨筋
足の長母指屈筋
脛骨
アキレス腱
距骨
踵骨
足底腱膜
土ふまず
固有底側指動脈
足底動脈弓
内側足底動脈
内側足底静脈
固有底側指動脈
外側足底静脈
外側足底動脈
黄線
側爪郭
爪半月
爪根部
爪甲
爪上皮
爪下皮
爪床
爪母
後爪郭
毛
毛孔
脂腺
汗孔
表皮
真皮
毛包
皮下組織
汗腺

フットケアの実際

皮膚のケアには、皮膚の保清、胼胝・鶏眼の処置、爪切り、保湿がある

▶皮膚の保清

足浴させ、石鹸《せっけん》を用いてタオルで洗います。足全体、足趾間、爪の周囲もていねいに洗います。湯温は 37 ～ 39℃くらいのぬるめの温度で 10 分くらいがよいでしょう。石鹸はよく洗い流します。洗った後はタオルで足全体、趾間《しかん》をよく拭き、乾燥させます。看護師がていねいに足を扱う態度が、患者自身が足を大切に思うきっかけになることもあります。

足浴器には保温・タイマー・振動・気泡など機能のあるものもあり、リラックス効果も得られます。また、アロマオイルなども効果があるといわれています。足の保清の気持ちよさに気づいてもらうようにすると、患者は毎日行うようになります。

〈フットケアに用いる道具の例〉

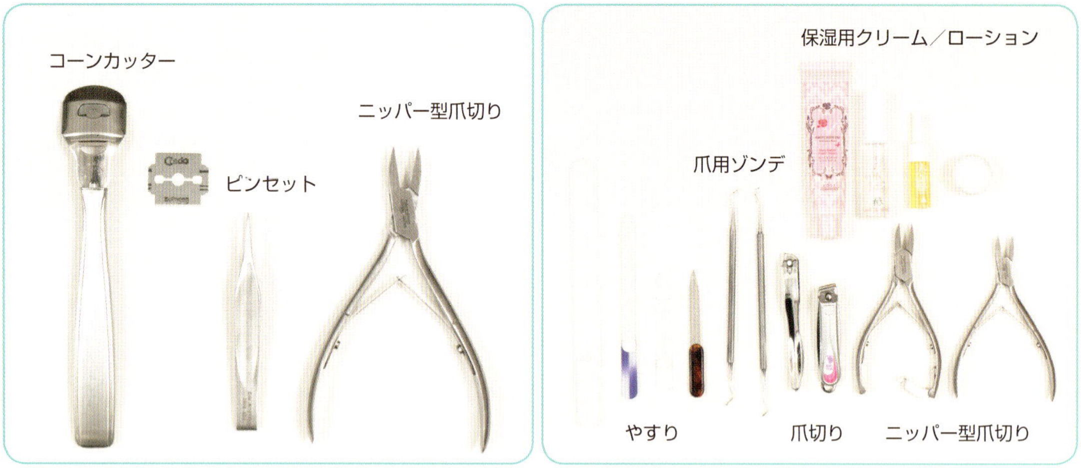
コーンカッター
ピンセット
ニッパー型爪切り
保湿用クリーム／ローション
爪用ゾンデ
やすり
爪切り
ニッパー型爪切り

胼胝・鶏眼の処置

足の観察を行い、道具を使い削ります。

コーンカッター、ピンセット、ニッパー型爪切りなどがあります（上の写真）。足浴の後の皮膚が柔らかくなったところで行います。胼胝《べんち》・鶏眼《けいがん》は硬く黄色く変色した皮膚です。患者が痛くないようにし、術者の手指で足背・足低を圧迫したり、皮膚を押し上げたりして削りやすいような形に胼胝・鶏眼を出します。胼胝・鶏眼はほぼ円錐《えんすい》形になっています。一方向からだけでなく、まんべんなく削っていきます。足趾《そくし》や足趾間の鶏眼などは細かい作業ですが、慎重に行うことが大切です。

ケア中に出血したときは、主治医や糖尿病チームの他科の医師に診てもらう必要があります。消毒・止血の処置だけでよいのか、抗生物質の外用薬の処方処置が必要か、また抗凝固剤などの服用があるか、事前に確認しておくことが大切です。

筆者の病院では、糖尿病患者にはスピール膏《こう》は、自分では使用しないように指導しています。歩行による貼付部位のずれで健康な皮膚も損傷を受ける可能性があるからです。重要なことは、胼胝・鶏眼ができる原因をアセスメントし、対策を考えて援助することです。

神経障害が進行して足趾変形がある、進行したリウマチがある、パーキンソン病などの合併症があるなどの患者は、上体や下肢筋力が低下し、バランスが悪く、足部だけで歩行バランスをとっています。そのため、足趾が変形した圧迫部位や、中足骨足底や足底外側に胼胝・鶏眼が好発します。歩行時にバランスがとりやすいフットウエアを考慮する必要があります。市販品と装具とに分かれますが、高価であるため患者に理解してもらう必要があります。また、市販のインソールの使用を試みます。

必要があれば、整形外科医師や装具技師との連携が必要です。

出血痕

胼胝・鶏眼の下の出血痕は、物理的圧迫による皮下出血です。皮膚の胼胝・鶏眼が下の組織を傷つけている場合が多く、放置すると潰瘍《かいよう》形成や深部にまで感染を及ぼす可能性があります。糖尿病連携チームの医師にに診察を依頼したほうがよいでしょう。

〈鶏眼の下の出血痕と胼胝と間違えやすい疣贅《ゆうぜい》〉

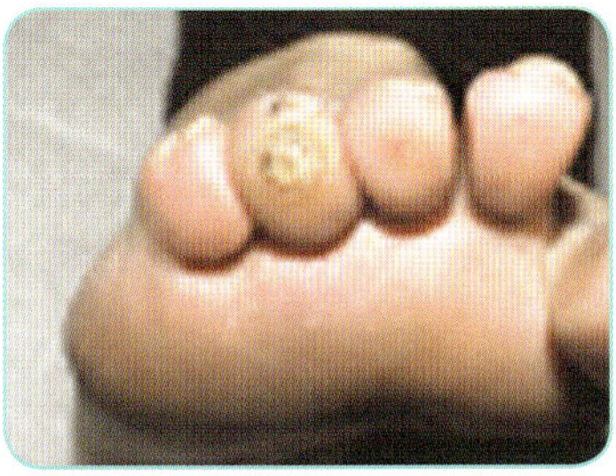

◀鶏眼

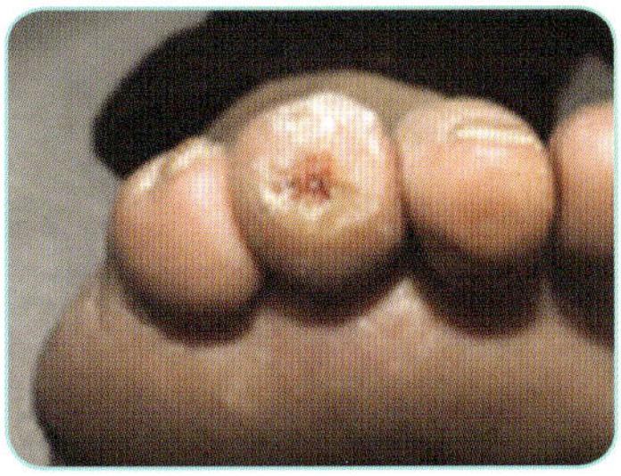

◀鶏眼を削ったあとに現れた出血痕

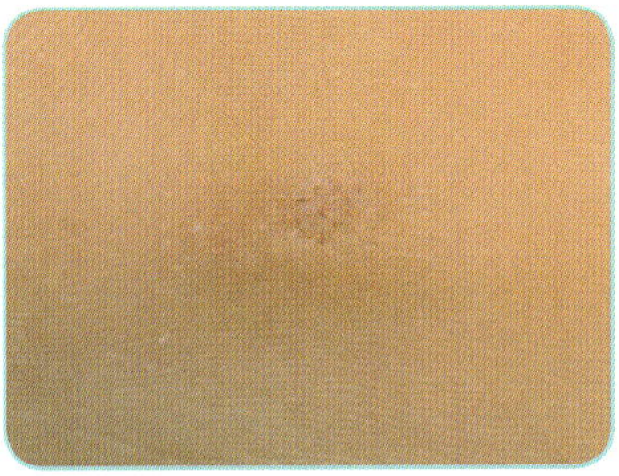

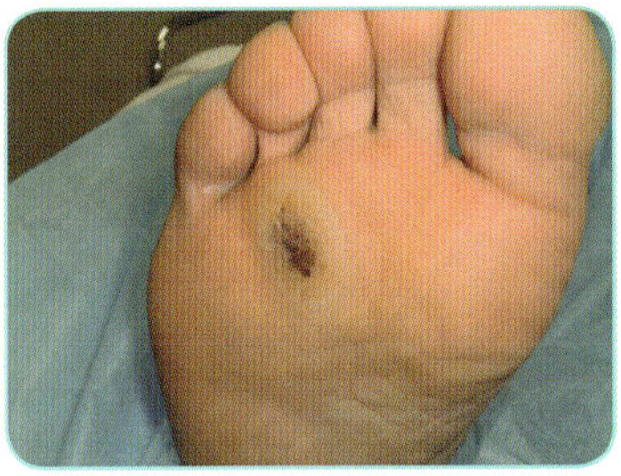

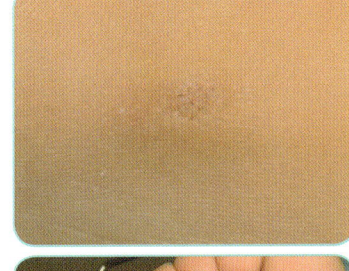

◀レーザー治療途中の疣贅

[疣贅]
ウイルス性の胼胝のことをいいます。一見、普通の胼胝のように見えますが、出血していないのに赤い色をしているのは疣贅です。疣贅があるときは、皮膚科の医師に診察してもらい、レーザーで焼くなどの処置が必要です。
＊左の写真は拡大してあります。

保湿

神経障害があると足は乾燥しやすくなり、ひびわれなどによる感染のリスクになります。乾燥は足病変のハイリスクであることを患者によく理解してもらいます。

足底に保湿剤を塗布する場合は、尿素軟膏《なんこう》やサリチル酸ワセリン軟膏がよいでしょう。入浴後にこれらの軟膏を塗ることを習慣にしてもらい、よくなっていくことを患者に実感してもらいます。靴下やシーツが引っかかる、粉（実は皮膚の剥離《はくり》したもの）が出るなどの乾燥症状が改善します。

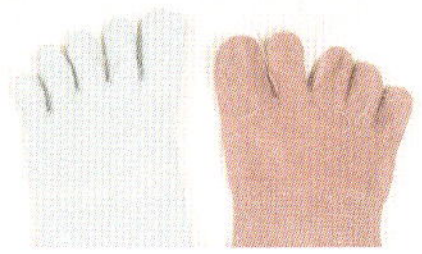

靴下の裏には、上の写真のようにたくさんの糸が出ています。これが指に巻き付いて循環障害の原因になることもあるので、このような靴下は裏返してはくとよいでしょう。

爪切り

爪切りケアは一般的にはセルフケアですが、高齢や糖尿病網膜症《もうまくしょう》による視力低下がある場合、または爪切り動作が困難、肥厚爪や変形爪が生じた場合、家族や看護師が行わなければなりません。

〈爪切りの手順〉

1 アセスメント → 2 足浴 → 3 爪の角質除去 → 4 爪切り → 5 やすり掛け → 6 保湿

1 [アセスメント]
＊どのような靴で歩いているか
＊足趾の変形はないか
＊爪の肥厚や変形はないか
＊1か月に1度、自分で爪切りができるか

2
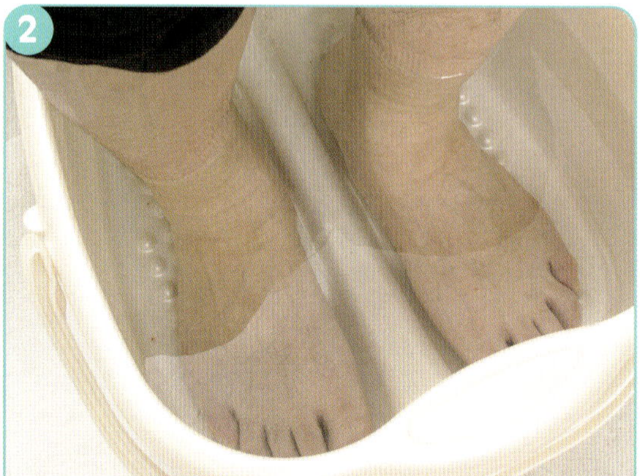

[足浴] 37～39℃の湯で足浴します。皮膚の弱い人は5分程度にし、爪を柔らかくします。
足浴が終わったら患者自身に足を拭いてもらい、ふだんどのように足を拭いているのかを把握するよいでしょう。

ゾンデはとても便利で扱いやすいものですが、安全に使う訓練は必要です。ゾンデは鉛筆を持つような持ち方で、皮膚に傷をつけないように使います。先のヘラの辺縁が丸くなっている側とやや鋭利になっている側があります。先端は左右で使い分けられるように方向が逆になっています。

3
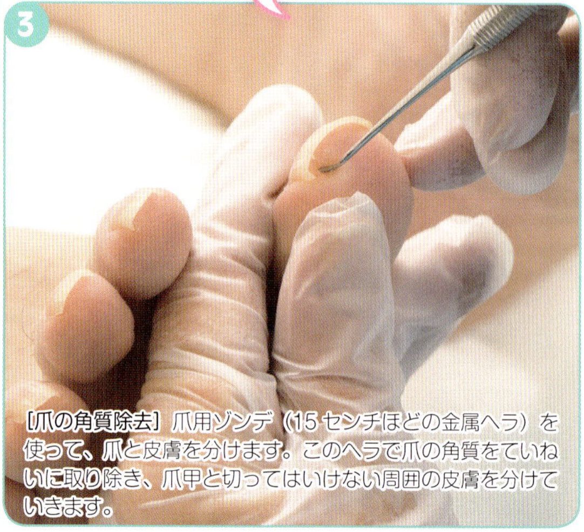

[爪の角質除去] 爪用ゾンデ（15センチほどの金属ヘラ）を使って、爪と皮膚を分けます。このヘラで爪の角質をていねいに取り除き、爪甲と切ってはいけない周囲の皮膚を分けていきます。

4
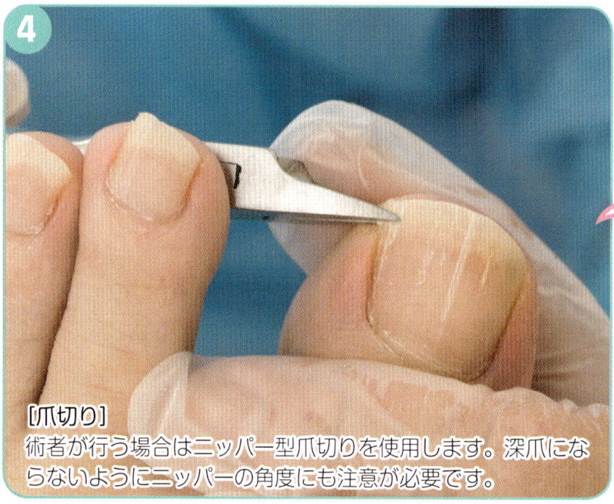

[爪切り]
術者が行う場合はニッパー型爪切りを使用します。深爪にならないようにニッパーの角度にも注意が必要です。

自宅で患者や家族が切るときは、足用爪切りとして、まっすぐな刃のものが市販されていますから、それを利用します。端から少しずつ切るように指導しましょう。
「爪切りはできない、怖い」という患者には爪やすりを使って指導します。爪やすりは市販されており、厚さや大きさなど、患者が使いやすいものを選択し、指導しましょう。

5

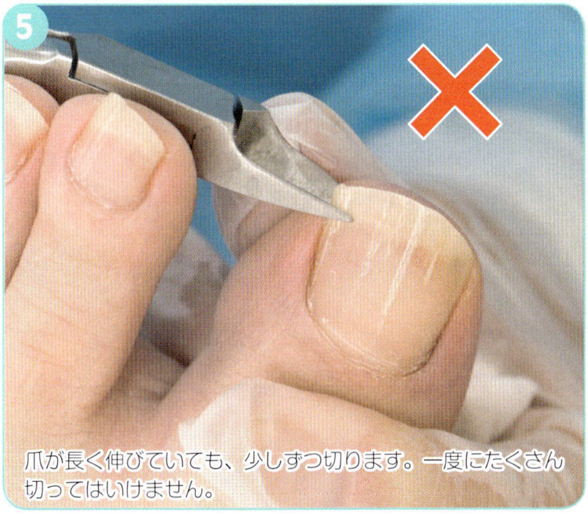

爪が長く伸びていても、少しずつ切ります。一度にたくさん切ってはいけません。

6

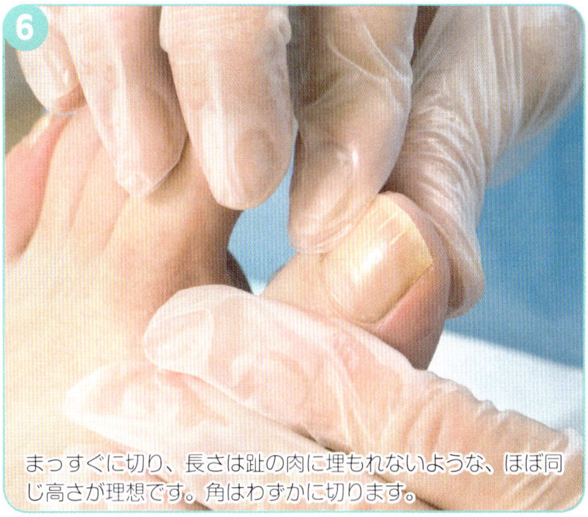

まっすぐに切り、長さは趾の肉に埋もれないような、ほぼ同じ高さが理想です。角はわずかに切ります。

7

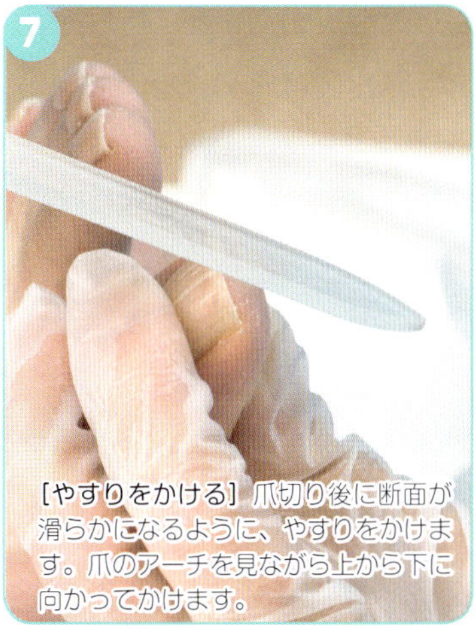

［やすりをかける］爪切り後に断面が滑らかになるように、やすりをかけます。爪のアーチを見ながら上から下に向かってかけます。

8

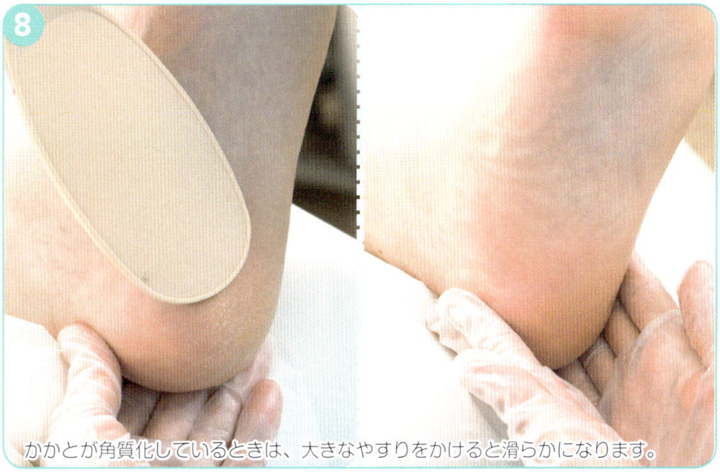

かかとが角質化しているときは、大きなやすりをかけると滑らかになります。

9

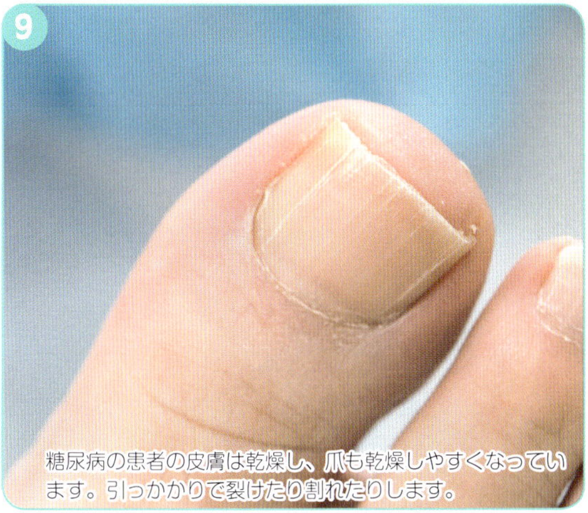

糖尿病の患者の皮膚は乾燥し、爪も乾燥しやすくなっています。引っかかりで裂けたり割れたりします。

10

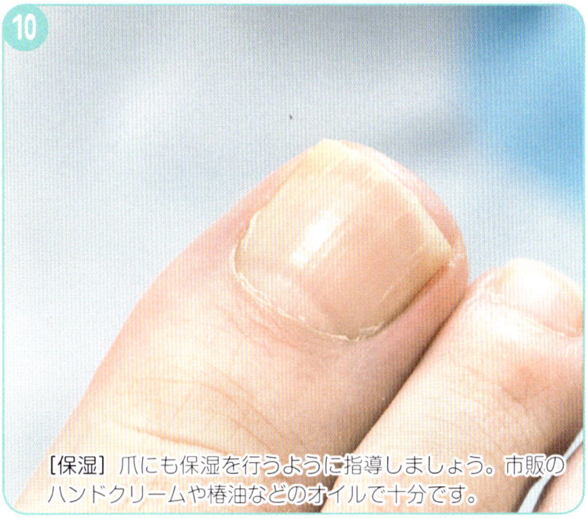

［保湿］爪にも保湿を行うように指導しましょう。市販のハンドクリームや椿油などのオイルで十分です。

足白癬・爪白癬のケア　医師との連携を密に

白癬《はくせん》は、かゆみがないと自覚されないことが多いのですが、感染から壊疽《えそ》に至ることもあるので、その手当ては大切です。

通常の白癬には塗布薬を用いますが、爪白癬には内服薬を使用します。

塗布薬の場合

塗布薬は自己判断で中止する患者が多くいます。治ったと思っても１年は使用する必要があるといわれています。治癒《ちゆ》判定は医師の診察を受けてもらいましょう。

塗布の方法は、皮膚を清潔にし、水分を拭《ふ》き取り、乾燥させた後に、足底や趾間全体の皮膚に塗ります。爪白癬は爪の周囲と爪の上部の爪と皮膚の間に塗りこみます。爪母《そうぼ》に塗りこむと明らかに違いがでてきます。きれいな爪が新生し、色がきれいに、滑らかになります。見えにくい患者にはルーペを使って見せる、見えない患者には実際に触ってもらいます。

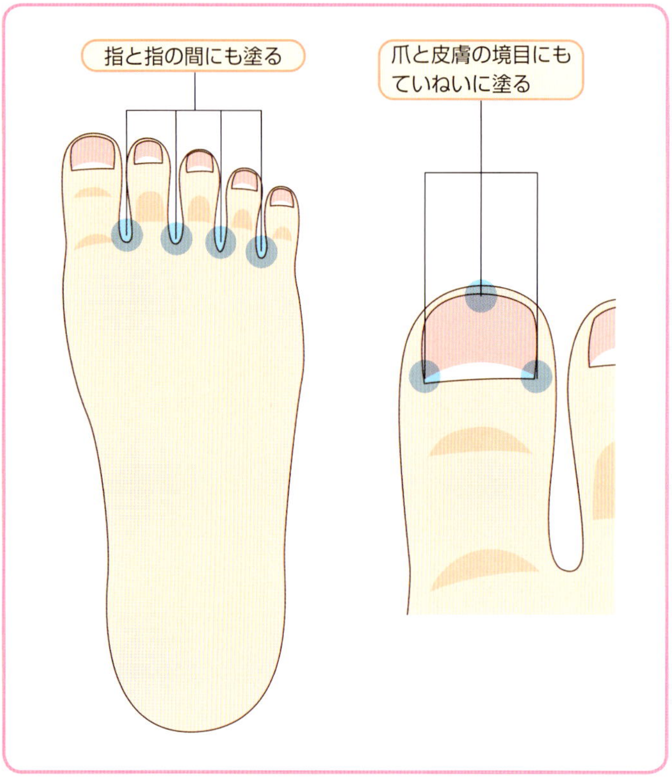
指と指の間にも塗る
爪と皮膚の境目にもていねいに塗る

変化が理解できると患者は喜び、励みになってセルフケアの継続が可能になります。塗布薬がベタベタするからと嫌がる患者がいますが、ベタベタするのは塗りすぎです。薬の量も加減するよう指導します。

内服薬の場合

内服薬にはイトラコナゾール（商品名：イトリゾールカプセル）やフルコナゾール（商品名：ジフルカンカプセル）などがありますが、肝障害をおこすものがあるため、医師との連携を密にしなければなりません。

靴の選択　着脱しやすく、足によい靴を

靴下は５本指のものをお勧めします。足の指が開くので、リハビリの効果もあります。

足に合った靴は、胼胝《べんち》や鶏眼《けいがん》をおこさないだけでなく、歩行を安全にし、転倒を防いで ADL の低下を防ぐことができます。生活の中でも脱ぎ履きがしやすいものが好まれます。ただし、簡単に履けるということは簡単に脱げるということです。紐の靴を履いてもらうと、面倒くさがって紐を結んだり解いたりしないで脱ぎ履きする方もいます。これでは紐の靴を履く意味がありません。

足と靴下と靴が一体になった歩行ができるように紐の調節を行い、脱ぎ履きのときにはファスナーを使う靴がお勧めです。かかとが高い靴を履きこなすことは女性のあこがれですが、足によいことはありません。日常的には足によい靴を履きましょう。

３年ぶりに履いたという慶弔用の靴で、壊疽を発症し下肢切断に至った事例があります。また下肢切断に至った原因は、靴ずれが１位であることも忘れてはなりません。

しかし、慶弔の場などでどうしても足によくない靴を履くことがあります。その場合は、帰宅後に足に変化がないかを十分に観察するよう指導します。履き方は、かかとをしっかり入れてから甲を固定することが必要で、足の趾が中で動くような高さが（トゥボックス）必要であることを指導しましょう。

生活上の危険　冬場の暖房器具に注意

神経障害のある糖尿病の患者にとって、暖房器具は低温やけどの危険性が高く、湯たんぽやこたつ、ストーブに近くであたるときは注意が必要です。発症しても気がつかずに重症化し、下肢《かし》切断に至る事例が多くあります。

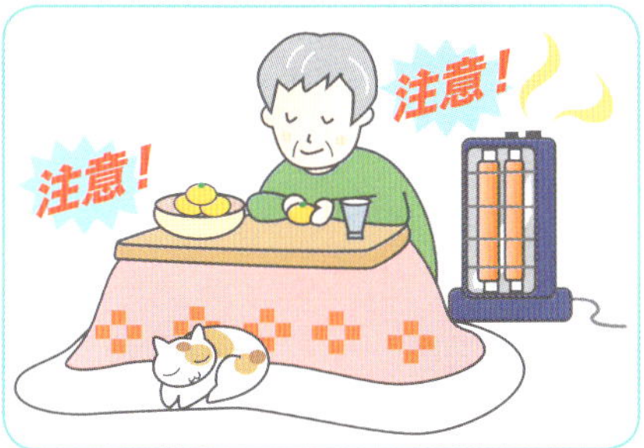

暖房器具には近づきすぎないことを指導しますが、神経障害は足の冷感があり、避けることが困難です。

湯たんぽやこたつ、ストーブの使用頻度《ひんど》の高い冬は、とくに観察を指導します。視力の低下した患者には、暖房器具に触ったときの変化を感じるように指導します。

糖尿病患者の自動車運転

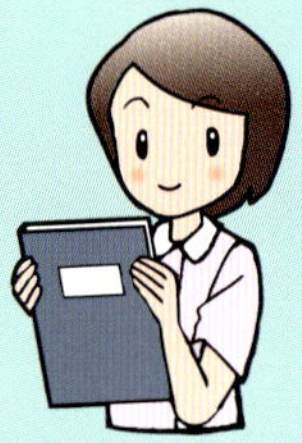

低血糖に要注意

意識障害に至ると事故の可能性もあり、自分の命だけでなく、他人を巻き込む恐れがある

糖尿病患者の自動車の運転について問題になるのは、「低血糖」ということになります。

低血糖は薬物療法のところでも述べましたが、警告症状の時期を過ぎると体が思うように動かなくなり、意識障害に至ると事故につながります。はっきりした症状がなくても、ボーっとしてしまい、判断能力が低下して事故をおこしてしまうこともあります。事故をおこすと自分の命にかかわるだけではなく、他人を巻き込む恐れがあるため、運転時の低血糖は重大な問題です。

［低血糖の例外］
未治療の軽症例では、食後低血糖をおこすことがたまにあります。

食事療法・運動療法のみの患者では低血糖をおこすことはありません。ビグアナイド薬・インスリン抵抗性改善薬・αGI およびインクレチン関連薬（DPP-4 阻害薬、GLP-1 受容体作動薬）をそれぞれ単独、またはこれらの組み合わせで飲んでいる場合も、低血糖はおこさないので問題ないと考えてよいと思います。

問題になるのは、インスリン分泌系の薬剤であるSU薬・速効型インスリン分泌促進薬の内服中か、インスリン注射中の人で、これらの治療中には低血糖がおこる可能性が高くなるので注意が必要です。

まずは、低血糖の予防や生じたときへの備えが必要なのは、通常と同じです。運転前にSU薬を飲んだり、インスリンを打ったりしたのに食事をしない、あるいは「いつもより少なめに食べる」などということが絶対にないように指示する必要があります。

食事を抜かない

とくに低血糖では、一刻も早い対処が必要

また、食事の時間だが急いでいる、せっかく順調だからなどの理由で、いつもどおりの時間に食事をしないのは危険です。食事時間がきたら車を止めて、もし食事ができないのであれば、最低限なにか補食をとったほうがよいでしょう。

低血糖に対する準備

果糖ブドウ糖液糖の含まれている飲料などを、車の中のすぐ手の届くところに備えておく

［果糖ブドウ糖液糖の含まれている飲料］
粉のブドウ糖よりは飲みやすいはずです。ふたを開ける手間はありますが、粉のブドウ糖もゼリー状のブドウ糖も、結局は封を切らなければなりません。

［低血糖ハ行五段活用］
- は　腹が減り
- ひ　冷や汗
- ふ　ふるえは低血糖
- へ　へんにドキドキ
- ほ　放置は昏睡

車であれば多少重いものでも大丈夫でしょうから、果糖ブドウ糖液糖の含まれている飲料などを備えておくとよいでしょう。一度使ったら補充をしておかなければなりません（かといってたくさん積んでおいて、知らない間についつい飲んでしまったとなると、血糖コントロールの悪化にもつながってしまいますが…）。そして、すぐに手の届くところに置いておかなければなりません。トランクに積んでおいて、いざというときにいったん降りてトランクに取りに行かなければならないなどということは避けなければなりません。

低血糖の症状（「ハ行五段活用」）がおこった段階で、あるいは「ちょっとボーっとしたな」（居眠り運転の可能性もありますが）と思ったらすぐに車を止めて、ブドウ糖の含まれているものを摂取するように指導します。なかなか車を止められない状況もあるかと思いますが、ことは急を要します。高速道路などでは、路側帯にとめるのは緊急時ということになっていますが、緊急時に準じて止めてかまわないと思います。

Column

いつもより少なめに食べる

これは、糖尿病外来の受診日に往々にしておこります。かなりの患者が「今朝は食べてきましたか？」と聞くと、「いつもより少なめに食べてきました」と答えます。理由を聞いてもはっきり言わないことが多いのですが、話してくれた人の言葉から推察すると、できるだけ結果がよくなるように（血糖が上がらないように）ということのようです。なかには、薬だけ飲んでなにも食べてこなかったというケースもあり、来院途中で自動車事故をおこした人もいます（自損事故ですみましたが、無自覚低血糖の傾向があったこと、あまり事故のことを重要視していなかったことから、運転禁止を指示せざるをえませんでした）。

このようなことがあるので、低血糖防止のためにも、必ずいつもどおり食べてくるように指示、注意しています。

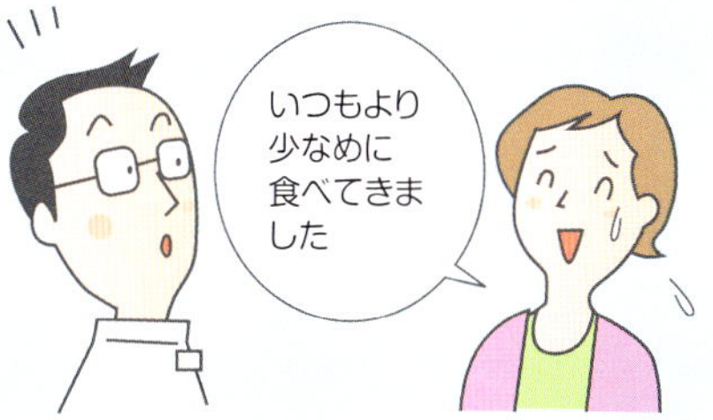

ブドウ糖の効果は短時間です。

ブドウ糖で応急処置をしたら、もし食事が遅れているようであればすぐに食事をする、食事をまだとれない、あるいは低血糖になった理由がよくわからない場合は、最低限、近くのコンビニなどでおにぎりなどを買って食べる必要があります。

職業の問題　場合によっては転職が必要なことも

低血糖にはならなくても、網膜症で視力障害がおこってしまえば、結局仕事を失うだけでなく、その後の生活にも多大な支障をきたすことになります。

自動車などの運転が必要な職業については、低血糖が事故につながる可能性があると判断されれば、仕事をはずしてもらう必要があります。場合によっては仕事を失ってしまうかもしれませんが、だからといって糖尿病の治療を中断したり、低血糖を避けるため高血糖のままにするというのは望ましいことではありません。

しかし、そうはいっても当面の生活費をどうするかも非常に大きな問題です。昨今の経済情勢を考えると、簡単に転職できるというわけでもありません。とにかく低血糖をおこさないこと、おこしても完全に自分で処置できて業務に影響を与えないことを達成できるよう指導します。例えば、食事療法が不十分なため SU 薬が必要になっているような患者には、「仕事のためにも食事療法をがんばって SU 薬をやめられるようにしましょう」などと話をもっていくのもよいかと思います。

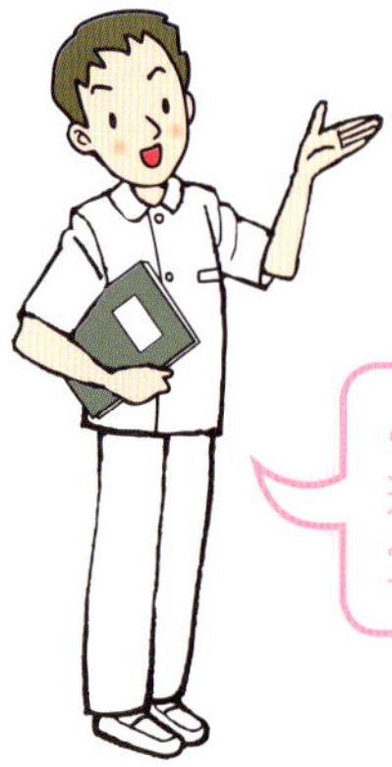
どうしても業務上（あるいは私的としても）、運転が禁止される代表的なケースとして無自覚低血糖があります。

▶無自覚低血糖では、運転禁止もやむを得ない

[運転が許可される場合]
適切な治療・処置の結果、無自覚低血糖をおこさなくなったと判断されれば、再度運転を許可することはあり得ます。

無自覚低血糖とは、低血糖の前兆の症状にまったく気づかないうちに突然意識を失ってしまうことです。運転中に無自覚低血糖になると突然意識を失い、まったく自覚がないうちに事故をおこしてしまうことになります。

そのような患者には、運転は許可できません。免許の取り消し・更新拒否はもっと重度の場合に限られるようですが、事故をおこしてからでは遅いのです。患者のためにも、被害者のためにも、免許取り消し・更新拒否に至る前に、医師から運転禁止を申し渡すことはやむを得ません。むしろ、これを怠ったことで事故がおこった場合に、責任を問われる可能性もあります。

糖尿病患者の国内旅行

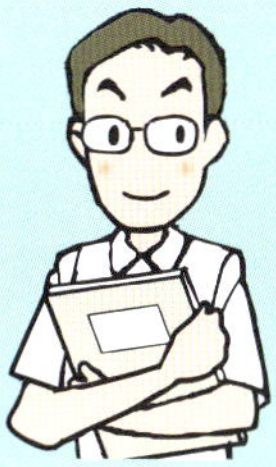

旅行での問題　旅行先でのおいしい食事の問題

旅行を人生の楽しみとする人も多いと思います。日常を離れ、さまざまな景色を見たり、その土地その土地の食べ物などを楽しむことが日ごろの疲れを癒《いや》し、新たな活力を与えてくれることも多いでしょう。それは糖尿病の患者にとっても同じです。

ただし、旅行は誘惑との戦いでもあります。最大の問題は、みなさんもすでにご存じのとおり、「おいしい食事」です。

1人で行く場合は自分との戦いになりますが、ある程度食事を残したりすることで対応はできるかもしれません。問題なのは、事情を知っている家族と一緒の場合でも、つい「旅行のときくらいいいじゃない」という誘惑が出てくることです。大勢で行った場合にはさらに、集団のなかで「糖尿病だから」と食事を残したりするのは大変なようです。

基本的には、できるだけ考えて選びながら、残しながら楽しむ、という指導になると思いますが、どうしても食べ過ぎになるのは避けられないことが多いので、旅行の前後は食事療法をきっちりやること、とくに旅行後はその余韻をだらだら引きずらないで、元の生活に戻す指導が必要だと思います。

食事時間が遅れたときの対処法　低血糖用のブドウ糖を持参するのはもちろん、補食も用意しておく

[SU薬やインスリン以外の薬]
食事がずれても、ずれたなりの対処ですみます。ただし、SU薬やインスリンとの併用に関しては、やはり注意が必要になります。

旅行中は、日程が強行軍である場合などは、食事時間が通常とかなりかけ離れてしまうケースもあります。渋滞や事故などで交通機関が乱れ、食事時間が予定より大幅に遅れてしまうこともあり得ます。インスリンやSU薬については、食事が遅れたときの対処が必要になります。具体的な対処法については個人差が大きく、ここで

書くのは難しいのですが、要は時間が遅れたときに予想される低血糖に対しての心構えが必要になります。低血糖用のブドウ糖を持参するのはもちろんですが、これに加えて補食を用意しておくことを指導しておくとよいと思います。

飛行機（国内線）への持ち込みについて

インスリンや関連物品は機内持ち込み制限に相当するが、事前の申告や証明できるものがあれば大丈夫

出かける際は旅行期間中に必要な内服薬、インスリン、インスリン注射に必要な注射針・アルコール綿、血糖測定をするなら必要な物品類を忘れないようにするのはもちろんです。

［機内持ち込み］
9・11テロ以前からハイジャック事件防止のために機内持ち込みについてはいろいろと制限がありましたが、テロ事件以後はさらに厳しくなりました。

これらのなかで、インスリン・血糖自己測定関係の物品類は、「鋭利なもの」「液体」などに相当します。これらを電車・列車、バスなどへ持ち込むのはまったく問題ありません（船もまず問題ないようです）が、問題は飛行機です。

少なくとも国内線については、上述のインスリンや関連物品については持ち込みは問題ありません。航空会社のホームページなどを見ても、通常は保安検査所で申告すれば大丈夫でしょう（日本語も通じますし）。診断書までは必要ないようですが、日本航空のホームページには「機内に注射器（針）を持ち込むことを証明できるものを携帯されることをお勧めします」とあります。診断書と証明書の違いとなると難しいのですが、国内線でこれらがなくて搭乗できなかったという話は聞いたことがないので、まず問題ないと思われます。

▶ 糖尿病手帳、お薬手帳、糖尿病カードは常に携帯しよう

ただ、糖尿病手帳やお薬手帳、糖尿病カードを持っていると、飛行機に乗るとき以外（たとえば旅行先で急に具合が悪くなったときなど）にも役に立つので、携帯するように指導します。低血糖用のブドウ糖ジェルや飲料も、本来は持ち込み制限の対象になるようですが、国内線については保安検査所での申告で持ち込み可能です。

ただ、これらの情報は2011年1月現在。今後の情勢で変更になる可能性もあります。情勢が変わることもあるので、そのときそのときで旅行会社・航空会社等に事前に確認をするのがよいと思います。ただ、日本国内では日本語が通じるので、たいていの場合、事情を話せばわかってもらえると思われます。

糖尿病患者の海外旅行

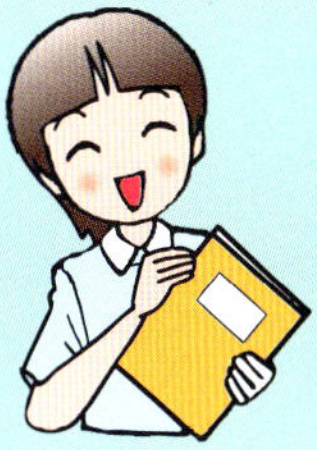

海外旅行に出かけるときは、いろいろと準備や心構えが大変ですが、それだけに楽しみも多くなります。しかし、糖尿病の人には問題も多くなります。日本語も通じない国では、言葉の問題も出てきます。準備は万全にしておきましょう。

出かける前の準備

機内や船内の食事

最近、航空会社・船会社によっては、糖尿病患者用のメニューを用意してくれるところもあります。事前の用意が必要なので、希望する場合は必ず予約をするようにします。配膳時間についての希望を出すことは難しそうです。

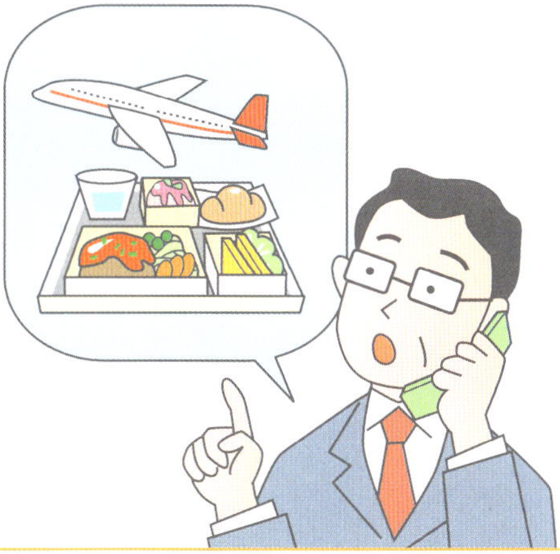

ホテルでの食事

ホテルによっては、糖尿病食を用意しているところがあります。ほとんどの場合、事前の予約が必要ですので、あらかじめ連絡して予約するようにします。

このような手配は、旅行会社主催のツアーであれば手数料がかかるかもしれませんが、旅行会社に手配を依頼するのが楽でしょう。自分で手配してもかまいませんが、その場合もあらかじめ旅行会社には連絡をしておいたほうがよいでしょう。個人旅行では、当然自分で連絡・予約することになります。

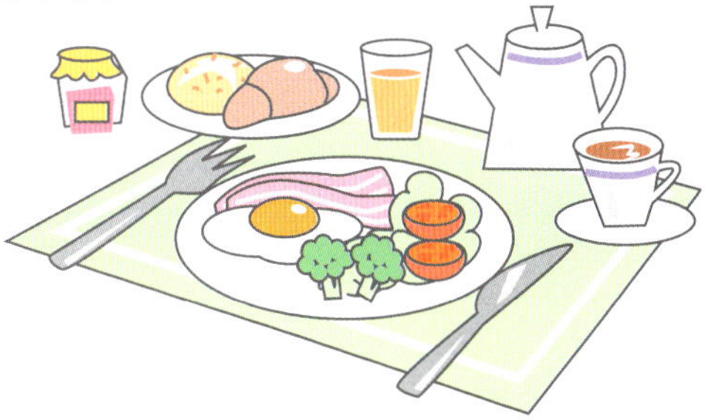

内服薬やインスリン

内服薬やインスリン治療中の人は、主治医と相談すること、診断書を依頼することが必要でしょう。

海外旅行の場合は時差が生じますから、インスリンや内服薬（種類にもよりますが）の調節が必要になります。事前に時差を調べて主治医に連絡し、移動の際のインスリン注射法、薬の飲み方について聞いておくことが必要です。その際、医師に英文の診断書を依頼しましょう。薬やインスリンの機内持ち込みのときに提示を求められたり、現地で具合が悪くなったりしたときのことを考えると、現在の治療内容、最近の血糖やHbA1cを書いた内容の診断書を持参することが望ましいからです。診断書は現地の言語に合わせて用意する必要はなく、英文１通で十分です。

補食になるようなもの

後述しますが、移動中に食事の時間が予定より遅れることがあります。国内旅行のときと同じように、補食になるようなものを用意しておきます（おにぎりだと帰国までもちませんから、何とかバーやゼリーなど保存のきくものがよいでしょう）。
これらは、シートベルト着用義務のあるときに必要になることもありますから、できれば座席の下に置くバッグ類に入れておくようにします。荷物棚に上げる可能性のあるバッグに入れたときは、必ず搭乗時に必要と思われる分だけ出して、手元におくようにします。

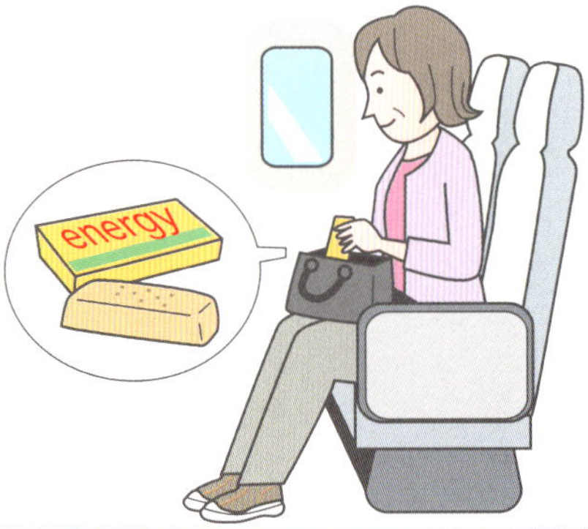

薬・インスリン・血糖自己測定などの物品

とくに海外旅行の場合は荷物の盗難・紛失も考えて、内服薬やインスリンなどは、できれば旅行期間の２倍を用意して、それを手元のバッグと、機内持ち込み手荷物に分けて入れるように指導します。糖尿病以外の薬を飲んでいる場合も同様にします。
インスリンは凍結の恐れがあるので、できるだけ機内持ち込み手荷物に入れたほうが無難です。紛失の可能性も低くなります。
どうしても預ける場合は、凍結防止のために発泡スチロールの箱に入れるとか、綿などでぐるぐる巻きにする手もあります。ただし、かなりの量を持っていく場合を除いて、やめたほうが無難です。

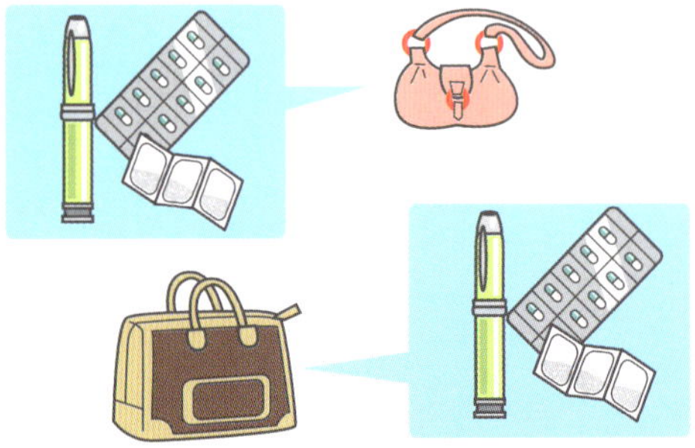

服装と靴

気をつけたいのが靴です。海外旅行に行くからと新しい靴を奮発して買って履いていくのは避けましょう。というのも、靴ずれの危険があるからで、靴ずれはひどくなれば足の壊《え》疽《そ》・切断につながりかねません。いつも履きなれた靴がいちばんです。もし新しい靴を用意するとしても、日本にいる間に履きなれておく必要があります。
ウオノメや胼《べん》胝《ち》（たこ）があれば、近所の皮膚科で早めに処置しておきます。旅行期間中はいつもより長時間・長距離を歩くことが多く、これらが悪化する可能性もあります。
海外旅行の保険には、糖尿病でも入れるものに入るか、糖尿病ということを申告したうえで加入します。申告をしないと、保険金が支払われない場合があります。
現地で具合が悪くなったときのために、事前に調べられれば医療機関もリストアップし、連絡先をチェックしておくとよいでしょう。最近では、インターネットなどでわかるものも増えています。パリなどの都市には「日本語のわかる医師・医療機関」もあります。

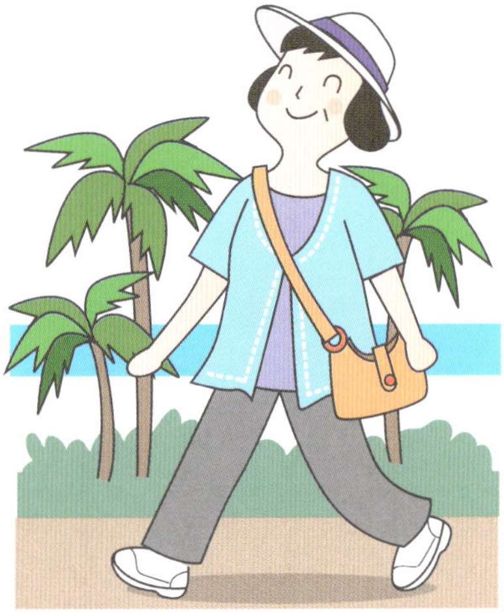

出国

機内持ち込み時

現在は手荷物のチェックが厳しくなっています。とくに9・11事件の後は一時インスリンの持ち込みについてさえ非常に大変になりました。現在、インスリンについては持ち込み制限は緩和されていますが、海外情勢がいつ急変するかわかりません。必ず診断書（英文の）を持っていくようにします。なお、内服薬については、問題になったという話を聞いたことはありませんが、麻薬と間違われては面倒です。少なくともシートに入ったまま（シートに薬の名前が印刷してありますので）持参するとよいでしょう。
保安検査には普通の人以上に時間がかかる可能性があるので、時間には余裕をもって出かけるようにします。

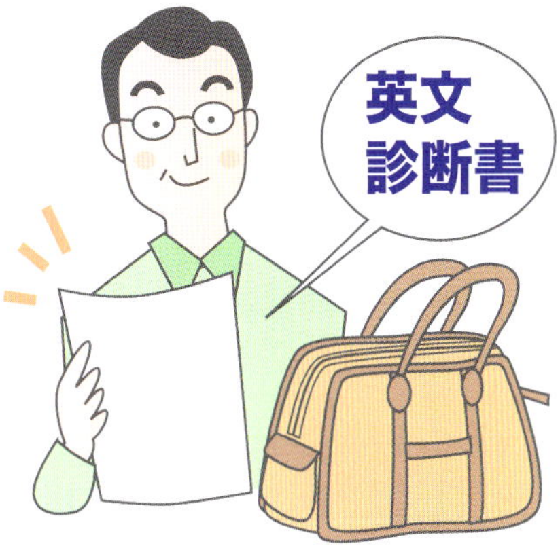

飛行機の中

食事

機内・船内の食事時間は決まっていますが、地上での時間と同じではありません。
内服やインスリンは事前の主治医との打ち合わせに従って飲んだり打ったりしますが、何らかの事情で時間がずれてしまうことも考えられます。最悪のケースとしては、超速効型インスリンを食事の直前に打って配膳を待っていたら乱気流に巻き込まれて配膳が中止になることもおこりえます。超速効型インスリンについては、配膳後に打つほうがよいでしょう。そうでなくても、食事が遅れることで低血糖になる可能性もあるので、事前に用意した補食をシートベルトをしていても手の届くところに置いておき、食事が遅れそうなときには食べるようにします。

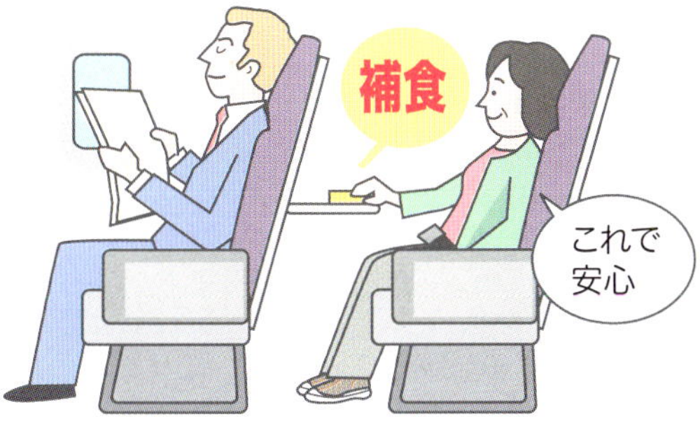

エコノミークラス症候群

飛行機の狭い座席に何時間も座っていると、「エコノミークラス症候群」として知られた血栓症《けっせんしょう》になってしまうことがあります。これはなにもエコノミークラスに限ったことではなく、ビジネスクラスでもファーストクラスでもおこりえます。
何時間もずっと同じ姿勢でいることと、脱水状態のときになりやすいので、できるだけ水分をとることと、ときどき座席から立って、少し歩くことが必要です。
なお、アルコールは血糖に対しての問題はさておき、脱水を進行させることがあります。飲みすぎには要注意です。

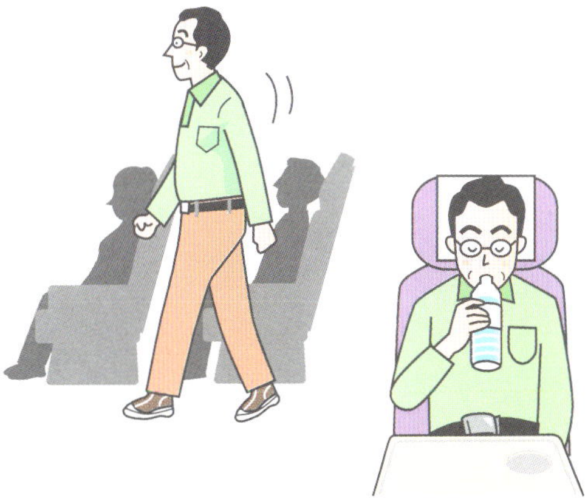

滞在中

食事

食事に注意し、内服・インスリンの患者はふだんと同じように継続するようにします。食事の時間が不規則になりがちですが、自分で決められる場合はできるだけふだんと同じ時間に食べるようにします。
食べ過ぎは血糖を上げてしまうだけでなく、いつもとは違う生活リズムで疲れている胃腸に負担をかけ、体調を崩す元です。旅行中は気が大きくなるものですが、食べ過ぎには注意しましょう。脂っこいものは血糖を上げたり、疲れた胃腸に負担になるので控え目にします。

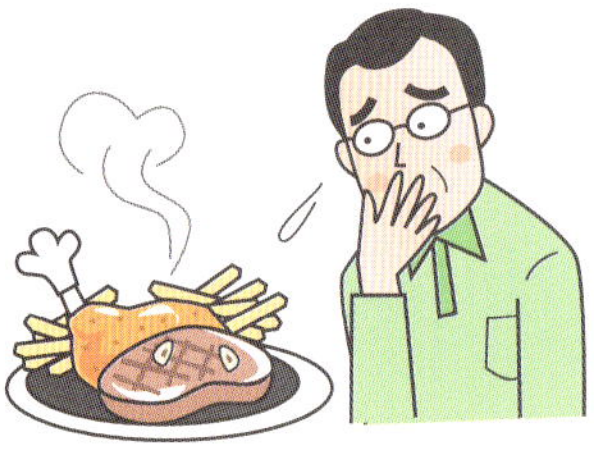

体調管理

睡眠は大事です。時差ボケなどでなかなか良眠できないこともあるかもしれませんが、できるだけ夜は早めに休むように心がけます。つい楽しくて夜ふかししていると、疲れが蓄積して、体調を崩す元になります。
やや体調に不安があると感じたときは思い切って予定を中止し、1日ホテルで休むということも必要です。無理して完全にダウンしてしまうと、後の予定が全部キャンセル、ツアーではどんどん移動して行ってしまうので、最悪、別の飛行機で帰国ということにもなりかねません。

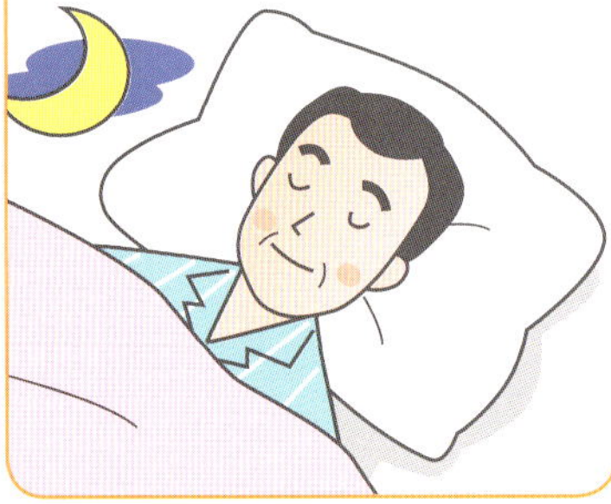

体調不良のとき

体調を崩してしまったときは、添乗員付きのツアーであれば添乗員に相談します。添乗員のいないツアーや自分で手配した旅行であれば、自分か同行者しかいないので、独力で医療機関にかかることになります。
このとき、事前に調べてあれば、スムーズに連絡をすることができますし、保険に加入していれば保険会社に連絡して相談するのも一法です。

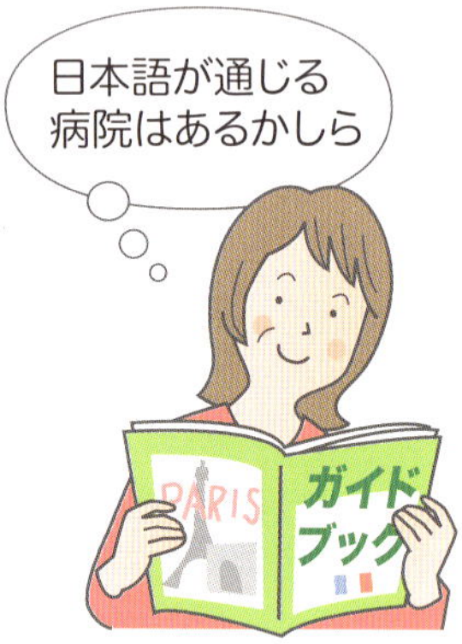
日本語が通じる
病院はあるかしら
PARIS
ガイドブック

帰　国

さて、楽しい旅も終わり、いよいよ帰国です。
空港での手続きは基本的に世界共通で、出国のときと同じです。ただし、出国手続きでは日本語が通じませんから、英文の診断書がものをいうことがあるかもしれません。
機内では、行きと逆になることが多い（世界一周などを除いて）と思いますので、時差については逆のパターンになりますが、インスリン・内服はあらかじめ決めてあれば、あまり迷うことはありません。

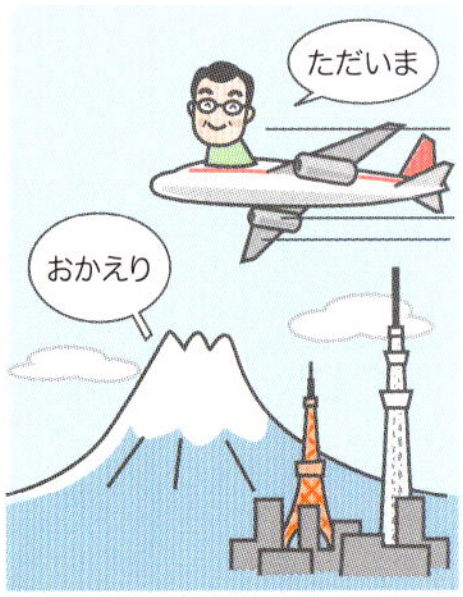
ただいま
おかえり

帰国後

海外から帰ってくると、少しの間は興奮で元気だったりしますが、数日後に疲れがどっと出てくると思います。
まずは、日本での規則正しい生活にできるだけ早く戻すように努力します。もちろん、食生活を早く元に戻すこと、とくに旅の間の不節制の分を早く修正するためにも、いつも以上に食事療法に注意することが望まれます。

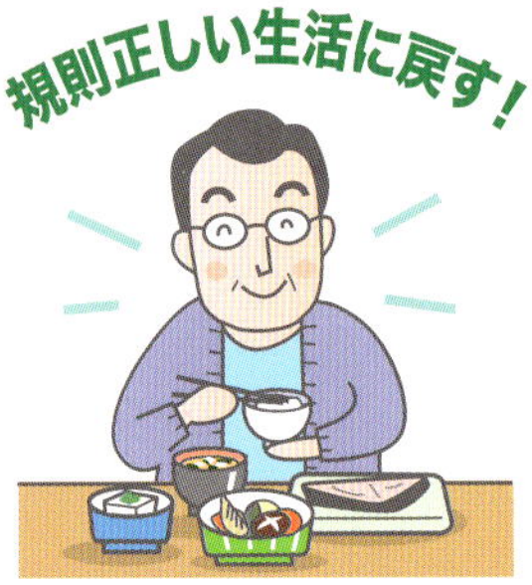
規則正しい生活に戻す！

13章

糖尿病の保険診療

医療費明細に関する知識

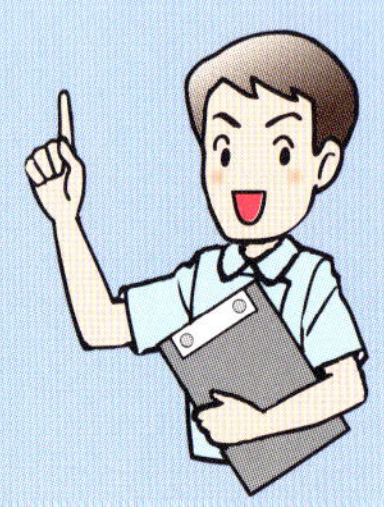

医療費明細書の発行　患者の質問に答えられる知識が求められる

2010年8月より、患者の窓口負担金支払いの際には、医療費明細書を原則発行することになりました。その目的は「医療の透明化」「薬害、医療事故の資料」のためとしています。当然、看護師およびコメディカルスタッフにも患者の明細書についての質問に十分答えられる、保険に対する知識が必須のものとなってきました。

コメディカルスタッフとは、医師、看護師以外に医療に従事する、理学療法士、歯科衛生士などを指します。

医療費明細書の見かた　医療機関の規模と処方のしかたを確認

では、難解な「保険上の仕組み」「保険用語」を医療費明細書を使って解説しましょう。これらを学ぶ前に、まず自分の所属する医療機関について、次の2点を確認しましょう。

①許可病床数が200床未満の病院か、あるいは診療所か。また、200床以上の病院に属するか。
②院内処方、院外処方のどちらを採用しているか。

この2点が異なると、算定が別点数になることがあるためです。なお、本章は2010年4月現在の保険点数によるものです。1点は10円です。

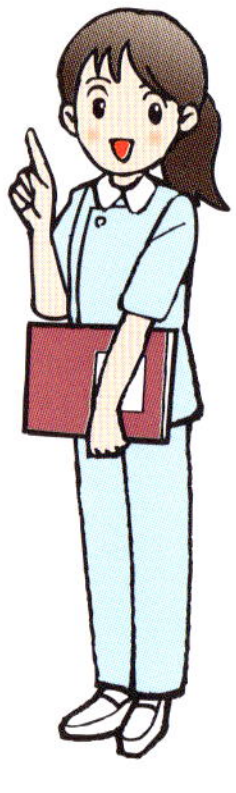

外来　　　　**医療費明細書**

患者No　1
保険者No　138487

請求期間　年　月　日～　年　月　日

氏名　　　　　　　　様

区分	内容	単価（点）	回数	合計（点）
再診料	＊再診料			
	再診　地域医療貢献加算			
	再診　明細書発行体制等加算	73	1	73
	＊外来管理加算	52	1	52
医学管理等	＊特定疾患療養管理料	225	1	225
	＊診療情報提供料（Ⅰ）			
	（9　月7　日）都立多摩総合医療センター	250	1	250
検査	＊血液化学検査　4項目以下			
	血糖	11	1	11
	HbA1C，尿一般	76	1	76
	外来迅速検体検査加算　3項目	30	1	30
	＊血液採取（静脈）B－V	13	1	13
	＊生化学的検査（Ⅰ）判断料	144	1	144
	＊血液学的検査判断料	125	1	125
投薬	＊処方せん料（その他）	68	1	68
	＊長期投薬加算（処方箋料）	65	1	65
	【以下余白】			

外来管理加算、特定疾患療養管理料、診療情報提供料、外来診察料

- 「外来管理加算」は問診、診療を行い、患者に病状や療養上の注意点を説明したことに対する加算です。

- 「再診料」とは、200床以上の病院で再診を行った場合に算定できますが、一部の検査（尿検査、糞便検査、血液形態検査など）と処置は本「診察料」に包括されます。（ただし、HbA1cは包括範囲から除かれます）

- 「診療情報提供料」は患者の状況を示す文書を添えて、ほかの医療機関に紹介するとき算定できます。
- 「特定疾患療養管理料」とは、糖尿病などの特定の疾患を主病とする患者に対して、治療計画に基づき、服薬、運動、栄養等の療養上の管理を行った場合に、月2回に限り算定できるものです。

特定疾患療養管理料（月2回まで）

- 診療所　225点
- 100床未満の病院　147点
- 100床以上　200床未満の病院　87点
- 200床以上の病院　算定不可

※在宅自己注射指導管理料を受けている患者（インスリン使用）に対しては算定不可

糖尿病合併症管理料（「糖尿病の足」が重症化しないための管理料） → 170点

- 施設基準に適合している保険医療機関で、糖尿病足病変ハイリスク要因があり、医師が糖尿病足病変に関する指導の必要性があると認めた入院中以外の患者に対し、医師（※1）または医師の指示に基づき看護師（※2）が該当指導（※3）を行った場合、月1回に限り算定できます。
- 1回の指導時間は30分以上でなければならないとされています。

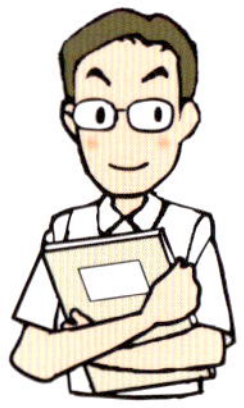

解説

※1　糖尿病治療・糖尿病足病変の診療経験5年以上の専任の常勤医師と、糖尿病足病変の看護経験5年以上の専任の常勤看護師の配置が要件とされています。

※2　専任の常勤看護師はフットケアに関する16時間以上の研修を終了していることが必要です。

※3　該当指導項目は爪甲切除、角質切除、足浴などをいいます。

外来　　医療費明細書

患者No　1
保険者No　138487

請求期間　年　月　日～　年　月　日

氏名　様

区分	内容	単価（点）	回数	合計（点）
再診料	＊再診料			
	再診　地域医療貢献加算			
	再診　明細書発行体制等加算	73	1	73
	＊外来管理加算	52	1	52
医学管理等	＊生活習慣病管理料（院外処方）（糖尿病を主病とする場合）	800	1	800
	【以下余白】			

生活習慣病管理料という「まるめ」制度（院外処方800点、院内処方1280点）

- 糖尿病は服薬、食事、運動、喫煙など生活全般にわたる総合的な管理が必要という観点から、「生活習慣病管理料」が200床未満の病院及び診療所で算定することができます。本「管理料」は次ページの療養計画書に基づき治療管理を行うもので、検査料、栄養食事指導料、診療情報提供料などすべて包括した「まるめ」制度で、2002年より始まりました。

〈療養計画書〉

生活習慣病　　療養計画書　　継続用

患者氏名		（男・女）
生年月日：明・大・昭・平　　年	月	日生（　　才）

【目標の達成状況と次の目標】：患者と相談した目標 【①達成目標】：患者と相談した目標 【②行動目標】：患者と相談した目標		医師氏名 （印）
【服薬指導】	□処方なし　　　□薬の説明	担当者の氏名 （印）
【療養を行うにあたっての問題点】		
【他の施設の利用状況について】		
※実施項目は、□にチェック、（　）内には具体的に記入 ※担当者が同一の場合、すべての欄に署名する必要はない。		患者署名 医師氏名 （印）

保険点数便覧　　東京保険医協会　2008年より　抜粋

- 本「管理料」算定メリットは１月に１回以上の総合的な治療管理を行うことが必須なため、指導漏れを防止できます。
  ていねいに説明後、同意のサインを患者から得るので、インフォームド・コンセントを得られます（訴訟に対する有効な防衛手段）。
  病診連携・診診連携の診療情報提供料も包括され、別個の窓口負担金もないので、気楽に他医療機関と連携し紹介できる、などといわれています。
- 全年齢が対象となっています。

外来　　　医療費明細書

患者No　1
保険者No　138487

請求期間　　年　月　日～　年　月　日

氏名　　　　　様

区分	内容	単価（点）	回数	合計（点）
再診料	＊再診料			
	再診　地域医療貢献加算			
	再診　明細書発行体制等加算	73	1	73
	＊外来管理加算	52	1	52
医学管理等	＊在宅療養指導料	170	1	170
在宅医療	＊在宅自己注射指導管理料	820	1	820
	＊血糖自己測定器加算（月60回以上測定）	860	1	860
	＊注入器加算	300	1	300
検査	＊血液化学検査　4項目以下			
	血糖	11	1	11
	HbA_1C，尿一般	76	1	76
	外来迅速検体検査加算　3項目	30	1	30
	＊血液採取（静脈）Ｂ－Ｖ	13	1	13
	＊生化学的検査（Ⅰ）判断料	144	1	144
	＊血液学的検査判断料	125	1	125
	【以下余白】			

在宅自己注射指導管理料 → 820点

インスリン自己注射を行っている場合、在宅自己注射指導管理料が算定（初診でも可）できます。

- 医療機関ではなく、自宅で患者自身がインスリン（※）などを自己注射する医療を「在宅医療」といいます。
（※インスリン、グルカゴン、インクレチン関連薬（GLP-1受容体作動薬））
- 在宅自己注射指導管理料は、インスリンを少量しか打たないため、インスリンを出さない月でも算定できます。
- 注入器を処方した月は、注入器加算300点を算定（初診月でも可）できます。また院内処方の場合、注射針は別途加算できます。
- 在宅療養指導料（月1回）は、看護師または保健婦が30分以上の個別指導をインスリン使用患者に行った場合、算定できます（170点）。

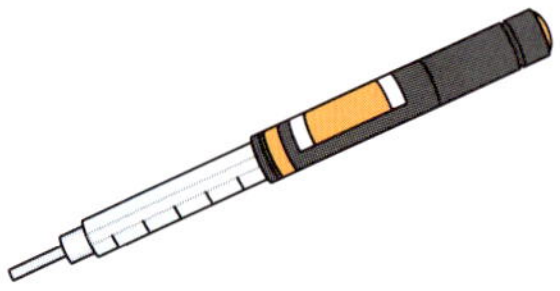

- 原則インスリンを使用している患者が（次項目で述べる生活習慣病管理料＋血糖自己測定器加算を除いて）、血糖自己測定器加算がとれます（2 型糖尿病の場合）。月 60 回以上の場合 860 点（初診月でも可）、月 40 回以上 580 点、月 20 回以上測定する場合は 400 点です。この「測定器加算」を算定する場合、試験紙、その他の器具代すべての費用が包括されています。
- 血糖測定器は貸与することになっていますので、必ず患者から借用証をとっておく必要があります。
- 血糖測定をした場合、測定結果をカルテに添付しておかなければなりません。
- 在宅自己注射指導管理料にかかわる血糖自己測定器加算は、月 1 回に限り算定するとされていましたが、糖尿病患者の中で血糖値が安定しており、インスリン製剤等の長期投与が可能な患者について、3 か月に 3 回限り算定できることとされました。したがって、3 か月分まとめてインスリン製剤などを処方している場合は、同一月に 3 か月分の血糖自己測定器加算が算定できることになったわけです。

［例］
※在宅自己注射指導管理料　820 点× 1
※血糖自己測定器加算　月 20 回以上測定　400 点× 3

〈血糖自己測定器加算〉

①月 20 回以上測定する場合	400 点	2 型糖尿病
②月 40 回以上測定する場合	580 点	
③月 60 回以上測定する場合	860 点	
④月 80 回以上測定する場合	1140 点	1 型糖尿病
⑤月 100 回以上測定する場合	1320 点	
⑥月 120 回以上測定する場合	1500 点	

Point

在宅自己注射指導管理料のポイント 1

①院内、院外とも			820 点
②注入器用注射針加算	院内処方	1 型糖尿病	200 点
	院内処方	2 型糖尿病	130 点
③注入器加算			(300 点)
④間歇《かんけつ》注入シリンジポンプ使用の場合			1000 点

解説

①アルコール綿を含む

②注射針加算は院内処方のみ算定します。カートリッジおよびキット製剤（使い捨てタイプ）のみで、使用頻度にかかわらず前ページに示した点数です。

③携帯用注入器は医療機関のみで取り扱う必要があります（院外薬局では自費になり、患者負担金が多くなる）。

［薬価基準］

ビクトーザ® 皮下注 18mg	9960 円
ノボラピット 30 ミックスフレックスペン 3 mℓ ®（使い捨てタイプ）	2287 円
ノボラピット 30 ミックスペンフィル 3 mℓ ®（カートリッジ）	1638 円

649 円高くなる

※このことは、医療側も知っておく必要があります。

在宅自己注射指導管理料のポイント 2

退院した患者に対して、当該退院月に、退院日に在宅自己注射指導管理料を算定した保険医療機関以外の保健医療機関において在宅自己注射指導管理料を算定した場合、「摘要」欄に当該在宅自己注射指導管理料を算定した理由を記載すると、両医療機関で算定できます。

［例］

4/10　A 病院が退院日に在宅自己注を算定

4/20　B クリニックが退院後の受診日に在宅自己注を算定

それぞれ OK です。

この場合、B クリニックはレセプト（診療報酬明細書）に算定理由を記載します

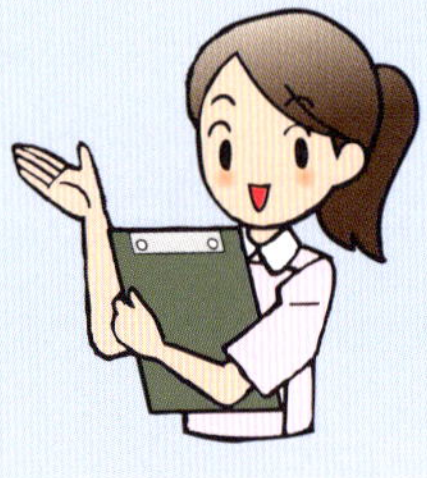

皮下連続式グルコース測定（一連につき）→ 700点

CGM：持続血糖モニターともいわれます。
算定条件として、以下の２点をクリアーすることが必要です。

①糖尿病の治療に関し、専門の知識および少なくとも５年以上の経験を有する常勤の専門医が２名以上配置されていること。
②持続皮下インスリン注入療法を行っている保険医療機関であること。

生活習慣病管理料（820点）＋血糖自己測定加算（500点）

- 生活習慣病管理料に加算する

- 血糖自己測定加算できるのは、中等度以上の糖尿病（2型糖尿病の患者であってインスリン製剤を使用していない者に限る）の患者を対象とし、必要な指導を行った場合に1年に1回に限り算定できます。
なお、「中等度以上の糖尿病の患者」とは、当該加算を算定する当月もしくは前月においてHbA1cが8.0%以上の者をさします。

- 血糖自己測定加算を算定する患者に対しては、患者教育の観点から血糖自己測定器を用いて月20回以上、血糖を自己測定させます。そして、その検査値や生活状況などを報告させるとともに、その結果に基づいて必要な指導を行い、療養計画に反映させることが大切です。

外来栄養食事指導料（130点）

- 管理栄養士がいる場合のみ算定できる制度のため、医師や看護師がいくら時間をかけて栄養食事指導をしても、算定できません。

- 初診時に行った場合でも算定可能
  初診月　…　2 回まで可能
  その後の月　…　1 回のみ可能
  （ただし、初回の指導を行った月の翌月に 2 回指導を行った場合であって、初回と 2 回目の指導の間隔が 30 日以内の場合は、初回の指導を行った翌月に 2 回算定することは差し支えないとされています）
- 医師が指示カロリーと栄養素の配分および P/S 比などを記した指示箋をカルテに記載する必要があります。
- 栄養士が患者の書いてきた食事日記を見ながら、その問題点を指摘した後、今後の食事計画を記した指導箋を出すことが必要となっています。
- 管理栄養士は常勤である必要はありません。
- おおむね「15 分以上」栄養の指導を行うことが望ましいとされています。

入院栄養指導料（130 点）

対象の患者が「入院中」という以外、外来栄養食事指導料とほとんど同じです。

在宅患者訪問栄養食事指導料　（530 点）

「糖尿病などの特別食」を必要とする患者に対し、管理栄養士が患者の居住地に訪問し、具体的な献立によって実技をともなう調理指導を行った場合、算定できます。

集団栄養食事指導料　（80 点）

- 料理教室、バイキングなどでも算定可能ですが、患者ごとに、外来栄養食事指導料と同様の算定内容が必要となります。
- 1 回の指導における患者は「15 人以下」が標準とされています。
- 1 回の指導時間は「40 分以上」と決められています。

さくいん

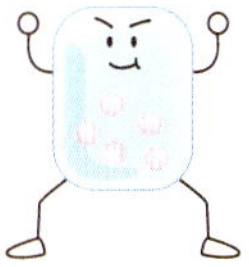

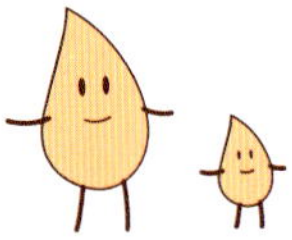

[参考文献一覧]

1）日本糖尿病学会 編：糖尿病専門医研修ガイドブック, 診断と治療社, 改訂第 4 版 , 187-193, 2009.

2）医療情報科学研究所 編：病気がみえる vol.3 糖尿病・代謝・内分泌 , メディックメディア , 第 2 版 , 42-45, 2008.

3）日本糖尿病療養指導士認定機構 編：糖尿病療養指導ガイドブック 2011 – 糖尿病療養指導士の学習目標と課題 -, メディカルレビュー社 , 第 1 版 , 58-60, 2010.

4）日本糖尿病学会 編：糖尿病治療の手引き

5）日本糖尿病学会 編：糖尿病治療ガイド 2010, 今日の診断指針 , 第 6 版 , 文光堂

6）医療情報科学研究所 編：病気がみえる第 2 版

7）日本臨床 66 巻　増刊号 9,2008.

8）石井均 著：糖尿病診療よろづ相談 , メジカルビュー社

9）曽根博仁ほか：各危険因子の違いからみる④糖尿病 Vascular Medicine 2007 年 4 月号（Vol.3 no.2）

10）Fujishima M et al. Diabetes and cardiovascular disease in a prospective population survey in Japan: The Hisayama Study：Diabetes Vo.45, Suppl 3, S14-6 : 1996.

11）Newman AB et al. Ankle-arm index as a marker of atherosclerosis in the Cardiovascular Health Study. Cardiovascular Heart Study (CHS) Collaborative Research Group, Circulation/Vo.88, 3, 837-45 :1993.

12）Balkau B. The DECODE study. Diabetes epidemiology: collaborative analysis of diagnostic criteria in Europe. Diabetes Metab. 2000 Sep;26(4):282-6

13）Tominaga M et al. , Impaired glucose tolerance is a risk factor for cardiovascular disease,but not impaired fasting glucose. The Funagata Diabetes Study : Diabetes Care/Vol.22, 6, 920-4, 1999.

14）Nesto RW et a.   Angina and exertional myocardial ischemia in diabetic and nondiabetic patients: assessment by exercise thallium scintigraphy, Ann Intern Med/Vol.108(2), 170-5,1988.

15）Tanizaki Y et al.   Incidence and risk factors for subtypes of cerebral infarction in a general population: the Hisayama study Stroke/Vol.31,(11), 2616-2622, 2000.

16）Iso H et al. Type 2 diabetes and risk of non-embolic ischaemic stroke in Japanese men and women : Diabetologia Vol.47(12), 2137-44. Epub 2004 Dec p.15, 2004.

17）T. Cukierman, H. C. Gerstein and J. D. Williamson: Cognitive decline and dementia in diabetes—systematic overview of prospective observational studies   Diabetologia   Volume 48, Number 12, 2005 : 2460-2469

18）Ott et al: Diabetes mellitus and the risk of dementia: The Rotterdam Study. Neurology. Dec 10, 1999 ;53(9):1937-42.

19）梅垣宏行：糖尿病における認知機能障害　老年期認知症研究会誌 , Vol.16, 2010, 99-100

20）清原裕　谷崎弓裕：1 . 久山町研究—認知症　日老医誌 2008;45:163—165

21）横野浩一：老年医学の展望　糖尿病合併症としてのアルツハイマー病　日老医誌 , 2010, 47 (5), 385-389

22）Japan Public Health Center-based prospective Study

23）Inoue M, Iwasaki, Otani T, et al(2006) Diabetes mellitus and the risk of cancer: results from a large-scale population-based cohort study in Japan. Arch Intern Med 166 : 1871-1877

24）井上真奈美：日本人の糖尿病とがんのリスク - 大規模コホート研究より - 糖尿病診療マスター Vol.5 No.3 265-267,2007.

25）K. Hosono et al (2010) Metformin Suppresses Colorectal Aberrant Crypt Foci in a Short-term Clinical Trial: September 1, 2010.

26）Donghui Li et al. Antidiabetic Therapies Affect Risk of Pancreatic Cancer. Gastroenterology Vol.137, Issue 2 , 482-488, Aug. 2009.

27）Andrea DeCensi et al (2010) Metformin and Cancer Risk in Diabetic Patients: A Systematic Review and Meta-analysis: Cancer Prevention Research November 2010 3; 1451

28）小林正　高間静子　吉田百合子：ナースのための糖尿病療養指導テキスト , 南江堂

29）Bayliss WM, Starling EH. The mechanism of pancreatic secretion. J Physiol. 1902;28:325 353.

30）Elrick H, et.al : Plasma insulin response to oral and intravenous glucose administration. J. Clin. Endocrinol Metab 24 : 1076-1082, 1964.

31）McIntyre N, Holdsworth CD, Tuner DS : New interpretation of oral glucose tolerance. Lancet ii : 20-21, 1964.

32）Dupre J. et al : Stimulation of insulin secretion by gastric inhibitory polypeptide in man. J Clin Endcrinol Metab 37 : 826-828, 1973.

33) Bell GI, et al : Hamster preproglucagon contains the sequence of glucagon and two related peptides. Nature 302 : 716-718, 1983.
34) Schmidt WE, et al :Glucagon-like peptide-1 but not glucagon-like peptide-2 stimulates insulin release from isolated rat pancreatic islets. Diabetologia 28 : 704-707, 1985.
35) Kreymann B, et al : Glucagon-like peptide-1 7-36 : a physiological incretin in man. Lancet ii : 1300-1304, 1987.
36) Nauk M, et al : Reduced incrtin effect in type 2 (non-insulin dependent) diabetes. Diabetologia 29 : 46-52, 1986.
37) 日本糖尿病学会 編：糖尿病専門医研修ガイドブック，診断と治療社，改訂第 4 版 , 261-263, 2009.
38) Van den Berghe G, et al: Intensive insulin therapy in critically ill patients. N Engl J Med 345;1359-1367, 2001.
39) NICE-SUGAR Study Investigators, Finfer S,et al: Intensive versus conventional glucose control in critically ill patients. N Engl J Med 360;1283-1297, 2009.
40) Stephen Colagiuri. Guideline for Management of Postmeal Glucose. 2007. http://www.idf.org/webdata/docs/Guideline_PMG_final.pdf
41) Yamagata H, Kiyohara Y, Nakamura S, Kubo M, Tanizaki Y, Matsumoto T, Tanaka K, Kato I, Shirota T, Iida M. Impact of fasting plasma glucose levels on gastric cancer incidence in a general Japanese population: the Hisayama study. Diabetes Care. 2005 ;28(4):789-94.
42) Gapstur SM, Gann PH, Lowe W, Liu K, Colangelo L, Dyer A. Abnormal glucose metabolism and pancreatic cancer mortality. JAMA 2000; 283(19):2552-2558.
43) Larsson SC, Bergkvist L, Wolk A. Consumption of sugar and sugar-sweetened foods and the risk of pancreatic cancer in a prospective study. Am J Clin Nutr 2006; 84(5):1171-1176.
44) Michaud DS, Liu S, Giovannucci E, Willett WC, Colditz GA, Fuchs CS. Dietary sugar, glycemic load, and pancreatic cancer risk in a prospective study. J Natl Cancer Inst 2002; 94(17):1293-1300.
45) Calle EE, Rodriguez C, Walker-Thurmond K. Overweight, obesity and mortality from cancer in a prospectively studied cohort of US adults. NEJM 2003; 348:1625-1635.
46) Davidson MB : The effect of aging on carbohydrate metabolism : a review of the English literature and a practical approach to the diagnosis of diabetes mellitus in the elderly. Metabolism 28:688-705, 1979.
47) Qaseem A. : Clinical Efficacy Assessment Subcommittee of the American College of Physicians : Glycemic control and type 2 diabetes mellitus : the optimal hemoglobin A1c targets. A guidance statement from the American College of Physicians. Ann Intern Med 147:417-422, 2007.
48) 井藤英喜：老年者の糖尿病治療ガイドライン作成に関する研究 , 長寿科学総合研究平成 7 年研究報告書 3：309-311,1996.
49) 日本糖尿病学会 編：科学的根拠に基づく糖尿病治療ガイドライン , 南光堂 , 2004.
50) Cukierman T, Gerstein HC, Williamson JD. : Cognitive decline and dementia in diabetes mellitus : Systemic overview of prospective observational studies. Diabetologia 48:2460-2469, 2005.
51) 福西勇夫　秋本倫子：糖尿病患者への心理的アプローチ , 学習研究社 , p.7,1999.
52) 安酸史子：糖尿病患者のセルフマネジメント教育—エンパワメントと自己効力—, メディカ出版 , p.67,2004.
53) 日本糖尿病教育・看護学会：糖尿病に強い看護師育成支援テキスト , 日本看護協会出版会 , 2008.
54) 日本糖尿病療養指導士認定機構編：糖尿病療養指導士受験ガイドブック , メディカルレビュー社 ,2008.
55) 日野原重明監修：看護のための最新医学講座 , 第 2 版 , 第 8 巻糖尿病と合併症 , 中山書店 , 2006.
56) 福井トシ子：心にとどく糖尿病看護 , 中央法規 , 2008.
57) Bob Anderson, EdD Martha Funnell, MS, RN, CDE, 石井均監修：糖尿病エンパワーメント第 2 版 , 医歯薬出版株式会社 , 2008.
58) 河口てる子：糖尿病患者の QOL, 医学書院 , 2001.
59) 安酸史子：糖尿病患者のセルフマネジメント教育—エンパワメントと自己効力—, メディカ出版 , 2010.
60) 金子美恵　瀬戸奈津子監修：糖尿病の患者さんによく聞かれる質問 100, 日本看護協会出版会 , 2004.
61) 正木治恵：糖尿病看護の実践知 , 医学書院 , 2008
62) 福田　哲也：糖尿病ナーシング , 学研 , 2002.
63) 日本フットケア学会編集　西田壽代監修：はじめようフットケア , 日本看護協会出版会 , 2006.

●編著者

辻野元祥（つじの　もとよし）

東京都立多摩総合医療センター内科（内分泌代謝内科）部長
日本内科学会　総合内科専門医　指導医
日本内分泌学会　代議員　専門医　指導医
日本糖尿病学会　専門医　評議員　指導医
第１章　「糖尿病の基礎知識」担当
第２章　「糖尿病患者で行う検査」担当
第５章　「糖尿病チーム医療、糖尿病療養指導士認定制度」担当
第７章　「インスリン治療、GLP-1 受容体作動薬」担当

●執筆

西田賢司（にしだけんじ）

東京都立多摩総合医療センター内科（内分泌代謝内科）部長
日本内科学会　認定医　指導医
日本内分泌学会　代議員　専門医　指導医
日本糖尿病学会　専門医　評議員
第３章　「大血管障害、認知症、がん」担当
第４章　「生活習慣病としての糖尿病予防」担当
第７章　「経口血糖降下薬」担当
第 12 章「糖尿病患者の自動車運転、旅行」担当

櫻田麻耶（さくらだまや）

東京都立多摩総合医療センター内科医長
日本内科学会　認定医　指導医
日本内分泌学会　専門医
日本糖尿病学会　専門医
第９章　「悪性腫瘍患者の血糖管理」担当
第 10 章「高齢者における糖尿病」担当

黒澤由貴子（くろさわゆきこ）

東京都立多摩総合医療センター内科医員
日本内科学会　認定医
第８章　「糖尿病と妊娠」担当

佐藤文紀（さとうふみのり）

東京都立多摩総合医療センター内科医員
日本内科学会　認定医
第３章　「急性合併症」担当
第９章　「外科手術と血糖管理、シックデイ」担当

大橋琢也（おおはしたくや）

東京都立多摩総合医療センター内科医員
日本内科学会　認定医
第６章　「食事療法、運動療法」担当

石本育栄（いしもといくえ）

東京都立多摩総合医療センター内科医師
日本内科学会　認定医
第３章　「糖尿病腎症」担当

宮地康高（みやちやすたか）

東京都立多摩総合医療センター内科医師
日本内科学会　認定医
第３章　「糖尿病神経障害、糖尿病網膜症・黄斑症」担当

武居正郎（たけすえまさろう）

武居小児科医院院長
日本小児科学会　専門医
日本糖尿病学会　専門医　評議員
第５章　「小児糖尿病キャンプ」担当
第 11 章「小児における糖尿病」担当

伊藤眞一（いとうしんいち）

伊藤内科小児科医院院長
日本内科学会　認定医
日本糖尿病学会　専門医　評議員
第 13 章「糖尿病の保険診療」担当

松永知子（まつながともこ）

東京都立多摩総合医療センター看護部外来看護長
認定看護師
日本糖尿病療養指導士
第 12 章「糖尿病患者の心理、患者家族への教育的アプローチ」担当

寺尾さゆり（てらおさゆり）

東京都立多摩総合医療センター看護部主任
日本糖尿病療養指導士
第６章　「糖尿病に関する生活習慣指導」担当
第 12 章「フットケア」担当

門馬明代（もんまあきよ）

東京都立多摩総合医療センター看護部主任
日本糖尿病療養指導士
第５章　「患者教育の方法」担当

磯貝道子（いそがいみちこ）

東京都立多摩総合医療センター看護師
日本糖尿病療養指導士
第５章　「自己注射指導」担当

瀧澤由里（たきざわゆり）

東京都立多摩総合医療センター看護師
日本糖尿病療養指導士
第５章　「尿糖・血糖自己測定の指導」担当

写真撮影　杉本剛志
イラスト　児玉智則
酒井由香里
佐藤加奈子
高木一夫
編集協力　株式会社文研ユニオン
編集担当　木村結（ナツメ出版企画株式会社）

ナースのための　やさしくわかる糖尿病《とうにょうびょう》ケア

2011年 8 月30日　初版発行
2011年12月20日　第2版発行

編著者　辻野《つじの》元祥《もとよし》
発行者　田村正隆

発行所　株式会社ナツメ社
東京都千代田区神田神保町1-52 ナツメ社ビル1F　（〒101-0051）
電話　03（3291）1257（代表）　FAX　03（3291）5761
振替　00130-1-58661
制　作　ナツメ出版企画株式会社
東京都千代田区神田神保町1-52 ナツメ社ビル3F　（〒101-0051）
電話　03（3295）3921（代表）
印刷所　ラン印刷社

ISBN978-4-8163-5122-8　Printed in Japan
〈定価はカバーに表示してあります〉
〈落丁・乱丁本はお取り替えします〉